KNAUR.LEBEN

Über den Herausgeber:

Maoshing Ni, US-Amerikaner chinesischer Herkunft, ist in Traditioneller Chinesischer Medizin und anderen östlichen Heilmethoden ausgebildet. Der promovierte Arzt leitet eine Akupunktur-Praxis in Santa Monica, Kalifornien, und hat bereits mehrere Bücher zum Thema asiatische Medizin verfasst.

DER GELBE KAISER

Das Grundlagenwerk der
Traditionellen Chinesischen Medizin

Herausgegeben und kommentiert
von Dr. Maoshing Ni

Aus dem Englischen
von Ingrid Fischer-Schreiber

KNAUR.LEBEN

Die amerikanische Originalausgabe erschien 1995
unter dem Titel «The Yellow Emperor's Classic of Medicine»
bei Shambhala Publications, Boston.

*Für eine Welt, die Ausgewogenheit
und Harmonie nötig hat*

Besuchen Sie uns im Internet:
www.knaur-leben.de

3. Auflage September 2026

Vollständige Taschenbuchausgabe März 2022

Ein Imprint der Verlagsgruppe
Droemer Knaur GmbH & Co. KG
Landsberger Straße 346, 80687 München

Covergestaltung: ZERO Werbeagentur, München
Coverabbildung: IMAGEMORE Co., Ltd./Getty Images
Druck und Bindung: GGP Media GmbH, Pößneck
ISBN 978-3-426-87927-6

Kontaktadresse nach EU-Produktsicherheitsverordnung:
produktsicherheit@droemer-knaur.de

Inhalt

Vorwort

Gegen Ende des 20. Jahrhunderts kann die Menschheit auf triumphale Erfolge auf vielen Gebieten zurückblicken, vor allem auf denen von Wissenschaft, Technik und Medizin. Den technologischen Errungenschaften der letzten zwei Jahrhunderte, die die Wissenschaft in ungeahnte Höhen geführt haben, ist es zu verdanken, daß der Lebensstandard und die Produktivität gestiegen sind und daß viele Menschenleben gerettet werden konnten. Ein wesentlicher Faktor dabei war der Fortschritt in der Vermittlung von Wissen, denn dies erst hat die Anwendung von Wissenschaft und Technologie auf breiter Basis ermöglicht. Paradoxerweise sind es die gleichen Errungenschaften, die für das Verschwinden ganzer Völker, für die Zerstörung unseres Planeten und eine allmähliche Verschlechterung der Lebensqualität verantwortlich sind.

In den letzten Jahren haben sich immer mehr desillusionierte Bewohner westlicher Länder nach Osten gewandt, um dort eine «organische» Lösung für das Problem des Ungleichgewichts in der technologisch fortschrittlichen «modernen Welt» zu finden. Seltsamerweise haben nur wenige erkannt, daß die moderne Welt dem Osten, und ganz besonders China, viele Entdeckungen und Erfindungen zu verdanken hat. Wie Robert Temple in seinem Buch *The Genius of China* ausführt, entpuppten sich einige der größten Errungenschaften des Westens als bloße Übernahmen chinesischer Erfindungen. Dazu gehören zum Beispiel das Dezimalsystem, die Papierherstellung und die Drucktechnik, die mechanische Uhr, das Gewehr, die mehrstufige Rakete, der magnetische Kompaß, das Schiffsruder, das Flugzeug, die Dampfmaschine, Papiergeld und selbst Dinge wie Brandy und Whiskey.

Aber die wissenschaftliche und industrielle Revolution fand nicht in China statt, auch wenn dort vieles bereits verwirklicht war, bevor es in den Westen vordrang. Einer der Hauptgründe dafür liegt darin, daß die chinesische Wissenschaft und Technik immer in einen philosophischen Kontext eingebettet war, der die Bedeutung des Gleichgewichts, der Harmonie zwischen Mensch und Umwelt betont. Tatsächlich besteht eine gewisse Ähnlichkeit zwischen diesem philosophisch/wissenschaftlichen Paradigma und dem des alten Griechenland. Joseph Needham, der Autor des großartigen Werkes *Science and Civilization in China* (deutsch: *Wissenschaft und Zivilisation in China*, Frankfurt a. M. 1984) schreibt: «Die chinesische Wissenschaft ... träumte nie davon, die Wissenschaft von der Ethik abzuspalten, aber als im Zuge der wissenschaftlichen Revolution auch der Schlußsatz des Aristoteles seine Gültigkeit verlor und die ethische Komponente keinen Platz mehr in der Wissenschaft hatte, war alles plötzlich ganz anders und viel bedrohlicher.»

Wenn die moderne Wissenschaft und Technik weiterhin die universellen Gesetze außer acht läßt, wird sie auch in Zukunft das Leben auf der Erde stören und schließlich zerstören. Heutzutage kann der Osten der westlichen Zivilisation tatsächlich eine Philosophie des Gleichgewichts und der Harmonie bieten, die nicht nur dringend benötigt wird, sondern für das Überleben der Menschheit geradezu unabdingbar ist. Keine andere chinesische Quelle liefert eine derart umfassende Darstellung dieser Weisheitslehre wie «Des Gelben Kaisers Klassiker der Medizin» (kurz: *«Der Gelbe Kaiser»*), das *Neijing*.

Dieses monumentale klassische Werk stellt wie kein anderes die Errungenschaften Chinas in der Zeit vor der erstmaligen Einigung des Landes durch Kaiser Qinshi Huangdi im Jahre 221 v. Chr. dar. Es wird dem legendären Huangdi, dem Gelben Kaiser, zugeschrieben, der Mitte des dritten Jahrtausends v. Chr. regiert haben soll. Die Chinesen sehen sich selbst als Abkömmlinge dieses Gelben Kaisers, der das Symbol des Lebensgeistes der chinesischen Kultur schlechthin ist. Das *Neijing* besteht genaugenommen aus zwei Werken: dem *Suwen* und dem *Lingshu*. Das *Suwen* («Einfache Fragen») ist Gegenstand der vorliegenden Übersetzung, während das *Lingshu*, das auch als *Zhenjing*, als «Klassiker der Akupunktur», bekannt ist, ein technisches Werk über Akupunktur und Moxibustion* darstellt. Historisch gesehen, bezieht sich der Terminus *Neijing* jedoch ausschließlich auf das *Suwen*.

Obwohl ich schon in jungen Jahren sowohl durch meinen Vater als auch durch das Studium anderer Klassiker mit dem *Neijing* in Berührung gekommen war, konnte ich damals seine Bedeutung noch nicht richtig erfassen. Nach einem Studium der chinesischen Medizin und Philosophie wandte ich mich der westlichen Medizin, Psychologie und Physik zu. Erst durch die Beschäftigung mit diesen westlichen Wissenschaften wurde mir die wirkliche Bedeutung dieser alten Klassiker bewußt. Als ich dann begann, klinisch mit chinesischer Medizin zu arbeiten, war ich tief beeindruckt davon, welch umfassendes Wissen in diesen jahrtausendealten klassischen Texten verborgen liegt. Die Beobachtungen, die das *Neijing* enthält, sind von einer erstaunlichen Wissenschaftlichkeit und heute, im 20. Jahrhundert, noch genauso sachdienlich wie vor zweitausend Jahren.

Das *Neijing* des Gelben Kaisers ist einer der wichtigsten Klassiker des Daoismus. In erster Linie zeichnet es ein ganzheitliches Bild des menschlichen Lebens. Es berücksichtigt äußere Einwirkungen – geographische, klimatische, jahreszeitliche – ebenso wie innere, zum Beispiel Emotionen und unsere Reaktionen darauf. Es beschreibt, wie unsere Art zu leben und unsere Umwelt unsere Gesundheit mitbestimmen. Ohne allzusehr ins Detail gehen zu wollen – das *Neijing* spiegelt ein Wissen wider, das den natürlichen Weg zur Gesundheit beschreibt; es geht davon aus, daß alle Phänomene der Welt unsere natürliche Lebenskraft stimulieren, stärken, unterdrücken oder lähmen. Diese holistische Lebensphilosophie, die die Weisen des Altertums entwickelten,

* Bei einer Moxabehandlung (Moxibustion) wird ein Akupunkturpunkt erwärmt, indem man das Heilkraut Beifuß darüber abbrennt.

bildet die Grundlage des Integralen Weges – ein Leben in Harmonie mit dem universellen Gesetz.

Die Philosophie des *Neijing* hatte weitreichende Auswirkungen auf spätere chinesische Entdeckungen und Erfindungen. Seine Themen beschränken sich nicht auf die chinesische Medizin, obwohl es auf diesem Gebiet die höchste Autorität darstellt; es behandelt all jene Facetten des menschlichen Lebens, die Geburt, Wachstum, Fortpflanzung und Tod bestimmen. In diesem Grundlagenwerk finden wir eine Fülle medizinischen Wissens – die Bereiche Ätiologie, Physiologie, Diagnose, Therapie und Prävention umfassend –, aber auch eine detaillierte Behandlung so unterschiedlicher Gebiete wie Ethik, Psychologie, Astronomie, Meteorologie und Chronobiologie. Alle Themen sind in einen ganzheitlichen Kontext einbezogen, die grundlegende Maxime ist, daß sich das Leben nicht in einzelne Teile aufsplittert – ein Ansatz, den auch die moderne Wissenschaft vertritt. Das *Neijing* geht vielmehr davon aus, daß alle Teile ein vernetztes Ganzes bilden. Die Menschen sind Kinder des Universums und deshalb dessen Gesetzen unterworfen.

Das *Neijing* liefert viele praktische Ratschläge, wie das Gleichgewicht bewahrt werden kann, denn es erklärt das innere Wirken des universellen Gesetzes. Die Umwelt, der Lebensstil und der Geist bestimmen gemeinsam die Qualität der menschlichen Existenz. Die Essenz des *Neijing* ist in folgendem Zitat enthalten: «Gesundheit und Wohlbefinden könnt Ihr nur erlangen, wenn Euer Geist in der Mitte ruht, wenn Ihr Eure Energie nicht vergeudet und den Fluß von Qi und Blut konstant haltet, wenn Ihr Euch den jahreszeitlichen Veränderungen und den jährlichen makrokosmischen Einflüssen anpaßt und vorbeugend Euer Selbst nährt.»

Die dargestellten Konzepte sind weit gefaßt, und oft wird sehr sparsam mit Details umgegangen. Für das Verständnis des *Neijing* ist es daher wichtig, es aus einer Perspektive der Offenheit zu lesen, denn es geizt nicht mit Weisheiten jener alten Tradition, der ein auf grundlegende Weise gesundes menschliches Leben am Herzen liegt. Wer chinesische Medizin studiert oder praktiziert, wird erstaunt sein, wie wenig sie sich seit der Zeit, in der das

Neijing verfaßt wurde, gewandelt hat. Ihre natürlichen Heilmethoden, ihr präventiver Ansatz sind heute, da die Medizin so sehr auf die medikamentöse Behandlung setzt, genauso wirkungsvoll und sogar noch stärker gefragt als zur Zeit der Entstehung des *Neijing*. Es bietet einen gangbaren Weg, was die Wahrnehmung und Behandlung von Krankheit betrifft. Vor allem im Kampf gegen chronische, degenerative, infektiöse und durch Mangelzustände bedingte Krankheiten ist die chinesische Medizin eine vielversprechende alternative Heilmethode. Die Philosophie des *Neijing* kann die Gesellschaft dabei unterstützen, eine höhere Lebensqualität zu erreichen.

Ironischerweise haben die Chinesen bei ihrer rasanten Aufholjagd in Richtung Industrialisierung diesen Integralen Weg, den das *Neijing* vorzeichnet, aus den Augen verloren. Eine Modernisierung auf Kosten sowohl der inneren als auch der äußeren Lebensbedingungen wird zweifelsohne ein Ungleichgewicht nach sich ziehen, das sich in der gesundheitlichen und geistigen Verfassung der Menschen niederschlägt. Angesichts des bedrohten ökologischen Gleichgewichts unseres Planeten wird die Botschaft des *Neijing* immer wichtiger. Und die ist unzweideutig: Eine Verschlechterung des Zustandes unserer Umwelt wird sich unwiderruflich auf alle Lebensformen auf der Erde auswirken. In diesem Zusammenhang schreibt Needham in *Science and Civilization in China*: «Wissenschaft muß gemeinsam mit Religion, Philosophie, Geschichte und ästhetischer Erfahrung gelebt werden; für sich allein kann sie großen Schaden anrichten.» Das *Neijing* liefert einen Rahmen, innerhalb dessen die moderne Wissenschaft, die Technik und die Medizin die natürlichen Prinzipien der traditionellen chinesischen Medizin integrieren könnten. Dies ist der Integrale Weg. Und diese Integration wird, so hoffe ich, in nicht allzu ferner Zukunft zu einem gesünderen, harmonischeren Leben für alle Menschen führen. Dieses wichtige Werk zeigt uns, wie wir durch ein Verständnis des Mikrokosmos des menschlichen Lebens auch zu einem Verständnis der umfassenden, tiefen Wirklichkeiten des Makrokosmos gelangen können.

Als ich mit der Übersetzung des *Neijing* begann, war ich überwältigt von der Fülle des darin enthaltenen Wissens und der Komplexität des in ihm verwendeten klassischen Chinesisch. Wie schon von anderer Seite bemerkt wurde, liegt die Herausforderung für den Übersetzer in der Tatsache, daß jedes klassische chinesische Zeichen und jeder Satz die verschiedensten Bedeutungen birgt, aber keinerlei grammatikalische Hilfen bietet und keine Interpunktion aufweist. Das geschriebene klassische Chinesisch eignete sich in erster Linie dafür, philosophische Konzepte zu vermitteln. Daher ist jedes Kapitel dieser Übersetzung das Ergebnis eines langwierigen Prozesses. Glücklicherweise hatte ich über zwanzig Interpretationen und Kommentare zum *Neijing* zur Verfügung, und außerdem konnte ich meinen Vater, der selbst Arzt ist und traditionelle chinesische Medizin praktiziert, sowie eine Reihe von *Neijing*-Spezialisten in China zu Rate ziehen. Darüber hinaus unterstützten mich Studenten und Freunde, die unermüdlich transkribierten und mir halfen, das Buch in seine endgültige Form zu bringen.

Diese Übersetzung war nie als streng wissenschaftliche, gelehrte Arbeit gedacht; ich bin sicher, daß Experten der Sinologie noch wesentliche Verbesserungen liefern können. Mir ging es vielmehr darum, mit dem Blick eines Klinikers an das *Neijing* heranzugehen und dabei stets die für Studenten der chinesischen Medizin und Philosophie relevanten Kriterien im Auge zu behalten und die Bedürfnisse interessierter Laien zu berücksichtigen.

Bei meinem Versuch, die Inhalte des *Neijing* zu vermitteln, habe ich mir viele Freiheiten genommen, ich habe auf Fußnoten weitgehend verzichtet und diese statt dessen in den Text eingearbeitet. Zum Beispiel würde eine direkte Übersetzung eines Satzes in Kapitel 3 lauten: «Der Himmel gebiert die fünf Phasen und die drei Qi.» Meine interpretierende Übersetzung gibt diesen Satz folgendermaßen wieder: «Das universelle Yin und Yang wandelt sich in die fünf irdischen transformativen Energien, die auch als die fünf Wandlungsphasen, die fünf elementaren Phasen oder fünf Elemente bekannt sind: Holz, Feuer, Erde, Metall und Wasser. Diese fünf Elementarphasen entsprechen den drei Yin und den drei Yang des Universums, nämlich den sechs atmosphärischen Einflüssen, die die Wettermuster bestimmen und sich ihrerseits in den Veränderungen der Ökologie unseres Planeten widerspiegeln.» Mein Ziel war es, dem modernen Leser mit dieser Form der Übersetzung den Zugang zu diesem alten Klassiker zu erleichtern, und ich hoffe, daß die Welt von den darin enthaltenen Gedanken profitieren kann und daß alle Menschen diesen Weg zu Gesundheit, Glück und Harmonie zu beschreiten vermögen.

Maoshing Ni

1 Die universelle Wahrheit

Der Gelbe Kaiser, Huangdi, galt als wahres Wunderkind. Als er heranwuchs, erwies er sich als aufrichtig, weise, ehrlich und mitfühlend. Er eignete sich umfassendes Wissen an und entwickelte einen scharfen Blick für die Natur. Sein Volk erkannte, daß er ein geborener Führer war, und wählte ihn zum Kaiser.

Während seiner Herrschaft diskutierte Huangdi mit seinen Ministern Qi Bo, Lei Gong und anderen über Medizin, Gesundheit, Lebensstil, Ernährung und daoistische Kosmologie. Bei ihrer ersten Zusammenkunft stellte Huangdi folgende Frage: «Ich habe gehört, daß die Menschen früher hundert Jahre alt wurden, ohne die normalerweise auftretenden Zeichen des Alters aufzuweisen. Heutzutage altern die Menschen vorzeitig und werden kaum fünfzig. Ist das auf eine Veränderung der Umwelt oder auf den Verlust der korrekten Lebensführung zurückzuführen?»

Qi Bo antwortete: «In der Vergangenheit praktizierten die Menschen das Dao, den Weg des Lebens. Sie verstanden das Prinzip des Gleichgewichts, von *Yin* und *Yang*, wie es sich in den Wandlungen der Energien des Universums widerspiegelt. Sie entwickelten Praktiken wie die des *Daoyin*, einer Kombination von Dehnungsübungen, Massage und Atemtechniken, um den Fluß der Energie zu unterstützen. Sie übten sich in Meditation, um in Einklang mit dem Universum zu kommen. Sie aßen ausgewogen und regelmäßig, sie vermieden jede geistige und körperliche Überanstrengung, sie standen zu bestimmten Zeiten auf und gingen zu bestimmten Zeiten zu Bett und waren in jeder Hinsicht maßvoll. Sie bewahrten sich ihr geistiges und körperliches Wohlbefinden, und deshalb ist es überhaupt nicht überraschend, daß sie länger als hundert Jahre lebten. Heuzutage hat sich der Lebensstil der Menschen verändert. Sie trinken Wein, als wäre es Wasser, sie geben sich zerstörerischen Aktivitäten hin, sie erschöpfen ihr *Jing* – die in der Niere gespeicherte Essenz des Körpers – und vergeuden ihr *Qi*. Sie wissen nicht um die Geheimnisse der Pflege der Energie und Lebenskraft. Sie sind nicht imstande, ihren Lebensstil und ihre Ernährung zu regulieren, und schlafen auf unangemessene Weise. Deswegen ist es nicht überraschend, daß sie mit fünfzig alt erscheinen und nicht viel später sterben.

Die vollkommenen Menschen früherer Zeiten rieten, sich vor *Zeifeng*, vor krank machenden Faktoren, zu schützen. Was die geistige Ebene betrifft, so sollten sie Ruhe bewahren und exzessive Wünsche und Phantasien vermeiden, sie sollten die natürliche Klarheit und Reinheit des Geistes erkennen und aufrechterhalten. Nur wenn die inneren Energien frei und sanft zirkulieren können und die Energie des Geistes nicht zerstreut, sondern konzentriert und fokussiert ist, sind Krankheiten zu vermeiden.

Früher führten die Menschen ein ruhiges, ehrliches Leben, sie waren frei von ungebührenden Wünschen und Strebungen; sie hatten ein reines Gewissen und waren ohne Furcht. Sie arbeiteten, ohne sich dabei zu erschöpfen. Da sie ein schlichtes Leben führten, kannten sie auch Zufriedenheit. Sie begnügten sich mit einfachem, aber nahrhaftem Essen, und ihre Kleidung war den Erfordernissen der Jahreszeiten angepaßt. Es kam nie vor, daß sie in Luxus schwelgten. Zufrieden mit ihrem Platz im Leben, waren sie frei von Eifersucht oder Neid. Sie verspürten Mitleid mit anderen Menschen und standen ihnen hilfreich zur Seite, sie waren ehrlich und frei von zerstörerischen Neigungen. Nichts konnte sie verführen, sie blieben unerschütterlich, auch wenn Schwierigkeiten auf sie zukamen. Sie behandelten andere Menschen gerecht, ungeachtet deren Intelligenz oder sozialen Status.»

Huangdi fragte: «Wenn man älter wird, kann man keine Kinder mehr zeugen. Ist das auf erbliche Faktoren oder auf den Verlust der zeugenden Kraft zurückzuführen?»

Qi Bo antwortete: «Im allgemeinen ist die reproduktive Physiologie der Frau so beschaffen, daß im Alter von sieben Jahren die Nieren-Energie ihren Höchststand erreicht, die bleibenden Zähne durchbrechen und das Haar wächst. Mit vierzehn reift *Tiankui*, die Fruchtbarkeitsessenz, das *Ren*/Konzeptionsgefäß und das *Chong*/Durchdringungsgefäß, die für die Empfängnis verantwortlich sind, öffnen sich, die erste Menstruation stellt sich ein, und Empfängnis wird möglich. Mit einundzwanzig ist die Nieren-Energie stark und gesund, die Weisheitszähne kommen durch, und der Körper steht in voller Blüte. Mit achtundzwanzig sind Knochen und Sehnen gut entwickelt, das Haar und die sekundären Geschlechtsmerkmale ausgebildet. In diesem Alter hat die Frau den Höhepunkt ihrer Entwicklung erreicht. Mit fünfunddreißig beginnen die *Yangming*-Leitbahnen, das heißt die Magen- und Dickdarm-Leitbahnen, die die wichtigsten Gesichtsmuskeln steuern, sich zu erschöpfen, die Muskeln fangen an zu verkümmern, Falten zeigen sich im Gesicht, und das Haar wird langsam schütter. Mit zweiundvierzig sind alle Yang-Kanäle – *Taiyang, Shaoyang* und Yangming – erschöpft, das Gesicht mit Falten durchzogen, und das Haar beginnt zu ergrauen. Mit neunundvierzig sind das Ren- und das Chong-Gefäß vollkommen leer, das Tiankui ist vertrocknet. Deswegen versiegen die Menses, und die Frau ist nicht länger in der Lage zu empfangen.

Beim Mann erreicht die Nieren-Energie ihren Höchststand, wenn er acht ist. Dann erscheinen die bleibenden Zähne, und das Haar wächst. Mit sechzehn ist die Nieren-Energie mächtig, Tiankui und Jing sind reif, so daß Fortpflanzung möglich ist. Mit vierundzwanzig ist das Nieren-Qi reichlich, die Knochen und Sehnen erreichen ihre volle Stärke, und die Weisheitszähne zeigen sich. Mit zweiunddreißig hat der Körper seinen Höhepunkt erreicht, und die männlichen Funktionen stehen in voller Blüte. Mit vierzig beginnt das Nieren-Qi zu welken, die Zähne werden locker, und das Haar fängt an auszufallen. Mit achtundvierzig nimmt die Yang-Energie des Kopfes ab, das Gesicht wird fahl, die Haare grau, und die Zähne verfallen. Mit sechsundfünfzig wird die Leber-Energie schwach, so daß die Sehnen steif werden. Mit vierundsechzig vertrocknet das Tiankui, und das Jing versiegt, was sich in einer Erschöpfung der Nieren sowie in Müdigkeit und Schwäche zeigt. Wenn die Energie aller Organe auf dem höchsten Stand ist, wird die in der Niere gespeicherte überschüssige Energie zu Zwecken der Fortpflanzung abgesondert. Aber nun sind die Organe gealtert, und ihre Energie hat sich erschöpft, Knochen und Sehnen sind brüchig und steif, die Bewegungen unsicher geworden. Das Nierenreservoir leert sich allmählich, was das Ende der Zeugungsfähigkeit bedeutet.»

Huangdi warf ein: «Ich habe jedoch bemerkt, daß manche recht betagte Menschen immer noch zeugungsfähig sind.»

Qi Bo antwortete: «Das kommt daher, daß diese Menschen eine ungewöhnliche Fülle an Jing geerbt haben und es verstehen, ein angemessenes Leben zu führen und ihre Lebenskraft zu schützen. Solche Menschen verfügen noch mit vierundsechzig oder neunundvierzig Jahren, je nachdem, ob es Männer oder Frauen sind, über überschüssige Nieren-Energie sowie über eine Überfülle an Qi und Blut, wodurch sie noch immer in der Lage sind, sich fortzupflanzen. Männer jenseits der vierundsechzig und Frauen jenseits der neunundvierzig haben diese Fähigkeit jedoch normalerweise schon eingebüßt.»

Huangdi fragte: «Kann sich ein Weiser, der dem Dao folgt und älter als hundert Jahre ist, die Fähigkeit zur Fortpflanzung bewahren?»

Qi Bo antwortete: «Ja, das ist möglich. Wenn man sich darauf versteht, ein korrektes Leben zu führen, kann man die Energie erhalten und dem Dao folgen. Ja, es ist möglich, daß man auch noch im Alter von hundert Jahren Kinder in die Welt setzt.»

Huangdi fuhr fort: «Ich habe von Menschen früherer Zeiten gehört, die Unsterbliche genannt wurden und bekannt dafür waren, daß sie die Geheimnisse des Universums kannten und Yin und Yang, die Welt, in ihrer Hand hielten. Sie entnahmen der Natur die Essenz und übten sich in verschiedenen Techniken wie Daoyin oder *Qigong*, in Atem- oder Visualisationsmethoden, um Körper und Geist zu einen. Sie veränderten sich nicht und vollbrachten außerordentliche Leistungen. Könnt Ihr mir von ihnen berichten?»

Qi Bo erwiderte: «Diese Unsterblichen sammelten ihre mentalen Energien in einem Punkt, läuterten sie und brachten ihren Körper in Einklang mit der Umwelt. Deswegen wiesen sie nicht die normalen Anzeichen des Alters auf und konnten die Grenzen, die die Biologie dem Leben setzt, überschreiten.

Vor nicht allzulanger Zeit gab es Leute, die ‹vollendete Menschen› genannt wurden. Sie verfügten über höchste Tugenden, verstanden den Weg des Lebens und konnten sich an das Universum mit seinen Jahreszeiten anpassen und in Einklang damit leben. Außerdem gelang es ihnen, ihre mentale Energie mittels rechter Konzentration zu bewahren.

Diese vollendeten Menschen lebten nicht wie gewöhnliche Leute, die immer dazu tendieren, Raubbau mit sich selbst zu betreiben. Sie waren fähig, durch Zeit und Raum zu streifen, denn sie ließen sich nicht durch die konventionelle Sicht von Raum und Zeit einschränken. Ihre Sinneswahrnehmungen überschritten das normale Maß und das anderer Menschen bei weitem. Sie waren imstande, ihre Lebensspanne zu verlängern, wobei sie sich, wie die Unsterblichen, bester Gesundheit erfreuten.

Es gab da noch eine dritte Art von Menschen, die als Weise bekannt waren. Die Weisen lebten in Frieden unter dem Himmel auf der Erde, sie folgten dem Rhythmus der Planeten und des Universums. Sie paßten sich an die Gesellschaft an, ohne sich jedoch von kulturellen Strömungen mitreißen zu lassen. Ihre Gefühle kannten keine Extreme, sie lebten ein ausgewogenes, zufriedenes Leben. Ihre äußere Erscheinung, ihr Verhalten und Denken spiegelten nicht die in der Gesellschaft vorherrschenden Konflikte wider. Im Inneren vermieden sie es, sich übermäßig zu belasten. Sie weilten in Stille und erkannten die leere Natur der Erscheinungen. Diese Weisen lebten über hundert Jahre, weil sie ihre Energien nicht zerstreuten und schwächten.

Dann gab es die sogenannten natürlichen Menschen, die dem Dao folgten. Sie lebten in Übereinstimmung mit den rhythmischen Mustern der Jahreszeiten, mit Himmel und Erde, Sonne, Mond und Sternen. Sie wollten dem Weg der alten Zeiten folgen und entschieden sich für ein bescheidenes Dasein. Auch sie erfreuten sich eines langen Lebens.»

2 Die Kunst, in Einklang mit den Jahreszeiten zu leben

Huangdi sagte: «Die drei Frühlingsmonate bringen neues Leben in alle Dinge der Natur. Es ist die Zeit der Geburt. Es ist die Zeit, in der Himmel und Erde wiedergeboren werden. Während dieser Jahreszeit ist es ratsam, sich früh zurückzuziehen. Steht auch früh auf, macht einen Spaziergang und nehmt die frische, stärkende Energie in Euch auf. Da der Frühling die Jahreszeit ist, in der die kosmische Energie von neuem einsetzt und sich verjüngt, versucht, diese Aufbruchstimmung nachzuempfinden, indem Ihr körperlich und gefühlsmäßig offen und unbelastet seid.

Auf physischer Ebene ist es förderlich, den Körper zu ertüchtigen und locker sitzende Kleidung zu tragen. Es ist die Zeit für Dehnungsübungen, die Sehnen und Muskeln lockern. Auf emotionaler Ebene ist es förderlich, Gleichmut zu entwickeln, denn der Frühling ist die Jahreszeit der Leber. Schwelgt Ihr in Zorn, Frustration, Depression, Traurigkeit oder in irgendeiner anderen Emotion, schädigt Ihr die Leber. Handelt Ihr gegen die natürliche Ordnung des Frühlings, so führt dies zu einer Krankheit der Kälte, einer Krankheit, die durch eine klimatische Kälte mitten im Sommer bedingt ist.

In den drei Monaten des Sommers herrscht Überfluß an Sonnenschein und Regen. Die Energie des Himmels steigt hinab, die Energie der Erde steigt auf. Vermengen sich diese beiden Energien, findet ein Austauch zwischen Himmel und Erde statt. Das ist der Grund dafür, daß Pflanzen reifen und Tiere, Blumen und Früchte reichlich erscheinen.

Zu dieser Zeit des Jahres mögt Ihr Euch etwas später zurückziehen, aber Ihr solltet immer noch früh am Morgen aufstehen. Meidet Zorn und bleibt körperlich rege, um zu verhindern, daß die Poren sich schließen und das Qi stagniert. Ihr solltet keinem allzu intensiven Sexualleben frönen, obwohl es ein bißchen intensiver sein darf als zu anderen Jahreszeiten. Auf emotionaler Ebene ist es wichtig, fröhlich und heiter zu sein und keinen Groll zu hegen, damit die Energie frei fließen und eine Kommunikation zwischen innen und außen herstellen kann. So könnt Ihr vermeiden, daß im Herbst Krankheiten auftreten. Zur Jahreszeit des Feuers und des Herzens zählt auch der Spätsommer, der dem Erdelement entspricht. Schwierigkeiten im Sommer können das Herz schädigen und manifestieren sich im Herbst.

In den drei Monaten des Herbstes kommen alle Dinge in der Natur zu voller Reife. Das Korn wird geerntet, die Energie des Himmels kühlt ab, so wie auch das Wasser. Der Wind beginnt sich zu regen. Das ist der Angelpunkt, an dem die Yang-Phase, die aktive Phase, ins Gegenteil, in die Yin-, die passive Phase, umschlägt. Ihr solltet Euch mit dem Sonnenuntergang zurückziehen und in der Morgendämmerung aufstehen. So wie das Wetter im Herbst unwirtlicher wird, so verändert sich auch das emotionale Klima. Deswegen ist es wichtig, Ruhe und Frieden zu bewahren und nicht in Depressionen zu verfallen, denn nur so kann der Übergang zum Winter reibungslos verlaufen. Es ist die Zeit, Geist und Energie zu sammeln, sich auf weniges zu konzentrieren und die Begierden in Zaum zu halten. Ihr müßt die Lungen-Energie in Fülle, rein und ruhig halten, das heißt Atemübungen durchführen, um das Lungen-Qi zu stärken. Außerdem solltet Ihr Euch beim Rauchen einschränken und Kummer, der Emotion der Lunge, aus dem Weg gehen. So verhindert Ihr Nieren- oder Verdauungsprobleme im Winter. Verletzt Ihr diese natürliche Ordnung, wird die Lunge Schaden erleiden, es wird im Winter zu Durchfall unverdauter Speisen kommen. Das schmälert die Speicherfähigkeit des Körpers im Winter.

Während der Wintermonate welken die Dinge, sie ziehen sich zurück, gehen nach Hause und treten in eine Phase der Ruhe ein, so wie Seen und Flüsse zufrieren und Schnee fällt. Es ist eine Zeit, in der das Yin das Yang dominiert. Deswegen solltet Ihr es vermeiden, die Yang-Energie übermäßig zu beanspruchen. Zieht Euch bald zurück, und steht mit der Sonne auf, also etwas später als zu anderen Zeiten des Jahres. Vor allem solltet Ihr Eure sexuellen Begierden zügeln, als wolltet Ihr ein freudiges Geheimnis verbergen. Haltet Euch warm, meidet die Kälte, und laßt die Poren geschlossen. Vermeidet jedes Schwitzen. Kennzeichen des Winters ist das Speichern und Bewahren. Befolgt Ihr diese Prinzipien nicht, wird die Nieren-Energie in Mitleidenschaft gezogen. Das führt zu *Weijue*, also zu Schwäche, Muskelverkümmerung und Kälte im Frühling, es manifestiert sich in Form von Lähmungen, Wei/Schlaffheitssyndrom, Arthritis oder degenerativen Erscheinungen in Knochen und Sehnen, weil der Körper seine Fähigkeit, sich im Frühling zu öffnen und zu bewegen, verloren hat.

Ich habe einen vollständigen Zyklus beschrieben. Der Frühling ist der Anfang aller Dinge, und die Energie sollte offen und fließend gehalten werden. Der Sommer intensiviert diese Offenheit, so daß ein Austausch zwischen inneren und äußeren Energien stattfinden kann. Im Herbst ist es wichtig, die Energie zu bewahren, und im Winter schließlich wird die Energie gespeichert.»

Huangdi fuhr fort: «Die Energie des Himmels ist leuchtend und klar, sie zirkuliert ohne Unterlaß und besitzt unendliche Tugend. Das kommt daher, daß sie ihren Glanz nicht aussendet, denn würde sie sich in den Vordergrund drängen, wären weder Sonne noch Mond sichtbar. Die Menschen sollten dem tugendhaften Weg des Himmels folgen und ihre wahre Energie nicht zur Schau stellen. Auf diese Weise würden sie sie nicht verlieren und auch nicht Opfer böser Energien werden, die Krankheiten im Körper hervorrufen. Wird der Körper von pathogener Energie befallen, wird seine eigene Energie blockiert, als würden Wolken den Himmel bedecken und Sonne und Mond verdunkeln.

Die Energie des Himmels zirkuliert spontan und kommuniziert mit der Energie der Erde. Die Energie des Himmel sinkt hinab, und die Energie der Erde steigt auf. Bei diesem Zusammenspiel vermischen sich die Energien, und das Ergebnis ist ein Gleichgewicht von Sonnenschein und Regen, Wind und Frost und der vier Jahreszeiten. Wäre die Energie des Himmels gestört, könnten sich Sonnenschein und Regen nicht durchsetzen. Ohne sie aber fänden die Lebewesen keine Nahrung und verlören ihre Vitalität. Ein Ungleichgewicht manifestiert sich als Sturm und Wirbelwind; ungewöhnliches Wetter stört die natürliche Ordnung und bringt Chaos und Zerstörung.

In vergangenen Zeiten besaßen die Weisen die Fähigkeit, die Zeichen zu deuten und sich diesen natürlichen Phänomenen anzupassen, so daß derartige äußere Einflüsse, der ‹bösartige Wind›, ohne Wirkung auf sie blieben und sie ein langes Leben genießen konnten. Handelt man jedoch diesem Zusammenspiel der elementaren Energien während der Jahreszeiten zuwider, stagniert die Leber-Energie, was sich als Krankheit im Frühling auswirkt. Im Sommer befindet sich die Herz-Energie in Leere, und die Yang-Energie ist erschöpft. Im Herbst herrscht dann ein Stau der Lungen-Energie.

Die Transformation von Yin und Yang während der vier Jahreszeiten bildet die Grundlage für Wachstum und Zerstörung von Leben. Die Weisen waren imstande, im Frühling und Sommer die Yang-Energie zu pflegen und im Herbst und Winter die Yin-Energie zu bewahren. Folgt Ihr dieser universellen Ordnung, kann natürliches Wachstum stattfinden. Verstoßt Ihr gegen diese universelle Ordnung, wird die Wurzel Eures Lebens geschädigt und Eure wahre Energie wird schwinden.

So ist der jahreszeitliche Wandel von Yin und Yang die Wurzel von Leben, Wachstum, Fortpflanzung, Alter und Zerstörung. Wer dieses natürliche Gesetz respektiert, kann frei von Krankheit sein. Die Weisen haben es befolgt, die törichten Menschen nicht.

In früheren Zeiten behandelten die Weisen Krankheiten, indem sie ihnen vorbeugten, noch bevor sie überhaupt entstanden waren, so wie eine gute Regierung oder ein guter Herrscher alle nötigen Schritte unternimmt, um einen Krieg zu vermeiden. Behandelt man eine bereits manifeste Krankheit, ist es, als wollte man eine schon ausgebrochene Revolte unterdrücken. Gräbt jemand einen Brunnen, wenn er durstig ist, oder schmiedet jemand Waffen, wenn er bereits mitten in der Schlacht steht, dann kann man ihn nur fragen: Kommen diese Aktionen nicht viel zu spät?»

3 Die Vereinigung von Himmel und Mensch

Huangdi sagte: «Von alters her gilt, daß zwischen der Aktivität und dem Leben der Menschen und ihrer natürlichen Umgebung eine enge Beziehung besteht. Die Wurzel allen Lebens ist Yin und Yang; dies umschließt alles im Universum, alles zwischen dem Himmel oben und der Erde unten, alles innerhalb der vier Richtungen und neun Kontinente. Der menschliche Körper weist neun Öffnungen auf: Ohren, Augen, Nasenlöcher, Mund, After und Harnröhrenausgang. Er verfügt über fünf *Zang*-Organe, nämlich Nieren, Leber, Herz, Milz und Lungen, und über zwölf Gelenke: Ellbogen, Handgelenke, Knie, Knöchel, Schultern und Hüften, die alle mit dem Qi des Universums verbunden sind. Das universelle Yin und Yang wandelt sich in die fünf irdischen transformativen Energien, die auch als die fünf Wandlungsphasen, die fünf elementaren Phasen oder fünf Elemente bekannt sind: Holz, Feuer, Erde, Metall und Wasser. Diese fünf Elementarphasen entsprechen den drei Yin und den drei Yang des Universums, nämlich den sechs atmosphärischen Einflüssen, die die Wettermuster bestimmen und sich ihrerseits in den Veränderungen der Ökologie unseres Planeten widerspiegeln.

Das Yang-Qi des Körpers ist wie die Sonne. Verliert diese ihren Glanz und ihr Leuchten, stellen alle Dinge auf der Welt ihre Aktivitäten ein. Die Sonne ist höchstes Yang. Diese himmlische Energie der Sonne, das Yang-Qi, umgibt die Erde. Auf der körperlichen Ebene bedeutet dies, daß das Yang-Qi um das Zentrum, die Mitte, zirkuliert und die Funktion hat, den Körper zu schützen.»

Huangdi fuhr fort: «Wenn man in einem kalten Klima lebt, muß man, was die Aktivitäten betrifft, besonders Vorsicht walten lassen. Menschen, die sich im Haus aufhalten, sind vor schlechtem Wetter geschützt; das Yang-Qi ist wie die Wände eines Hauses, die den Körper schützen. Es ist wichtig, die Ordnung einzuhalten und keine Öffnungen zuzulassen: Krank machende Einflüsse können nicht eindringen, wenn die Tore des Hauses geschlossen sind.

Wenn Ihr im Winter ein unangemessenes Leben führt und Euren impulsiven Wünschen und Emotionen wie Zorn und Reizbarkeit nachgebt, wird der Geist rastlos und das Yang-Qi verliert sich an der Oberfläche. Dann kann es die Öffnungen und Poren des Körpers nicht mehr kontrollieren, das Qi strömt aus, und man wird empfindlich gegenüber Einflüssen von außen.

Wenn Ihr in der Hitze des Sommers übermäßig schwitzt, wird das Qi entweichen, der Atem wird rauh und schnell, und Ihr werdet Euch reizbar fühlen. Das sind die Symptome für Hitze, die das Äußere angreift.

Wenn Sommer-Hitze ins Innere eindringt und es angreift, beeinflußt sie den Geist, was zu Delirium, verwaschener Sprache und Fieber führen kann. Um diese Symptome zu lindern, muß die Hitze durch die geöffneten Poren abgeleitet werden.

Wenn Feuchtigkeit in den Körper eindringt, wird der Kopf schwer, wie eingezwängt. Die großen Muskeln und Sehnen erschlaffen, die Beweglichkeit wird gemindert, es kommt zu Krämpfen und Atrophie.

Ist das Qi infolge eines Mangels blockiert, schwellen die Gliedmaßen an und die Bewegung wird erschwert. Dies weist auf eine Erschöpfung des Yang-Qi hin.

Seid Ihr überarbeitet oder emotional belastet, wird sich das Yang überhitzen und unter Umständen das Yin und Jing, die Essenz, erschöpfen. Besteht dieser Zustand bis in den Sommer hinein, dann trocknen die Körperflüssigkeiten und das Yin aus. Das ist als das *Jianjue*-Syndrom bekannt, eine Ohnmacht, die durch eine Auszehrung der Yin-Flüssigkeiten hervorgerufen wird. Die Symptome sind Seh- und Hörstörungen sowie Blutandrang im Ohr. Außerdem kann ein Zornesausbruch die Energie ziellos fließen lassen und einen Blutstau im Kopf hervorrufen, der seinerseits zur Ohnmacht führt. Wenn es zu dieser Art der Ansammlung von Blut und Flüssigkeit im Kopf kommt, spricht man von *Bojue*, einer Ohnmacht, die durch einen Kampf zwischen Qi und Blut ausgelöst wird.

Werden die Sehnen geschädigt, verlieren sie ihre Elastizität und die Fähigkeit, sich zu kontrahieren. Das hat eine Einschränkung der Beweglichkeit zur Folge. Wenn nur eine Hälfte des Körpers schwitzt, ist das ein Anzeichen von *Pianku*, einer halbseitigen Lähmung. Sind die Poren geöffnet und dringt Feuchtigkeit ein, kann dies zu *Zuofei* führen, zu Hautausschlägen und Furunkeln. Der Genuß großer Mengen von üppigen, fetten Speisen kann am Gesäß und in der Analgegend zu *Dingchuang*, zu Hautschädigungen mit starker Eiterbildung, führen.

Schwitzt man bei großer Anstrengung, können Wind und Kälte in die Haut eindringen und *Zha*, rote Flecken auf der Nase, verursachen. Können sich Wind und Kälte über lange Zeit ansammeln, dann kommt es zu *Zuochuang*, zu Ulzerationen und Beulen am Gesäß und in der Aftergegend.

Das Yang-Qi transformiert Jing, die Essenz, um *Shen*, den Geist, zu nähren und harmonisiert sich mit dem *Yingqi*, um die Sehnen zu stärken. Büßen die Poren der Haut ihre regulierende Funktion ein, kann krank machende Kälte eindringen und das Yang-Qi hemmen oder schädigen. Dann werden die Sehnen ihre Nahrungsquelle verlieren, der Körper wird steif und jede Bewegung mühsam und schmerzhaft.

Dringt die krank machende Kälte tiefer vor, bis ins Blut, hemmt sie die Blutzirkulation und ruft Fisteln hervor und kann zu *Lou* führen, aufbrechenden Skrofeln am Hals. Wunden oder Verletzungen der Muskeln schließen sich nicht und können nicht abheilen.

Dringt die Kälte in die *Shu*/Transportpunkte der Akupunkturleitbahnen ein und von dort weiter bis in die Organe, wird sie sich in Form von Furcht oder Alpträumen auswirken.

Das Yingqi, das nährende Qi, fließt normalerweise in den Leitbahnen, aber wenn krank machende Kälte herrscht und das Yingqi in den Muskeln festsitzt, kommt es zu *Yongzhong*, eiternden

Schwellungen mit Zysten. Schwitzt ein schwächlicher Mensch übermäßig, können Wind und Kälte die Poren verstopfen, und Flüssigkeit wird sich auf Muskelebene ansammeln. Dann können die Shu/Transportpunkte blockiert werden, was zu *Fengniu* führt, einer Windmalaria mit abwechselnden Fieber- und Frostschüben, Kopfschmerzen und Reizbarkeit.

Pathogener Wind ist die Wurzel allen Übels. Seid Ihr jedoch ausgeglichen und sind Eure Emotionen klar und ruhig, dann verfügt Ihr über reichlich Energie und starke Abwehrkräfte, und auch wenn Ihr dem schädlichsten Wind ausgesetzt seid, wird er nicht in Euch eindringen können. Bleibt er über lange Zeit im Körper, dann wandelt sich der pathogene Faktor, er wandert nach innen und stagniert, bis das Qi nicht mehr von oben nach unten, von Seite zu Seite oder zwischen Yin und Yang fließen kann. Selbst dem fähigsten Arzt wird es dann schwerfallen, eine Besserung zu bewirken. Kann das Yang-Qi nicht mehr frei fließen, muß man schnellstens mit Kräutern ableiten oder mit Akupunktur sedieren, sonst tritt der Tod ein. Ein mittelmäßiger Arzt wird vielleicht gar nicht erkennen, welch ernste Konsequenzen diese Behinderung des Qi-Flusses nach sich zieht.

Das Yang-Qi bewegt sich wie die Sonne. Wenn die Sonne bei Morgengrauen aufsteigt, beginnt das Yang-Qi sich zur Oberfläche des Körpers hin zu bewegen; es öffnen sich die Poren. Zu Mittag erreicht das Yang-Qi seinen Höhepunkt. Wenn es am aktivsten ist, ist es ratsam, sich zu entspannen und zu rasten, so daß es nicht entkommen kann. Bei Sonnenuntergang bewegt sich das Yang-Qi nach innen, und die Poren schließen sich. Während dieser Zeit sollte man jede körperliche Anstrengung sowie Kälte, Feuchtigkeit oder Nebel meiden. Verletzt man diese natürliche Ordnung des Yang-Qi, das aufsteigt, seinen Höhepunkt erreicht und wieder absinkt, wird der Körper nach und nach durch pathogene Faktoren geschwächt und anfällig für Krankheiten und Verfall.»

Qi Bo ergänzte: «Yin ist die Essenz der Organe, die Quelle des Qi. Yang schützt das Äußere des Körpers gegen krank machende Faktoren und läßt die Muskeln funktionieren. Wenn es dem Yin nicht gelingt, das Yang zu unterwerfen, beschleunigt sich der Energiefluß in den Kanälen, wodurch das Yang-Qi überreichlich und rastlos wird. Bei einem Mangel kann das Yang-Qi das Yin nicht ausbalancieren. Dadurch wird die Kommunikation zwischen den inneren Organen gestört, und die neun Öffnungen stellen ihre Arbeit ein. Die Weisen, die die Prinzipien von Yin und Yang verstanden, konnten ihren Körper so beeinflussen, daß alle Funktionen harmonisch abliefen. Sind Yin und Yang ausgewogen, dann funktionieren die fünf Zang-Organe harmonisch. Sehnen, Bänder, Gefäße, Haupt- und Nebenleitbahnen sind durchlässig und geschmeidig; Muskeln, Knochen und Mark sind kräftig, Qi und Blut folgen dem rechten Weg, innen und außen wirken zusammen, das Sehen ist klar, das Hören scharf. So wird das *Zhenqi*, das wahre Qi, unangreifbar, und nichts Krankmachendes kann eindringen.

Dringt ein krank machender Wind in den Körper ein, wandelt er sich nach und nach in Hitze und verzehrt Qi, Jing, die Essenz, und Blut. Ist das Blut erschöpft, wird die Leber nicht genährt und nimmt Schaden.

Ißt man zuviel, werden die Muskeln und Blutgefäße von Magen und Eingeweiden überdehnt und halten die Nahrung zurück. Dies führt zu Durchfall und Hämorrhoiden. Übermäßiger Alkoholgenuß läßt die Energie in den Kopf fließen. Will man sich sexuell betätigen, so ist die Energie nicht am rechten Ort und das Nieren-Qi wird geschädigt, wodurch es zu Beschwerden im unteren Rücken kommt. Ist das Qi während des Geschlechtsverkehrs nicht in der Niere, entzieht es der Körper den Knochen und dem Mark.

Der Schlüssel zur Gesundheit liegt darin, Yin und Yang des Körpers zu regulieren. Ist das Verhältnis zwischen Yin und Yang gestört, ist es, als hätte ein Jahr zwar einen Frühling, aber keinen Winter oder einen Winter, aber keinen Sommer. Ist das Yang übermäßig und kann es sich nicht selbst beherrschen, wird das Yin verzehrt. Nur wenn das Yin ruhig und harmonisch bleibt, kann das Yang gezügelt und gemäßigt werden. Dann ist auch Shen, der Geist, normal und *Xin*, die Psyche, ist klar. Trennen sich Yin und Yang, verlassen auch Jing und Shen einander.

Wird man von Wind oder Nebel angegriffen, so folgt eine Hitze-Kälte. Wird man im Frühling von Wind angegriffen und gelingt es nicht, ihn zu vertreiben, dann zieht er die Milz in Mitleidenschaft, was zu Durchfall, Magenverstimmung und Zurückhalten von Nahrung führt.

Wird man im Sommer von Sommer-Hitze angegriffen, kann im Herbst Malaria folgen. Wird man im Herbst von Feuchtigkeit angegriffen und sammelt sich die Feuchtigkeit in der Lunge, kommt es zu Weijue, zu kalten Gliedmaßen und Schlaffheit, zu Husten und Ausgemergeltsein. Kälte, die im Winter angreift, wartet im Verborgenen und manifestiert sich im Frühling als fiebrige Erkrankung, weil sich zu dieser Zeit des Jahres alles zu regen beginnt. Die jahreszeitlichen Veränderungen können die Organe schädigen, wenn man nicht vorsichtig und stark ist.

Das Yin wird von den fünf Geschmacksrichtungen der Nahrung produziert und in den fünf Zang-Organen gespeichert, die aber wiederum durch einen unangemessenen Gebrauch der Aromen geschädigt werden können. Zu saure Nahrung führt zu einer gesteigerten Funktion der Leber und zu einer verminderten Funktion der Milz. Zu salzige Nahrung kann die Knochen schwächen, die Muskeln kontrahieren und verkümmern und das Herz-Qi stagnieren lassen. Zu süße Nahrung stört das Herz-Qi und versetzt es in Unruhe. Außerdem kann es zu einer Unausgewogenheit der Nieren-Energie kommen, die das Gesicht schwarz werden läßt. Zu bittere Nahrung verringert die Fähigkeit der Milz, Nahrung zu transformieren und weiterzubefördern. Außerdem kann der Magen nicht mehr wirksam verdauen und wird aufgebläht. Die Muskeln und Sehnen können gedehnt werden. (Zu pikante Nahrung schädigt Muskeln und Gefäße und beeinträchtigt Jing und Shen.)

Deshalb sollte man genau darauf achten, was man zu sich nimmt, und sicherstellen, daß Knochen, Sehnen, Bänder, Gefäße und Haupt- und Nebenleitbahnen wachsen, reifen und sich entwickeln können. Dann sind Qi und Blut in der Lage, frei zu fließen und dem Menschen ein langes Leben zu bescheren.»

4 Die Wahrheit der Goldenen Kammer

Huangdi sagte: «In der Natur existieren acht Arten von Wind, in den Haupt- und Nebenleitbahnen des Körpers sind es fünf. Was bedeuten sie?»

Qi Bo antwortete: «Bei den in der Natur vorkommenden acht Arten von Wind handelt es sich um abnormale oder krank machende Winde. Sie können die Leitbahnen des Körpers befallen und fünf Typen inneren Windes hervorrufen, die die ihnen entsprechenden Organe schädigen. Diese inneren Winde sind Leber-Wind, Herz-Wind, Lungen-Wind, Nieren-Wind und Milz-Wind. Sie werden durch abnormale Veränderungen in den vier Jahreszeiten hervorgerufen. Zum Beispiel besiegt der Frühling den späten Sommer, der späte Sommer besiegt den Winter, der Winter besiegt den Sommer, der Sommer besiegt den Herbst, und der Herbst besiegt den Frühling. Das entspricht dem Kontrollzyklus der Interaktionen der fünf Elemente in der Natur.

Was die fünf Elemente betrifft, so entspricht das Element Frühling dem Holz, Sommer entspricht dem Feuer, Spätsommer entspricht der Erde, Herbst entspricht dem Metall und Winter dem Wasser. Zwischen Elementen und Organen bestehen ebenfalls Entsprechungen: Holz/Leber, Feuer/Herz, Erde/Milz, Metall/Lunge, Wasser/Niere. Im Frühling können Wetter und andere Umwelteinflüsse die Leber beeinträchtigen, während im Sommer das Herz beeinträchtigt werden kann, und so weiter.

Wenn der Frühling den Spätsommer besiegt, ist das Wetter abnormal, das heißt, frühlingshaftes Wetter tritt dann im späten Sommer auf. Die Reaktion des Körpers ist eine exzessive Leber/

Holz-Energie, die Milz/Erde überwindet. Wenn der Spätsommer den Winter besiegt und im Winter spätsommerliches Wetter hervorruft, dann wird Milz/Erde über Niere/Wasser siegen. Wenn der Winter den Sommer besiegt, kommt es zu Kälteeinbrüchen im Sommer und zu einem Übermaß an Niere/Wasser, das Herz/Feuer auslöscht. Besiegt der Sommer den Herbst und herrscht sommerliches Wetter mitten im Herbst, flammt Herz/Feuer auf und Lunge/Metall wird angegriffen. Besiegt der Herbst den Frühling, dann ist der Frühling trocken und windig wie der Herbst. Es kommt zu einer Überaktivität von Lunge/Metall, und gleichzeitig wird die Funktion von Leber/Holz beeinträchtigt.

Folgen die Jahreszeiten nicht ihrem natürlichen Zyklus – Frühling, Sommer, Spätsommer, Herbst, Winter – und sind dadurch die Wettermuster und energetischen Transformationen gestört, treten Erkältungen, Grippe und verschiedene andere Krankheiten auf.

Im Frühling kommt der Wind aus dem Osten. Eine Krankheit manifestiert sich im Leber-Meridian, steigt in den Kopf empor und ruft dort Nasenbluten hervor. Die Behandlung erfolgt über Akupunkturpunkte am Hals und über die Gallenblasen-Leitbahn. Im Sommer kommt der Wind aus dem Süden und wirkt auf das Herz. Die Behandlung sollte über Punkte auf Brustkorb und Rippen erfolgen. Der herbstliche Westwind zieht die Lungen in Mitleidenschaft und manifestiert sich in Form von Malaria mit abwechselndem Frösteln und Fieber. In diesem Fall sollte die Behandlung über Punkte auf den Schultern und dem oberen Rükken erfolgen. Der Nordwind des Winters wirkt auf Nieren und Gliedmaßen und zeigt sich im *Bi*-Syndrom, wobei Qi und Blut in ihrem Fluß beeinträchtigt sind, was sich in Steifheit, Unbeweglichkeit und Gelenkschmerzen äußert. Um Abhilfe zu schaffen, können hier Akupunkturpunkte auf dem unteren Rücken und dem Gesäß benutzt werden. Der Spätsommer ist das Scharnier zwischen heißer und kalter Jahreszeit und vereint Yin und Yang. In dieser Periode des Übergangs ist vor allem die Milz beeinträchtigt, und es kommt zu innerer Kälte mit Durchfall. Punkte am mittleren Rücken sind hier angezeigt.

Um im Winter gesund zu bleiben, sollte man sich nicht übermäßig körperlich betätigen, denn dann würde das Yang-Qi sich nicht, wie es seiner natürlichen Tendenz entspricht, ins Innere zurückziehen, sondern an die Oberfläche drängen. In diesem Fall bleibt das Yang-Qi im Kopfbereich stecken und führt zu Nasenbluten und Kopf- und Nackenproblemen zu Frühlingsbeginn. Im Sommer kann es Schwierigkeiten im Brustbereich geben, im Spätsommer innere Kälte mit Durchfall, im Winter kann es zu Verdauungsstörungen, dem Bi- oder Gelenkschmerzen-Syndrom sowie zu exzessivem Schwitzen kommen. Befindet sich das Yang-Qi am rechten Ort, lassen sich all diese mit den Jahreszeiten verbundenen Probleme vermeiden.

Die Weisen wissen, daß Jing, die Essenz, die kostbarste Substanz im Körper ist. Wie die Wurzel eines Baumes sollte sie behütet und vor ‹Räubern› geschützt werden, denn nur so kann man vermeiden, daß im Frühling fiebrige Erkrankungen auftreten. Kommt es im heißen Sommer weder zu Schwitzen noch zu Abkühlung, dann leidet man im darauffolgenden Herbst auch nicht an malariaähnlichen Störungen. Es ist daher äußerst wichtig, das Jing zu schützen, indem man den Rhythmus der Jahreszeiten beobachtet und sich ihm anpaßt.

Es heißt, im Yang gebe es Yin und im Yin Yang. Der Tag ist *yang*, die Nacht ist *yin*. Diese Einteilung wird wieder differenziert: Bei der Zeit von Sonnenaufgang bis Mittag spricht man von Yang im Yang, bei der von Mittag bis Sonnenuntergang von Yin im Yang, bei der von der Dämmerung bis Mitternacht von Yin im Yin, bei der von Mitternacht bis Sonnenaufgang von Yang im Yin.

Diese Art der Klassifikation kann man auch auf den menschlichen Körper übertragen. Das Äußere des Körpers gilt als *yang*, während das Innere *yin* ist. Der Rücken ist *yang*, die Vorderseite ist *yin*. Die obere Hälfte des Körpers ist *yang*, die untere *yin*. Was die Organe betrifft, so bilden Herz, Leber, Milz, Lunge und Niere die Zang-Organe, denn sie sind ihrer Natur nach *yin*, ihre Funktion ist die des Speicherns und Wandelns. Gallenblase, Magen, Dickdarm, Dünndarm, Blase und *Sanjiao* (die drei Eingeweidehöhlen, die für den Flüssigkeitsmetabolismus verantwortlich sind) bilden die sechs *Fu*- oder Hohlorgane; sie sind ihrer Natur nach *yang*. Ihre Funktion ist die des Aufnehmens und Verteilens. Das Konzept des Yin im Yin und des Yang im Yang wird verständlich, wenn es um Krankheiten geht. Eine Winter-Krankheit tritt zum Beispiel im Yin-Teil des Körpers auf, eine Sommer-Krankheit im Yang-Teil, eine Frühlings-Krankheit im Yin-Teil und eine Herbst-Krankheit im Yang-Teil. Die Behandlung erfolgt über Akupunkturpunkte, die je nach dem Ort der Krankheit gewählt werden.

Verfeinert man die Zuordnung noch weiter, so ist der Brustkorb *yang*, während der Bauch *yin* ist. Herz und Lungen sind Zang-Organe des Yang-Typs. Das Herz ist Yang im Yang, während die Lunge Yin im Yang ist. Unterhalb des Zwerchfells im Bauch liegen die Zang-Organe des Yin-Typs: Leber, Milz und Niere. Die Niere ist Yin im Yin, die Leber Yang im Yin und die Milz extremes Yin im Yin. Diese Klassifikation hilft uns zu verstehen, welche Beziehungen zwischen den einzelnen Organen und dem Körper als Ganzem bestehen, und zwar, was Ort, Funktion und Natur jedes einzelnen Organs betrifft.»

Huangdi fragte weiter: «Die fünf Zang-Organe entsprechen den Jahreszeiten. Gibt es darüber hinaus noch andere Entsprechungen, und wenn ja, wie wirken sich diese auf den Fluß der Energie aus?»

Qi Bo antwortete: «Dem Osten entspricht die Farbe Grün, eine Energie, die in Zusammenhang mit der Leber steht. Die Leber-Energie öffnet sich hin zu den Augen. Krankheit kann sich als Erschrecken, Angst oder Schock manifestieren. Die entsprechenden natürlichen Elemente sind Gras und Bäume, der Geschmack ist sauer, das Haustier ist das Huhn, die Getreideart ist der Weizen, die Energie ist aufsteigend, die betroffene Körpergegend ist der Kopf. Die Leber kontrolliert die Sehnen.» Dann zählte Qi Bo die fünf Elemente mit ihren Entsprechungen auf (siehe Übersicht auf Seite 35).

Qi Bo fügte hinzu: «Ein guter Arzt und Diagnostiker ist in der Lage, die Wandlungen und Veränderungen in den fünf Zang- und den sechs Fu-Organen zu beobachten. Er kennt die entsprechenden äußeren Faktoren und transformierenden Energien, Yin und Yang, sie sechs klimatischen Einflüsse von Hitze, Kälte, Wind,

	Holz	Feuer	Erde	Metall	Wasser
Himmelsrichtung	Osten	Süden	Mitte	Westen	Norden
Jahreszeit	Frühling	Sommer	Spätsommer	Herbst	Winter
Planet	Sui, Jupiter	Ronghuo, Mars	Zheng, Saturn	Taibai, Venus	Chen, Merkur
Wetter	Wind	Hitze	Feuchtigkeit	Trockenheit	Kälte
Numerologie	3+5=8	2+5=7	5	4+5=9	1+5=6
Natürliches Element	Bäume, Gras	Feuer	Schmutz, Erde	Metall	Wasser
Tier	Huhn	Ziege	Rind	Pferd	Schwein
Getreide/ Hülsenfrüchte	Weizen	Mais	Roggen	Reis	Bohne
Musiknote	Jiao, Laute	Zhi, Pfeifen	Gong, Trommel	Shang, Resonanz	Yu, Saite
Farbe	Grün	Rot	Gelb	Weiß	Schwarz
Aroma	sauer	bitter	süß	pikant	salzig
Geruch	Urin	versengt	duftend	fischig	verfault
Zang-Organ	Leber	Herz	Milz	Lunge	Niere
Körperöffnung	Augen	Ohren	Mund	Nase	Anus, Urethra
Körperteil	Sehnen, Bänder	Gefäße	Muskeln, Fleisch	Haut, Haar	Knochen, Mark
Klang	Schreien	Lachen	Singen, melodisch	Weinen	Stöhnen
Emotion	Zorn	Freude	Kummer, Sorge	Trauer	Angst
Pathologische Handlung	geballte Faust, Spasmen	ängstlicher Blick	Spucken	Husten	Zittern
Lokalisierung	Hals, Kopf	Brustkorb, Rippen	Mittlerer Rücken	Schulter, oberer Rücken	Unterer Rücken, Hüften, Glieder
Geistige Ebene	Hun, Seele	Shen, Geist	Yi, Logik	Po, Mut	Zhi, Wille

Feuchtigkeit, Trockenheit und Sommer-Hitze. Ein perfekter Arzt ist fähig, Krankheiten sowohl an der Oberfläche als auch im Inneren zu verfolgen und die Richtung zu erkennen, in der sie fortschreiten. All diese Entsprechungen helfen dem Arzt, die Krankheit richtig zu diagnostizieren und zu behandeln. Das ist das Dao.

Das Dao ist kostbar und darf nur an Studenten weitergegeben werden, die aufrichtig und menschlichem Leiden gegenüber mitfühlend sind. Allein auf diese Weise kann die große Tradition rein und tugendhaft bleiben.»

5 Die Manifestation von Yin und Yang im Makro- und im Mikrokosmos

Huangdi sagte: «Das Gesetz von Yin und Yang ist die natürliche Ordnung des Universums, die Grundlage aller Dinge, die Mutter jeden Wandels, die Wurzel von Leben und Tod. Um eine Krankheit zu behandeln, muß man die Wurzel der Disharmonie finden, die immer dem Gesetz von Yin und Yang unterworfen ist. Im Universum steigt das reine Yang-Qi empor, sammelt sich oben und bildet den Himmel. Das trübe Yin-Qi sinkt hinab, kondensiert unten und bildet die Erde. Yin ist passiv und still, während die Natur des Yang aktiv und lärmend ist. Yang dehnt aus, Yin zieht zusammen, adstringiert und konsolidiert. Yang ist die Energie, die Vitalkraft, das Potential, während Yin die Substanz ist, die Grundlage, die Mutter, die all dieses Potential hervorbringt.

Extreme Hitze oder extreme Kälte wandeln sich in ihr Gegenteil. Zum Beispiel wird an einem heißen Tag Hitze entstehen und Kondensation bewirken, was wiederum zu Regen und Abkühlung führt.

Kälte produziert trübes Yin, Hitze produziert klares Yang. Sinkt das klare Yang hinab, statt aufzusteigen, kommt es im Körper zu Beschwerden wie Durchfall. Bleibt das trübe Yin im oberen Teil stecken und gelingt es ihm nicht mehr, abzusinken, entsteht ein Fülle- und Schwellungsgefühl im Kopf. Dies alles sind Formen des Ungleichgewichts von Yin und Yang.

In der Natur bildet das klare Yang den Himmel, das trübe Yin sinkt ab und bildet die Erde. Das Qi der Erde verdunstet und verwandelt sich in Wolken. Treffen die Wolken auf das Qi des Himmels, entsteht Regen. Gleicherweise strömt im Körper das reine Yang in die Sinnesöffnungen, so daß man sehen, hören, riechen, schmecken, fühlen und alle Informationen entschlüsseln kann, wodurch Shen, der Geist, klar und zentriert zu bleiben vermag. Das trübe Yin sinkt ab zu den niederen Öffnungen. Das reine Yang-Qi verteilt sich auf der Oberfläche des Körpers; das trübe Yin-Qi fließt in die fünf Zang-Organe und nährt sie. Das reine Yang-Qi dehnt sich aus und stärkt die vier Gliedmaßen, das trübe Yin-Qi füllt die sechs Fu-Organe.

Die Elemente Feuer und Wasser werden ebenfalls in Yang und Yin eingeteilt: Feuer ist *yang*, Wasser ist *yin*. Der funktionale Aspekt des Körpers ist *yang*, der nährende, substantielle Aspekt ist *yin*. Nahrung kann den Körper stärken und nähren, aber die Fähigkeit des Körpers, Nahrung zu verwandeln, hängt vom Qi ab. Der funktionale Teil des Qi stammt von Jing, der Essenz. Nahrung wird zu Jing geläutert; sie stützt das Qi. Qi ist sowohl für die Transformation als auch für die Körperfunktionen notwendig. Aus diesem Grund wird der Körper geschädigt, wenn man falsche Nahrung zu sich nimmt, und Jing, die Essenz, kann sich erschöpfen, wenn man übermäßig aktiv ist.

Geschmack ist eine Yin-Qualität und von absteigender Natur, während das Qi *yang* ist und zu den oberen Körperöffnungen aufsteigt. Ein intensiver Geschmack ist reines Yin, ein milder Geschmack ist Yang im Yin. Schwereres Qi ist reines Yang, während leichteres Qi Yin im Yang ist.

Sind ein Geschmack oder eine Speise schwer und trüb, können sie Durchfall hervorrufen, ein leichterer, raffinierterer Geschmack hingegen kann durch die Leitbahnen zirkulieren. Es ist deshalb ratsam, einfache und milde Speisen statt reichhaltiger zu sich zu nehmen.

Das leichtere Qi dehnt sich aus und hat die Tendenz, durch die Poren und Öffnungen aus dem Körper zu strömen. Das schwerere, substantiellere Qi kann das Yang bei der Produktion von Feuer im Körper unterstützen. Besteht ein Yang/Feuer-Überschuß, kann er das *Yuan*/Ursprungs-Qi des Körpers schädigen. Deshalb sollte man es vermeiden, einen Überschuß an Feuer im Körper zu erzeugen.

Eine Geschmacksrichtung steht in Beziehung zu ihren energetischen Eigenschaften. Pikantes und Süßes haben zerstreuende Eigenschaften und sind *yang*, während Saures und Bitteres reinigende und ableitende Eigenschaften haben und *yin* sind.

Yin und Yang im Körper sollten ausgeglichen sein. Dominiert das Yang-Qi, wird das Yin gemindert, und umgekehrt. Übermäßiges Yang wird sich als fiebrige Krankheit zeigen, während sich übermäßiges Yin als Kältekrankheit manifestiert. Extremes Yang kann sich jedoch auch in eine Kältekrankheit wandeln und umgekehrt.

Kälte kann den physischen Körper schädigen, Hitze das Qi, den energetischen Aspekt des Körpers. Wird der physische Körper geschädigt, kommt es zu Schwellungen; wird der Körper jedoch auf Qi-Niveau geschädigt, kommt es zu Schmerzen aufgrund der Qi-Blockade. Bei einer Krankheit, die beide Aspekte aufweist, also Schwellung (*yin*) und Schmerz (*yang*), können stechende Kräuter, die die Schwellung abklingen lassen, und kühlende Kräuter, die den Schmerz lindern, verabreicht werden. Klagt ein Patient zuerst über Schmerzen und erst später über eine Schwellung, bedeutet das, daß das Qi-Niveau zuerst verletzt wurde. Klagt ein Patient hingegen zuerst über eine Schwellung und folgt der Schmerz später, geschah das Trauma zuerst auf physischer Ebene.»

Huangdi fuhr fort: «Wenn die pathogenen Winde wie Stürme kommen, kann dies zu Unruhe führen. Brennt das Feuer zu stark, entstehen Rötungen und Schwellungen. Trockenheit zieht Austrockung nach sich, exzessive Kälte kann sich in Schwellungen äußern, und extreme Feuchtigkeit führt zu Harnproblemen und Durchfall.

Die Natur kennt vier Jahreszeiten und die fünf energetischen Transformationen von Holz, Feuer, Erde, Metall und Wasser. Ihre Veränderungen erzeugen Kälte, Sommer-Hitze, Feuchtigkeit, Trockenheit und Wind. Das Wetter seinerseits beeinflußt alle Lebewesen in der Natur und bildet die Grundlage für Geburt, Wachstum, Reifung und Tod.

Der Mensch hat die Zang-Organe Leber, Herz, Milz, Lunge und Niere. Das Qi der fünf Zang-Organe bildet die geistigen Aspekte und erzeugt die fünf Emotionen. Der geistige Aspekt des

Herzens ist als Shen bekannt und regiert die mentalen und schöpferischen Funktionen. Der geistige Aspekt der Leber, *Hun*, regiert das Nervensystem und liegt außersinnlichen Wahrnehmungen zugrunde. Der spirituelle Aspekt der Milz, *Yi*, regiert das logische Denken und die Vernunft. Der geistige Aspekt der Lunge, *Po*, regiert die niederen Instinkte, die körperliche Kraft und Ausdauer. Der geistige Aspekt der Niere, *Zhi*, regiert Willen, Antrieb, Ehrgeiz und Überlebenswillen.

Schwelgt Ihr in den fünf Emotionen – Freude, Zorn, Traurigkeit, Angst oder Sorge und Schock –, kann dies zu Unausgewogenheit führen. Emotionen können das Qi verletzen, während klimatische Faktoren den Körper angreifen. Plötzlicher Zorn schädigt das Yin-Qi. Seid Ihr leicht erregbar und voller Freude, schädigt dies das Yang-Qi; es rebelliert, steigt in den Kopf, vertreibt den Shen, den Geist, aus dem Herzen und läßt ihn entströmen. Gelingt es Euch nicht, Eure Emotionen zu regulieren, seid Ihr wie Sommer und Winter, die einander nicht regulieren können, und das bedroht das Leben an sich.

Dringt im Winter Kälte ein, werden im Frühling fiebrige Krankheiten auftreten. Dringt im Frühling Wind ein, kann dies im Sommer zu Verdauungsstörungen, Zurückhalten der Nahrung und Durchfall führen. Dringt im Sommer Sommer-Hitze ein, kann sich im Herbst Malaria entwickeln. Dringt im Herbst Feuchtigkeit ein, kommt es im Winter zu Hustenanfällen.»

Sodann fragte Huangdi: «Ich habe gehört, daß in alten Zeiten medizinisch gebildete Menschen den physischen Körper sehr gut kannten. Sie unterschieden zwischen Zang- und Fu-Organen, sie verstanden den Verlauf und die Funktion der Haupt- und Nebenleitbahnen und benannten die Qi- oder Akupunktur-Punkte. In den Muskeln und den Zwischenräumen zwischen Muskeln und Gelenken finden sich jene Punkte, die die Leitbahnen miteinander verbinden. Die Meridiane sind außerdem noch in Yin/Yang-Paare zusammengefaßt, *Liuhe* genannt. Alles ist perfekt verteilt und steht in Einklang mit Yin und Yang, den vier Jahreszeiten und dem Universum. Stimmt das, was die Alten da behaupteten?»

Qi Bo antwortete: «Bei Frühlingsbeginn wärmt das Wetter die Erde. Alle Pflanzen beginnen zu sprießen und setzen grüne Blätter an. Deswegen ist die mit dem Frühling assoziierte Farbe das Grün. Da die meisten Früchte zu dieser Zeit noch unreif sind, schmecken sie sauer. Dieser saure Geschmack kann die Leber stärken, und die Leber kann dann Sehnen und Bänder nähren. Das Holz-Element der Leber kann das Feuer-Element des Herzens erzeugen, deswegen heißt es, die Sehnen erzeugen das Herz. Die Leber steht über ihr Gefäß in Verbindung mit den Augen, deswegen heißt es, daß die obere Öffnung der Leber die Augen sind.

Die Subtilität und Weite des Universums, die Intelligenz und Intuition der Menschen, die Fähigkeit der Erde, die zehntausend Dinge zu erschaffen, die natürliche Bewegung des Windes, das Aufwärtsstreben aller Pflanzen – diese Faktoren bringen im Frühling gemeinsam die Bewegung der Sehnen, die Farbe Grün, den Klang der Stimme, Spasmen und Krämpfe, die Augen, das Saure und den Zorn hervor. All dies wird mit der Leber assoziiert, denn die Leber ist verantwortlich für die Aufrechterhaltung des Energieflusses, und ihre Natur ist Bewegung und Ausdehnung.

Zorn kann die Leber schädigen, aber Traurigkeit vermag den Zorn zu lindern. Wenn der Wind gemeinsam mit der Feuchtigkeit eindringt, kann er die Sehnen schädigen, aber Trockenheit kann ihrerseits Feuchtigkeit und Wind eliminieren. Übermäßiger Genuß saurer Speisen kann die Sehnen erschlaffen lassen, aber dies kann durch Pikantes wieder gutgemacht werden.

Im Sommer ist es im allgemeinen heiß. Extreme Hitze produziert Feuer, das Dinge verbrennen und schwärzen kann und den bitteren Geschmack erzeugt. Bitter schmeckende Substanzen können das Herz klären. Das Herz regiert das Blut, und das Feuer des Herzens erzeugt die Erde. Da das Herz sich zur Zunge hin öffnet, können subtile Veränderungen am Herzen sich in der Zunge widerspiegeln.

Heißes Wetter, das Feuer auf dem Planeten, Blutgefäße, die Farbe Rot, Lachen und Freude gehören zum Herzen. Auf emotionaler Ebene manifestiert sich das Herz oder Feuer-Element als Freude, aber übermäßige Freude kann eine Erschöpfung des Herz-Qi nach sich ziehen. Dies kann durch Angst ausgeglichen werden. Krank machendes Qi kann über den Herzbeutel ins Herz eindringen und das Herz-Qi verletzen. Kalte und kühlende Kräuter können dem entgegenwirken. Der Genuß übermäßig bitterer Speisen kann sich negativ auf das Herz-Qi auswirken, aber Salziges kann den Überschuß an Bitterem wieder ausgleichen.

In der Mitte finden wir Feuchtigkeit, die die Erde nährt und befeuchtet, so daß sie fruchtbares Land bilden kann. In der Zeit zwischen Sommer und Herbst, im Spätsommer, reifen die Früchte und werden gelb. Reife Früchte sind süß und können das Milz-Qi nähren, das dann seinerseits Muskeln und Fleisch nährt. Aus dem geschmeidigen Fleisch und den Muskeln entsteht die Lunge, die dem Element Metall entspricht. Da die Milz sich zum Mund hin öffnet, dringen Krankheiten der Milz durch den Mund ein und zeigen sich an den Lippen.

Das entsprechende Wetter auf der Erde wäre die Feuchtigkeit. Die Milz manifestiert sich in den Muskeln und im Fleisch, die Farbe Gelb steht ebenfalls in Zusammenhang mit der Milz, genauso wie eine singende, melodiöse Stimme. Pathologische Trübheitszustände weisen auf ein Ungleichgewicht in der Milz hin. Grübeln und Sorge treten auf. Übermäßige Sorge erschöpft das Milz-Qi, aber Zorn kann die Sorge zügeln. Feuchtigkeit kann Fleisch und Muskeln schädigen, aber Wind kann die Feuchtigkeit trocknen. Zuviel Süßes kann das Fleisch schädigen, denn es bildet Fett, aber Saures kann den süßen Geschmack neutralisieren.

Die Wüsten im Westen sind reich an Metallen, der trockene Wüstensand ist weiß, und diese Trockenheit beeinflußt Lunge, Haut, Haar und Körperporen. Der Laut des Weinens und die Traurigkeit gehören zum Element Metall. Ein scharfes Aroma kann die Lungen belüften und die Poren öffnen. Extremer Kummer ist schlecht für die Lunge, kann aber durch die Emotion der Freude gemildert werden. Intensive Hitze kann Haut, Haar und Lunge schädigen. In diesem Fall bedarf es der Kälte, um den krank machenden Einfluß in Schach zu halten. Exzessiver Genuß von Pikantem schadet Poren und Haut, dem kann aber durch Bitteres entgegengewirkt werden.

Im Norden liegen weite, schneebedeckte Bergrücken und jenseits davon dunkle, kalte Meere, deren Wasser den salzigen Geschmack liefern. Alle diese Erscheinungen sind mit der Nieren-Energie verbunden und lassen sie starke, gesunde Knochen und Mark hervorbringen. Die Niere steht in Zusammenhang mit den Ohren, mit der Farbe Schwarz, mit Angst und Furcht und mit dem Laut des Stöhnens. Während Angst und Furcht der Niere schaden, kann man mit Verstehen, Logik und rationalem Denken die Furcht besiegen. Kälte verlangsamt das Blut und läßt es stagnieren, aber Trockenheit kann dem entgegenwirken. Ein Übermaß an Salzigem kann das Blut angreifen, aber Süßes kann es neutralisieren. Himmel und Erde, männliches und weibliches Prinzip, Qi und Blut – sie alle spiegeln das Zusammenspiel von Yin und Yang wider. Wasser hat die Eigenschaft von Kälte, Feuer die von Hitze. Die gegenseitige Abhängigkeit von Yin und Yang zeigt sich in allen Phänomenen des Universums und ist untrennbar damit verbunden.»

Huangdi fragte: «Wie würdet Ihr die Prinzipien von Yin und Yang in der Kunst des Heilens einsetzen?»

Qi Bo erwiderte: «Herrscht ein Überschuß an Yang-Qi, leidet der Patient an Fieber, das Atmen fällt schwer und ist beschleunigt, es kommt zu Zittern und Schüttelanfällen, Mund und Rachen sind trocken, man ist reizbar und der Bauch ist geschwollen. Diese Zeichen sind Vorboten des Todes. Im Winter ist ein Überschuß an Yang-Qi nicht so gefährlich wie im Sommer, denn durch die Hitze der Umgebung verschlimmert sich der Zustand rapide.

Herrscht ein Übermaß an Yin-Qi, fühlt sich der Körper kalt an, er ist mit kaltem Schweiß bedeckt, der Patient fröstelt, und Hände und Füße werden von Krampfanfällen geschüttelt. Sind die Extremitäten verkrampft und der Bauch geschwollen und aufgebläht, dann ist dies ein Todeszeichen. Im Sommer kann der Kranke unter Umständen überleben, aber im Winter ist der Tod sicher. So erkennen wir die Manifestationen von Yin und Yang im Verlauf einer Krankheit.»

Dann wollte Huangdi wissen: «Welche Methoden können Yin und Yang wieder ins Gleichgewicht bringen?»

Qi Bo antwortete: «Versteht man den Weg der Gesunderhaltung und die Gründe für Erschöpfung, so ist es nicht schwer, Yin und Yang ins Gleichgewicht zu bringen und sich seine Gesundheit zu bewahren. Normalerweise haben die Menschen im Alter von vierzig Jahren die Hälfte ihres Yin-Qi bereits aufgebraucht, und ihre Vitalität ist geschwächt. Mit fünfzig ist der Körper schwer, Sehschärfe und Gehör lassen nach. Mit sechzig hat das Yin weiter abgenommen, die Nieren sind geschwächt; die Sinnesorgane und die neun Körperöffnungen, auch die Ausscheidungsorgane, sind in ihrer Funktion eingeschränkt. Das zeigt sich in einer Entzündung der Prostata, in einem Verlust der Sehschärfe, in Mangelerscheinungen im unteren Jiao (in der Eingeweidehöhle) und einem Übermaß im oberen Jiao sowie in einer rinnenden Nase.

Wer das Dao versteht, dessen Körper bleibt kräftig und gesund. Wer das Dao nicht versteht, dessen Körper kann dem Alterungsprozeß nicht entkommen. Wer sorglos ist, wird oft einen Mangel fühlen, während ein Wissender über reichlich Energie verfügt. Er hat klare Körperöffnungen und Wahrnehmungen, verfügt über ein klares Hören, Sehen, Riechen und Schmecken, und er ist leicht und stark. Auch wenn sein Körper alt ist, ist er noch in der Lage, die meisten vitalen Aktivitäten auszuführen.

Jene Menschen, die die Prinzipien einer ganzheitlichen Lebensführung verstehen, zähmen ihren Geist und lassen ihn nicht vagabundieren. Sie zwingen sich selbst und anderen nichts auf, sie sind glücklich und zufrieden, ruhig und still und können sehr lange leben. Das sind die überlieferten Methoden des Gesundbleibens.»

Qi Bo fuhr fort: «Im Nordwesten sind die Berge kalt und hoch, sie werden als *yin* betrachtet, während die Ebenen des Südwestens heiß und ihrer Natur nach *yang* sind. Zwischen Himmel und Menschheit besteht eine Entsprechung: So wie Ungleichheiten in der Natur auftreten – wie zum Beispiel heiß und kalt, hoch und tief –, so gibt es auch Ungleichheiten im Menschen. Im Körper hört das rechte Ohr nicht so gut wie das linke, das rechte Auge sieht nicht so gut wie das linke. Hand und Fuß der linken Seite sind jedoch normalerweise nicht so gut aufeinander abgestimmt wie die der rechten Seite.»

Huangdi fragte: «Was bedeutet das?»

Qi Bo erwiderte: «Der Osten ist die Richtung des Yang. Die Essenz des Yang beginnt ihren Kreislauf links und steigt links auf.

Die obere linke Seite ist daher in Fülle, während die linke untere Seite in Leere ist. Der Westen ist Yin. Die Essenz des Yin sinkt entlang der rechten Seite ab. Deshalb ist die untere rechte Seite in Fülle, die obere rechte Seite hingegen in Leere. Deswegen sagen wir, daß das rechte Auge und das rechte Ohr nicht so stark sind wie das linke, und die linke Hand und der linke Fuß nicht so stark wie ihr rechtes Gegenstück.

Es ist wichtig zu verstehen, daß Krankmachendes immer dort ansetzt, wo Mangel herrscht. Im Menschen herrscht sowohl im rechten oberen als auch im linken unteren Teil Mangel, und deswegen sind diese Bereiche krank machenden Einflüssen gegenüber besonders empfänglich. Das sind natürliche Schwachstellen, die sich im Laufe der Zeit herausgebildet haben.

Der Himmel erzeugt Qi. Die Erde erzeugt Form. Der Himmel reguliert die vier Jahreszeiten. Auf der Erde manifestiert sich das Zusammenspiel von Yin und Yang in den Transformationen der fünf Elemente. Yang steigt auf und erzeugt den Himmel, während das trübe Yin hinabfällt und die Erde formt. Diese Bewegung hilft mit, den Rhythmus der Jahreszeiten und die Veränderungen des Wetters zu erzeugen. So folgen die Dinge der Welt einem festen Rhythmus: Geburt im Frühling, Wachstum im Sommer, Konsolidierung im Herbst und Speichern im Winter. Wer dieses Prinzip kennt, kann seine Aktivitäten an diesen Zyklen ausrichten und daraus Nutzen ziehen, denn das menschliche Leben ist mit seiner Umgebung, mit Himmel und Erde verbunden.

Das Qi des Himmels wandert durch die Lunge; das Wasser und die Körner der Erde, das heißt das substantielle Qi, wandern durch die Kehle, das Qi der Winde und Bäume steht mit der Leber in Verbindung, das donnernde Feuer-Qi mit dem Herzen, das Qi der fünf Getreidearten der Erde mit der Milz und das Qi des Regenwassers mit der Niere. Die Bewegung von Qi und Blut in den sechs Bahnen erinnert an einen fließenden Strom; Magen und Dickdarm, die Flüssigkeiten und Nahrung enthalten, sind wie der Ozean. Die neun Körperöffnungen sind wie die Quelle, aus der das Wasser herausspritzt. So können Yin und Yang des menschlichen Körpers mit Naturphänomenen in Beziehung gesetzt werden. Der Schweiß, der durch einen Überschuß an Yang entsteht, ergießt sich wie Regen; das aktive Yang-Qi bewegt sich schnell wie der Wind, der Zorn der Menschen ist wie das Grollen des Donners. Nach oben schießendes, rebellierendes Qi ist wie auflodernes Feuer. Wenn man diese Metaphern, die die Vorgänge im Menschen und in der Natur beschreiben, nicht versteht, kann man Krankheiten nicht wirksam vorbeugen oder behandeln. Läßt man bei der Behandlung die jahreszeitlichen Schwankungen und geographischen Gegebenheiten oder die Umwelt und die fünf Elemente mit ihren Wandlungen außer acht, kann man die großen Zusammenhänge nicht erkennen, und die Behandlung wird nicht von Erfolg gekrönt sein. Das ist die Bedeutung von *yingshi yingdi*: lokale Eßgewohnheiten, Jahreszeiten, Wetter, Geographie, individuelle Konstitution, Alter und Geschlecht – all diese Faktoren müssen berücksichtigt werden.

Greift der krank machende Wind die Menschen an, so kommt er schnell wie ein Sturm. Wir können seine Bahn berechnen, die bei Poren und Haut beginnt, in die Muskelschicht eindringt und durch die tendomuskuläre Schicht die Gefäße und die sechs Fu- und fünf Zang-Organe erreicht. Ein hervorragender Arzt stoppt eine Krankheit auf dem Niveau der Haut und löst sie auf, bevor sie tiefer eindringen kann. Ein schlechter Arzt behandelt eine Krankheit, wenn sie bereits die Haut passiert hat. Wird der krank machende Einfluß nicht bereits an der Oberfläche aufgehalten, dringt er in die Muskelschicht ein und muß dort aufgelöst werden. Dringt er bis in die fünf Zang-Organe vor, dann steht die Chance auf Heilung fünfzig zu fünfzig.

Die sechs äußeren krank machenden Faktoren bewirken Disharmonien im Menschen, indem sie von außen nach innen dringen und sich von der Oberfläche in die Zang-Fu-Organe hineinbewegen. Eine unangemessene Ernährung schädigt in erster Linie die sechs Fu-Organe: Pathogene Feuchtigkeit bewirkt eine Schädigung von Haut, Fleisch, Muskeln, Sehnen und Gefäßen und stagniert in den Gelenken. Ein geschickter Akupunkteur muß die Prinzipien von Innen und Außen verstehen, er muß also wissen, daß Krankheiten von außen nach innen und von innen nach außen dringen; er muß die Beziehungen zwischen Yin und Yang, Qi und Blut und den Haupt- und Nebenleitbahnen kennen.

Erst dank dieses Wissens ist es möglich, das Pathogen, den krankheitsauslösenden Faktor, von innen nach außen zu leiten und es von dort zu verjagen oder es von außen nach innen zu leiten und es dann dort zu eliminieren. Hat eine Krankheit die rechte Seite befallen, behandelt die linke, hat sie die linke befallen, behandelt die rechte. Vergleicht das Normale in Euch mit dem Abnormalen im anderen. Prüft die Verfassung des Patienten, und Ihr könnt von den äußeren Symptomen auf die Vorgänge im Inneren schließen. Außerdem könnt Ihr dadurch feststellen, wie die Krankheit verläuft, wie schwer sie ist und welche Prognose zu stellen ist.

Ein in der Diagnose bewanderter Arzt betrachtet den Teint und die Pulse des Patienten. Zuerst stellt er fest, ob die Krankheit *yin* oder *yang* ist, dann prüft er die Gesichtsfarbe, die ihm Aufschluß über den Ort der Krankheit gibt. Schließlich beobachtet er die Stimme und den Atem des Patienten, um die Natur des Leidens zu ermitteln.

Vergleicht Ihr einen abnormalen mit einem normalen Puls, könnt Ihr herausfinden, ob ein Pathogen vorhanden ist oder nicht. Ihr müßt dabei die jahreszeitlichen Variationen des normalen Pulses berücksichtigen. Je nachdem, ob der Puls an der Handgelenkschlagader in der distalen Position oberflächlich oder sinkend, schlüpfrig oder rauh ist, könnt Ihr den Grund für das Ungleichgewicht erkennen. Geht Ihr nach dieser Methode vor, werdet Ihr Fehler vermeiden können.

Wenn im Anfangsstadium einer Krankheit das Pathogen noch relativ oberflächlich ist, kann Akupunktur sehr wirksam sein, um die Oberfläche zu öffnen und das Krankmachende zu eliminieren. Im akuten Stadium dürft Ihr erst dann akupunktieren, wenn der Höhepunkt bereits überschritten ist. Ist der pathogene Faktor äußerlich und stark, solltet Ihr die Nadel länger im Körper lassen und stärker stimulieren. Dadurch könnt Ihr das Pathogen schwächen und das *Zhengqi*, das antipathogene Qi, stärken, so daß es die Krankheit vertreiben kann.

Befindet sich eine Krankheit auf der Oberfläche des Körpers, könnt Ihr scharfe, schweißtreibende Kräuter verwenden, um die Krankheit zu zerstreuen. Bei einem inneren Überschußzustand können purgative Kräuter das Pathogen ableiten und eliminieren. Ist das Zhengqi geschwächt, können es tonisierende Kräuter wieder stärken. Ihr müßt feststellen, ob die Krankheit auf einen Yin- oder einen Yang-Mangel zurückzuführen ist. Ist es ein Yang-Mangel, dann sind wärmende Kräuter und ein Qi-Tonikum angezeigt, während im Fall eines Yin-Mangels dickere, nährendere, Qi und Blut tonisierende Kräuter geboten sind.

Der Ort einer Krankheit bestimmt die Behandlungsmethode. Bei einer Krankheit, die oberhalb von Zwerchfell und Brustkorb sitzt, müßt Ihr den Patienten erbrechen lassen, während Ihr bei einer Krankheit, die unterhalb von Zwerchfell und Eingeweiden sitzt, harntreibende Maßnahmen ergreifen müßt. Sitzt die Krankheit in der Mitte und ist der Magen in Mitleidenschaft gezogen, dann nehmt verdauungsfördernde Kräuter, die gegen Blähungen wirken. Sitzt die Krankheit in der Haut, laßt den Patienten schwitzen, aber wenn das Zhengqi, das antipathogene Qi, geschwächt ist und Lecks im Körper, zum Beispiel Durchfall, verursacht, dann helfen adstringierende Kräuter. Ist das Qi steckengeblieben, könnt Ihr die Bewegung durch blähungstreibende Kräuter wieder herstellen. Eine erste Stagnation sollte mit stärkeren Kräutern aufgebrochen werden.

Die Krankheiten müssen nach den acht Prinzipien von Yin und Yang, innen oder außen, Überschuß oder Mangel und heiß oder kalt differenziert werden, denn nur so kann eine Methode gefunden werden, die ihnen entgegenzuwirken und das Gleichgewicht wiederherzustellen vermag. Eine Akupunkturbehandlung kann die ungeordnete Bewegung des Blutes und des Qi eindämmen und den natürlichen, sanften Fluß wiederherstellen. Attackiert ein Pathogen Qi und Blut, handelt es sich um einen Überschußzustand. In diesem Fall kann man Akupunkturpunkte bluten lassen und das Pathogen auf diese Weise eliminieren. Herrscht ein Qi-Mangel an einem speziellen Ort oder in einer Leitbahn, kann das Qi aus anderen Bahnen dorthin gelenkt werden und die Schwäche ausgleichen.»

6 Das Zusammenspiel von Yin und Yang

Huangdi fragte: «Mir ist klar, daß Himmel und Sonne als *yang* und Erde und Mond als *yin* angesehen werden. Dank der natürlichen Bewegung von Himmel und Erde und von Sonne und Mond erleben wir einen Wechsel zwischen langen und kurzen Monaten und durchlaufen 365 Tage, die im chinesischen Kalender ein Jahr bilden. Der Energiefluß im menschlichen Körper in den Leitbahnen entspricht diesen Bewegungen in der Natur. Könnt Ihr mir darüber Näheres sagen?»

Qi Bo antwortete: «Die Ausdehnung von Himmel und Erde, von Yin und Yang ist unendlich groß, und letzten Endes kann sich nichts im Universum der Polarität von Yin und Yang entziehen. Yin und Yang sind nichts Absolutes, aber die ihnen zugrundeliegenden Prinzipien sind unwandelbar. Das sie bestimmende Gesetzt steht fest, obwohl alles rundherum sich je nach Standpunkt verändert. Bevor die Dinge und Wesen auf der Erde entstanden waren, residierte zum Beispiel das lebendige Potential in der Bleibe des Yin. Das wird Yin im Yin genannt. Als es sich nach der Geburt der Dinge an der Erdoberfläche manifestierte, sprach man von Yang im Yin. Erst nach der Geburt oder ‹nach dem Himmel› befähigte das Yang-Qi alle Dinge zu wachsen.

Yin liefert die Form. Yang ermöglicht das Wachstum. Die Wärme des Frühlings läßt Dinge entstehen, das Feuer des Sommers fördert schnelles Wachstum und Entwicklung, die Kühle des Herbstes läßt die Dinge zur Ernte heranreifen, und die Kälte des Winters begünstigt Inaktivität und Bewahrung. Das ist der rhythmische Wandel der Natur. Geraten die vier Jahreszeiten in Unordnung, wird das Wetter unvorhersehbar und die Energien des Universums weichen von ihrem normalen Lauf ab. Dieses Prinzip gilt auch für den menschlichen Körper.»

Da sagte Huangdi: «Ich möchte Euch bitten, über Trennung und Vereinigung der drei Yang zu sprechen.»

Qi Bo erwiderte: «Der Weise steht mit dem Gesicht nach Süden. Vor ihm ist *Guangming*, Helles Licht, hinter ihm ist *Taichong*, Großes Branden. In dieser niedrigeren Region des Taichong verläuft die *Shaoyin* oder Kleines Yin genannte Leitbahn. Darüber liegt der Taiyang- oder Großes-Yang/Blasen-Meridian. Der untere Teil der Taiyang/Blasen-Leitbahn beginnt an der Außenseite der kleinen Zehe beim Punkt *Zhiyin* (B 67). Der obere Teil konzentriert sich in *Jingming* (B 1) im Gesicht nahe den Augen.

Die Taiyang/Blasen-Leitbahn ist mit der Shaoyin/Nieren-Leitbahn gekoppelt. Die Taiyang/Blasen-Leitbahn liegt seitlich und ist der Sonne ausgesetzt; sie wird als äußerlich betrachtet. Der Shaoyin-Meridian verläuft in der Mitte und liegt im Schatten, er wird als innerlich betrachtet. Wir sprechen von Yang im Yin.

Betrachten wir nun die obere Hälfte des Körpers. Die obere Hälfte ist *yang* und heißt Guangming. Die untere Hälfte ist *yin* und heißt Taiyin oder Großes Yin. Vor dem Taiyin-Bereich liegt Yangming oder gemäßigtes Yang. Der Yangming/Magen-Meridian endet an der Spitze der zweiten Zehe im *Lidui*-Punkt (M 45). Da der Yangming in Relation zu Taiyin das der Sonne zugewandte Äußere ist, spricht man auch vom Yang im Yin.

Das Innere des Körpers ist *yin*. Das, was nur ein bißchen weiter außen liegt, läßt das Kleine Yang entstehen; es nähert sich langsam der Sonne. Es ist das *Shaoyang*, das Scharnier zwischen innen und außen. Der Shaoyang/Gallenblasen-Meridian beginnt im *Zuqiaoyin*-Punkt (G 44). *Jueyin* ist das extreme Yin, das Ende des Yin, und bringt den Anfang von Yang hervor. Das nennen wir Shaoyang im Yin. Nun sollten wir die drei Yang-Kanäle differenzieren und zusammenfassen.

Der Taiyang liegt an der Oberfläche, er ist seiner Natur nach offen und expansiv; er ist das Äußere. Der Yangming ist innerlich, seine Funktion besteht darin, zu speichern, deswegen ist er das

Haus. Der Shaoyang, der zwischen Innen und Außen liegt, hat die Funktion einer Brücke, er ist das Scharnier zwischen Innen und Außen. Die drei Yang handeln aber nicht getrennt, sondern im Gleichklang. Als Ganzes nennt man sie daher ‹Ein Yang›.»

Huangdi fragte: «Was hat es mit der Trennung und Vereinigung der drei Yin auf sich?»

Qi Bo antwortete: «Das Äußere ist *yang*, das Innere ist *yin*; das haben wir schon festgestellt. Was innen ist, besteht aus drei Yin. Der Taiyin/Milz-Meridian liegt in der Mitte, im Schatten. Diese Leitbahn beginnt an der Seite der großen Zehe am *Yinbai*-Punkt (MP 1). Das wird Yin im Yin genannt. Hinter dem Taiyin liegt die Shaoyin/Nieren-Leitbahn, die an der Fußsohle im *Yongquan*-Punkt (N 1) beginnt. Sie gilt als Shaoyin im Yin.

Vor dem Shaoyin finden wir Jueyin, das extreme Yin. Der Jueyin/Leber-Meridian beginnt auf der anderen Seite der großen Zehe am *Dadun*-Punkt (Le 1). Da er von zwei Yin-Meridianen umgeben ist, ist er der am meisten *yin*-betonte aller Meridiane. Deswegen heißt er Jueyin des Yin oder extremes Yin.

Zusammenfassend können wir sagen, daß der Taiyin der oberflächlichste der drei Yin-Meridiane ist, seine Natur ist es, zu öffnen. Der Jueyin ist der innerste der Yin-Meridiane. Seine Natur ist es, zu speichern, und deswegen ist er das Haus. Der Shaoyin liegt dazwischen und verbindet, er ist das Schnarnier oder Tor. Die drei Yin müssen ebenfalls im Einklang arbeiten. Als Einheit betrachtet, heißen sie ‹Ein Yin›.

So haben wir also ein Yin und ein Yang. Dank des Zusammenspiels von Yin und Yang und der Beziehung zwischen Innen und Außen bewegen sich das Qi des Yin und das Qi des Yang ungehindert durch den ganzen Körper.»

7 Weitere Untersuchungen zu Yin und Yang

Huangdi fragte: «Es heißt, die Menschen hätten vier *Jing* oder Pulse, das heißt vier normalerweise auftretende Pulse, und zwölf *Cong* oder Bewegungen. Was bedeutet das?»

Qi Bo antwortete: «Die vier Jing bestehen aus den Pulsen der vier Jahreszeiten. Die zwölf Bewegungen entsprechen den zwölf Meridianen und diese den zwölf Monaten eines Jahres.

Normalerweise ist im Frühling der Puls drahtig, im Sommer ist er überflutend, im Herbst oberflächlich und im Winter sinkend. Außerdem ist der Puls im Spätsommer meist gleitend oder moderat. Das sind normale Zeichen, die die makrokosmischen Veränderungen widerspiegeln; sie werden als Yang-Puls klassifiziert. Die zwölf Bewegungen spiegeln den Fluß des Qi in den verschiedenen Meridianen während des Jahres wider. Der Hand-Taiyin/Lunge beginnt im Februar, dem ersten Monat des chinesischen Kalenders. Der Hand-Yangming/Dickdarm entspricht dem März, der Fuß-Yangming/Magen dem April, der Fuß-Taiyin/Milz dem Mai, der Hand-Shaoyin/Herz dem Juni, der Hand-Taiyang/Dünndarm dem Juli, der Fuß-Taiyang/Blase dem August, der Fuß-Shaoyin/Niere dem September, der Hand-Jueyin/Perikard dem Oktober, der Hand-Shaoyang/Sanjiao dem November, der Fuß-Shaoyang/Gallenblase dem Dezember und der Fuß-Jueyin/Leber dem Januar.

Die fünf normalerweise variablen Yang-Pulse, die sich nach den Jahreszeiten richten, und die fünf individuellen Pulse der Zang-Organe ergeben kombiniert die 25 Pulsarten. Yang-Pulse geben Auskunft über die Gesundheit des Magen-Qi.

Ein Yin-Puls, der kein Magen-Qi zeigt, wird *Zhenzang*-Puls genannt. Zhenzang oder verfallender Puls zeigt an, daß das Magen-Qi erschöpft ist; in diesem Fall tritt normalerweise der Tod ein. Warum? Weil ein Yin-Puls die Abwesenheit von Yang bedeutet, also die Abwesenheit von Lebensaktivität. Wenn Ihr die Anwesenheit oder Abwesenheit des Magen-Pulses feststellen könnt, wißt Ihr, wo die Krankheit lokalisiert ist und könnt eine Prognose über Leben oder Tod stellen, ja, vielleicht wißt Ihr auch, wann der Tod eintreten wird.

Die Pulse der drei Yang-Kanäle können in der Nähe des Adamsapfels an der Halsschlagader getastet werden, an einem Punkt namens *Renying* (M 9). Die drei Yin-Pulse können an der Arteria radialis am Handgelenk, am *Guankou*, ertastet werden. Bei einem gesunden Menschen sollten die Pulse am Renying und am Guankou identisch und harmonisch sein.

Wir können auch jeden einzelnen Puls kategorisieren. Kommt der Puls an, ist er *yang*, zieht er sich zurück, ist er *yin*. Ein aktiver Puls ist *yang*, ein stiller Puls *yin*. Ein schneller Puls ist *yang*. Schnell heißt mehr als fünf Schläge pro Atemzyklus des Untersuchers. Ein langsamer Puls ist *yin*. Langsam heißt weniger als vier Schläge pro Atemzyklus des Untersuchers. Systolisch ist *yang*, diastolisch ist *yin*. Steigt die Pulswelle an, dann ist der Puls *yang*, fällt sie ab, ist er *yin*.

Weist ein Patient keine Yang-Pulse auf, dann ist der Yin- oder verfallende Puls der Leber wie ein dünner Faden vorm Zerreißen, wie ein aufgewickelter Draht, der gleich hochschnellt. In diesem Fall stirbt der Patient in 18 Tagen. Ist der verfallende Puls des Herzens wie ein dünner, fragiler Draht, stirbt der Patient in acht Tagen. Findet man diesen Puls im Lungenpuls, lebt der Patient nicht mehr länger als zwölf Tage. Findet man ihn im Nierenpuls, stirbt der Patient in sieben Tagen. Findet man ihn im Milzpuls, stirbt der Patient in vier Tagen. Normalerweise wirken sich Störungen des Magens und der Eingeweide auf Milz und Herz aus. Menschen, die an solchen Unausgewogenheiten leiden, haben Schwierigkeiten, ihren Beschwerden Ausdruck zu verleihen. Frauen leiden an unregelmäßiger Menstruation oder Amenorrhoe. Bleibt die Krankheit über längere Zeit bestehen, ist der

Kranke ausgemergelt. Dieser Zustand wird *Fengxiao* genannt, es ist eine Austrockung und Erschöpfung, die durch Hitze-Wind hervorgerufen wird. Tritt *Xifen* auf, eine schnelle, kurze Atmung, bei der der Patient Schwierigkeiten hat, Luft zu bekommen, ist die Krankheit unheilbar.

Eine Erkrankung des Taiyang-Meridians geht einher mit Symptomen wie Fieber und Frösteln, Abszessen sowie Schwellungen an den unteren Extremitäten. Diese Krankheit kann sich auch als Schwäche in den Knien äußern, in Kälte, Spasmen und Schwierigkeiten in der Bewegung, mit Überempfindlichkeit und Schmerzen an der Rückseite der Oberschenkel und Unterschenkel.

Bei einem chronischen Verlauf trocknet die Haut aus, die Hoden schwellen an oder die Eierstöcke schmerzen.

Greift die Krankheit auf den Shaoyang-Meridian über, manifestiert sie sich als Anfälligkeit für Husten, als Durchfall und Energiemangel. In chronischer Form kann sie zu Schmerzen in der Brust führen, die von Herzkrankheiten hervorgerufen werden, oder zu Nahrungsretention mit Appetitmangel.

Eine Erkrankung des Yangming oder Jueyin manifestiert sich meist als Erschrecken, Angst, in Rückenschmerzen, begleitet von Rülpsen, Gähnen oder Schluckauf. Das kann zu *Fengjue*, einer Ohnmacht aufgrund von Wind, führen.

Shaoyin- oder Shaoyang-Krankheiten können Blähungen in Bauch und Oberbauch verursachen. Dabei handelt es sich um ein Völlegefühl, das manchmal mit Übelkeit und Erbrechen, aber auch mit Rülpsen und Schluckauf einhergeht.

Treten Taiyang- und Taiyin-Krankheiten gemeinsam auf, kommt es zu halbseitiger Lähmung oder Schlaffheit und Schwäche.

Aber kehren wir zu den Pulsen zurück. Wenn der Puls mit Kraft ankommt, ist er *yang*, wenn er nachläßt, ist er *yin*. Kommt der Puls mit großer Kraft an, wird er dann aber ganz schwach, spricht man vom überflutenden Puls. Kommt der Puls leicht, oberflächlich und etwas schwach an, nennen wir ihn oberflächlich.

Ein Puls, der voll und drahtig ist, als würde man die Saite einer

Pipa, einer chinesischen Gitarre, berühren, wird saitenförmig genannt. Fühlt Ihr den Puls bei leichtem Druck auf oberflächlicher Ebene nicht sehr gut, wird er aber bei stärkerem Druck voll, ist er also voll und tief, dann sprechen wir von einem sinkenden Puls.

Ein Puls, der weder zu stark noch zu schwach ist, der rhythmisch kommt und geht und fließt wie ein Strom, ist ein gleitender oder moderater Puls.

Yin und Yang sind aus dem Gleichgewicht geraten, wenn das Yin-Qi innen übermäßig oder stagnierend ist und das Yang-Qi rastlos nach außen drängt. Begleitet wird diese Erscheinung von heftigem Schwitzen, kalten Gliedmaßen, Atemnot und pfeifendem Atemgeräusch. Das ist gefährlich, weil es den Kollaps von Yin und Yang bedeutet. Die Transformation des Yin hängt von der normalen Balance zwischen Yin und Yang ab. Eine sanfte, wärmende Methode ist hier angemessen, denn wenn Ihr eine heftige, erhitzende Methode anwendet, um diesem Ungleichgewicht entgegenzuwirken, wird das Yang-Qi gezwungen zu fliehen, und das Yin-Qi folgt ihm ins Vergessen. Ist das Yin-Qi reichlich oder überreichlich vorhanden, dann dominieren Kälte und Feuchtigkeit, mit der Folge, daß Blut und Qi stagnieren, was den Tod bedeutet.

Es gibt einen Zustand des sterbenden Yin, bei dem der Patient nicht länger als drei Tage zu leben hat. Ein Beispiel für einen solchen Zustand sind unter anderem Herzkrankheiten, die auf die Lunge übergreifen. Aus dem Blickwinkel der Kontrollsequenz der fünf Elemente betrachtet, dominiert hier Feuer über Metall, was sich in Dysfunktionen und anschließendem Tod auswirkt. Bei einem Wiederaufleben des Yang erholt sich der Patient innerhalb von vier Tagen. Ein Beispiel dafür wäre eine Leberkrankheit, die aufs Herz übergreift; nach der Hervorbringungssequenz der fünf Elementarphasen bringt Holz Feuer hervor, was Genesung bewirkt.

Es gibt da noch zwei andere Umstände: *Zhongyin* oder schweres Yin, bei dem eine Lungenkrankheit auf die Niere übergreift, und *Piyin* oder unkontrollierbares Yin, bei dem eine Nierenkrankheit auf die Milz übergreift. Beide sind unheilbar. Bei Zhongyin erzeugt Metall im Hervorbringungszyklus Wasser, aber es fehlt das Yang, was ein negatives Ergebnis, das heißt Zhongyin, zeitigt. Bei Piyin verachtet Wasser die Erde, es tritt also eine Umkehrung des Hervorbringungszyklus ein, bei der das Yin-Element dominant und außer Kontrolle geraten ist und Piyin verursacht.

Konzentriert sich die pathogene Energie in den Yang-Leitbahnen, kommt es zu Anschwellungen. Befällt die pathogene Energie die Yin-Meridiane, kommt es zu Blut im Stuhl. Sind sowohl die Yin- als auch die Yang-Leitbahnen undurchlässig, aber die Yin-Meridiane stärker betroffen, dann wird der Unterbauch anschwellen; diesen Zustand nennt man *Shishui*. Wenn darüber hinaus Magen- und Dickdarm-Meridian ernstlicher blockiert sind, kommt es zu *Xiaoke*, einem diabetischen Erschöpfungssyndrom. Sind in erster Linie Blasen- und Dünndarm-Meridian betroffen, kommt es zu Problemen beim Stuhlgang und Harnlassen. Sind Milz- und Lungen-Meridian betroffen, treten Ödeme im Bauch auf. Sind Leber- und Gallenblasen-Meridian betroffen, leidet der Patient an einer Blockade der Kehle oder *Houbi*.

Unterscheiden sich die Yin-Pulse bei der Tastung deutlich von den Yang-Pulsen, deutet dies auf eine Schwangerschaft hin. Sind sowohl Yin- als auch Yang-Puls in Leere und leidet der Patient an einer ruhrartigen Erkrankung, ist die Prognose schlecht. Sind die Yang-Pulse doppelt so stark wie die Yin-Pulse, schwitzt der Patient spontan. Sind die Yin-Pulse in Leere und die Yang-Pulse in übermäßiger Fülle, dann verursacht ein exzessives Feuer einen Blutaustritt, bei Frauen kommt es zu Metrorrhagie.

Was die Prognose bei einer Krankheit betrifft, so wird der Patient die Mitternacht des 20. Tages nicht überleben, wenn Milz- und Lungenpuls abnormal in Fülle sind. Sind Herz- und Nierenpuls abnormal in Fülle, überlebt der Patient den Abend des 13. Tages nicht. Sind Perikard- und Leberpulse abnormal in Fülle, wird der Patient nicht mehr länger als zehn Tage leben; sind Blasen- und Dünndarmpuls abnormal in Fülle, stirbt der Patient in drei Tagen. Sind Magen- und Dickdarmpuls abnormal in Fülle, vor allem bei fiebrigen Erkrankungen, wird der Patient nicht mehr als zehn Tage leben. Sind alle Pulse abnormal in Fülle und bestehen Schwellungen in Bauch und Oberbauch oder Probleme bei Stuhl- und Harnentleerung, dann ist das ein Zeichen dafür, daß sowohl das Yin- als auch das Yang-Qi den Zenith der Erschöpfung erreicht haben. Folglich wird der Kranke nicht mehr länger als fünf Tage leben.»

8 Heilige Lehren

Huangdi bat Qi Bo: «Erklärt mir bitte die Funktionen und die Beziehungen zwischen den zwölf Zang-Fu-Organen und den ihnen entsprechenden Leitbahnen!»

Qi Bo antwortete: «Eure Frage ist sehr präzise, und ich werde versuchen, sie so genau wie möglich zu beantworten. Das Herz regiert alle Organe, es repräsentiert das Bewußtsein eines Menschen. Es ist verantwortlich für Intelligenz, Weisheit und spirituelle Transformation. Die Lunge ist der Ratgeber. Sie unterstützt das Herz bei der Regulierung des Qi. Die Leber ist wie ein General, mutig und schlau. Die Gallenblase ist wie ein Richter, denn sie herrscht über die Entscheidungsfähigkeit. Der Herzbeutel ist wie der Hofnarr, der den König zum Lachen bringt, denn er weckt die Freude. Magen und Milz sind wie Speicher, in denen Nahrung und Essenzen bewahrt werden. Sie verdauen, absorbieren und extrahieren Nahrung und Nährstoffe. Der Dickdarm ist verantwortlich für den Abtransport alles Unreinen; alle Abfallprodukte müssen dieses Organ passieren. Der Dünndarm empfängt die von Milz und Magen verdaute Nahrung, er extrahiert und absorbiert und verteilt sie weiter im ganzen Körper, wobei er das Reine vom Trüben trennt. Die Niere speichert die Essenz und mobilisiert die vier Extremitäten und unterstützt auch das Gedächtnis, die Willenskraft und Koordinationsfähigkeit. Die Sanjiao, die drei Eingeweidehöhlen, regieren Umwandlung und Transport von Wasser und Flüssigkeiten im Körper. Die Blase ist der Ort, an dem das Wasser zusammenströmt und wo es abgegeben wird, nachdem es vom Qi katalysiert wurde. Diese zwölf

Zang- und Fu-Organe müssen wie in einem Königreich harmonisch zusammenwirken.

Entscheidungen zu fällen ist jedoch Sache des Königs. Nur wenn sein Geist klar ist, können auch die anderen Organe normal funktionieren. Auf diese Weise wird das Leben genährt und verlängert, so wie in einem Land Wohlstand herrscht, wenn alle Bewohner ihre Pflichten erfüllen. Ist der Geist unklar und gestört, dann ist das normale Funktionieren der Organe nicht gewährleistet. Das bedeutet Schaden. Die Pfade und Wege, entlang denen das Qi fließt, sind dann blockiert, und das beeinträchtigt die Gesundheit. Die Bürger eines Königreichs leiden dann ebenfalls. Das sind die Beziehungen, die für ein Königreich bestimmend sind.»

Qi Bo fuhr fort: «Die Prinzipien der Heilkunde sind im allgemeinen schwer zu fassen, weil bei einer Krankheit viele Veränderungen auftreten können und die Therapie sich ihnen anpassen muß. Dadurch ist es nicht leicht, die eigentliche Wurzel zu erkennen. Die Ursache einer Krankheit ist vielleicht geringfügig und unbestimmt oder entzieht sich der Wahrnehmung, trotzdem kann sich eine leichte Erkrankung im Laufe der Zeit zu einer schwerwiegenden, komplexen Krankheit entwickeln.»

Als Qi Bo die Feinheiten und Schwierigkeiten der Heilkunde ansprach, rief Huangdi aus: «Ah! Endlich verstehe ich die subtile Essenz des Heilens. Ich kann diesen Schatz aber nicht leichthin akzeptieren, sondern muß den günstigsten Tag, ja, die günstigste Stunde abwarten, um dieses Wissen in mich aufzunehmen und zu speichern. Ich werde es in meiner geheimen Kammer bewahren und den nachkommenden Generationen überliefern.»

9 Die energetischen Zyklen des Universums und ihre Auswirkungen auf den Menschen

Huangdi fragte: «Ich habe gehört, daß die himmlischen Energiezyklen aus sechs 60-Tage-Zyklen bestehen, die ihrerseits ein Jahr bilden. Auf der Erde mißt man mittels der neun Kontinente und neun Öffnungen; das ist die ‹Regel der Neun›. Aus der Kombination dieser sechs Zyklen mit der Regel der Neun ergeben sich die 365 Tage eines Jahres. Im menschlichen Körper existieren 365 energetische Punkte, die in Einklang mit jener philosophischen Theorie stehen, die besagt, daß der Mensch ein Abbild des Makrokosmos auf mikrokosmischer Ebene ist. Diese Art der Entsprechung wird schon seit langem benutzt, aber ich kenne die Gründe dafür nicht.»

Qi Bo antwortete: «Ihr habt eine sehr intelligente Frage gestellt. Ich will Euch alles erklären. Die sechs Zyklen und die Regel der Neun dienen zum Messen des Energieflusses während eines Jahres sowie zum Berechnen der Bahn von Sonne und Mond in bezug auf die Erde. Die Veränderungen am Himmel bestimmen über Geburt und Tod aller Dinge auf der Erde.

Der Himmel oben ist *yang*, die Erde unten ist *yin*. Die Sonne wandert während des Tages über den Himmel, sie ist *yang*. Der Mond wandert während der Nacht über den Himmel, er ist *yin*. Sonne und Mond bewegen sich nach einem regelmäßigen Rhythmus auf bestimmten Bahnen, die schon vor langer Zeit erstmals beschrieben wurden. Die Erde wandert in einem Jahr einmal um die Sonne und dreht sich innerhalb eines Tages und einer Nacht einmal um sich selbst. Der Mond bewegt sich pro Tag ein bißchen mehr als dreizehn Grad um die Erde. Schon im Altertum wurde ein Monat nach dem Zunehmen und Abnehmen des Mondes berechnet. Deswegen kennen wir im Mondkalender ‹große Monate› und ‹kleine Monate›. Für diese Berechnungen muß man am Anfang des Jahres den Beginn des ersten Zyklus aufs genaueste festlegen, indem man einen Stock fest in die Erde rammt und die Bewegung seines Schattens im Laufe eines Tages und eines Jahres in Relation zur Sonne mißt. Dank dieser Methode können wir 24 Zeitabschnitte präzise berechnen, wonach wir die Jahreszeiten einteilen.»

Huangdi sagte: «Nun verstehe ich die Maße des Himmels. Ich möchte außerdem verstehen, welche Interaktionen zwischen den Maßen des Himmels und jenen Zyklen des Wandels bestehen, die die Erde regieren und sich auch auf den Menschen anwenden lassen.»

Qi Bo antwortete: «Der Himmel wird nach der Regel der Sechs gemessen, Erde und Menschen hingegen unterliegen der Regel der Neun. Die Weisen des Altertums beobachteten den Himmel aufs sorgfältigste, sie prüften ihre Umwelt und entwickelten so ein komplexes, aus verschiedenen Subsystemen bestehendes System. Dadurch konnten sie alle in Frage kommenden Variablen erfassen und auf dieser Grundlage die makrokosmischen, auf die Welt einwirkenden Einflüsse voraussagen, vor allem das Wetter und dessen Wirkung auf den Menschen.

Die Grundlage dieses komplexen Systems sind die Symbole der zehn Himmelsstämme und der zwölf Erdenzweige, wobei jedes Symbol einen Aspekt des im Universum stattfindenden natürlichen Prozesses darstellt. Aus der Kombination der Stämme und Zweige ergibt sich ein Zyklus aus 60 Einheiten, die zur Zeitmessung dienen. Jedes Jahr des chinesischen Kalenders ist in 24 Segmente zu je 14 Tagen eingeteilt, *Jieqi* oder Abschnitte des Sonnenjahres genannt. Vier Abschnitte sind 60 Tage und werden *Bu* oder Schritt genannt. Sechs ‹Schritte› ergeben ein Jahr. Ein 60-Jahre-Zyklus besteht aus insgesamt 1 440 Abschnitten. Von alters her gilt, daß jeder, der dieses System versteht, alle im Universum stattfindenden Prozesse beherrschen kann, weil alles Lebendige aufs engste mit diesem Wandel im himmlischen Energiekreislauf verbunden ist. Diese enge Verbindung rührt von der

Interaktion zwischen himmlischem Yang, irdischem Yin und Qi her, die gemeinsam Geburt, Wachstum, Reife und Tod bewirken.

Die Phasen der fünf Elemente und der atmosphärischen Einflüsse in der Natur erreichen ihren Höhepunkt zu verschiedenen Zeiten im Jahr. Am Jahresende beginnt dieser Prozeß von neuem und setzt sich in einem unendlichen Zyklus fort. Wer also den innerhalb eines Jahres stattfindenden Energiefluß nicht versteht, wer das Auf und Ab des Qi, wer Leere und Fülle im Körper und die krankheitsauslösenden Faktoren nicht begreift, kann niemals ein guter Arzt werden.»

Huangdi sagte: «Nun verstehe ich die energetischen Zyklen im Lauf der Jahreszeiten und innerhalb der fünf Elemente oder Phasen. Was ich jedoch noch nicht ganz begreife, sind Übermaß und Mangel während des energetischen Transformationsprozesses.»

Qi Bo erwiderte: «Alle Veränderungen, alle Transformationen, die während der fünf Teile des Jahres – Frühling, Sommer, Spätsommer, Herbst und Winter – stattfinden, sind durch verschiedene Konstellationen von Übermaß und Mangel gekennzeichnet. Das ist ein natürliches Phänomen.»

Huangdi fragte: «Wie kann man ein Gleichgewicht, ein gleichmäßiges Fließen zwischen den einzelnen Jahreszeiten herstellen?»

Qi Bo antwortete: «Gleichgewicht besteht dann, wenn das Wetter keine Extreme aufweist und daher auch keine Auswirkungen auf den Menschen hat.»

Huangdi sagte: «Könnt Ihr erklären, was ein ausgeglichenes, zyklisches Fließen ausmacht?»

Qi Bo erwiderte: «Darüber gibt es Aufzeichnungen in den klassischen Werken.»

Huangdi fragte weiter: «Was ist gemeint, wenn es heißt, eine übermäßige Energie würde dominieren oder kontrollieren?»

Qi Bo erwiderte: «Das bedeutet, daß eine bestimmte Eigenschaft einer Jahreszeit auf abnormale Weise während einer anderen Jahreszeit dominiert. Zum Beispiel kontrolliert der Frühling den Spätsommer. Der Spätsommer kontrolliert den Winter. Der Winter kontrolliert den Sommer. Der Sommer kontrolliert den Herbst, und der Herbst kontrolliert den Frühling. Dies ist der sogenannte Kontrollzyklus im Wandlungsprozeß der fünf Elementarphasen. Derartige, abnormale Naturerscheinungen wirken sich negativ auf den menschlichen Körper, vor allem auf die entsprechenden fünf Zang-Organe aus. Das Element Holz des Frühlings entspricht der Leber, das Sommerelement Feuer entspricht dem Herzen, das Spätsommerelement Erde entspricht der Milz, das Herbstelement Metall entspricht der Lunge, und das Winterelement Wasser entspricht der Niere.»

Huangdi fragte: «Wie können wir voraussagen, wann eine Elementarphase oder eine Jahreszeit eine andere kontrollieren wird, und welchen Nutzen ziehen wir aus diesem Wissen?»

Qi Bo antwortete: «Um das Wissen um die fünf Elementarphasen nutzen zu können, muß man zuerst berechnen, wann die Jahreszeiten ankommen, und die normalen und abnormalen Muster betrachten. Im allgemeinen beginnt man mit dem ersten Tag des Frühlings im chinesischen Kalender. Ist dieser Tag noch nicht erreicht, beginnt aber das Wetter, der atmosphärische Einfluß, sich schon zu erwärmen, betrachten wir dies als Überschuß an Feuer. Dieser Feuerüberschuß ‹verachtet› das Element Wasser und beeinträchtigt den normalen Ablauf der Jahreszeit. Außerdem ‹überkontrolliert› oder überwindet er das normale Qi des Elements Metall. In diesem Fall spricht man von *Qiyin* oder überbordendem Qi, was Nieren- oder Lungenkrankheiten auslösen könnte. Wenn andererseits der erste Tag der Jahreszeit bereits gekommen ist, das Wetter sich aber noch nicht erwärmt hat und der entsprechende atmosphärische Einfluß noch nicht eingetreten ist, spricht man von einem Defizit an Feuer. Dieser Mangel an Feuer kann das ursprüngliche Wettermuster nicht kontrollieren, wodurch das ursprünglich kontrollierte Element revoltiert. Außerdem würde das Element Wasser an Stärke gewinnen und das Feuer schwächen. Ist aber das Feuer geschwächt, kann die Erde nichts hervorbringen, und es bildet sich ein Krankheitsmuster heraus, das eben dieses Ungleichgewicht widerspiegelt. Als Resultat dieses Mangels wird das Qi des Körpers bzw. der Jahreszeiten angegriffen. Dann spricht man von *Qipo*, von einer Unterdrückung des Qi oder einem Qi-Defizit. Durch sorgfältiges

Beobachten der Jahreszeit, des Ankommens des angemessenen Wetters und der zyklischen Muster können wir die Transformation der fünf Elemente verstehen und dieses Wissen auch anwenden. Ein Arzt, der Fülle und Leere in den Zyklen der Natur nicht versteht oder falsch interpretiert, kann den krankheitsauslösenden Mechanismus nicht begreifen. Er wird Krankheiten weder effizient behandeln noch eine richtige Prognose stellen können.»

Huangdi fragte: «Folgen in diesem jahreszeitlichen Kreislauf der fünf Elemente die normalen Veränderungen und Transformationen nicht ihrer eigenen Ordnung?»

Qi Bo antwortete: «In der Natur kann es sich der jahreszeitliche zyklische Fluß nicht erlauben, in Unordnung zu geraten, weil es ohne Ordnung zu Verletzungen, ja, sogar zum Tode käme.»

Huangdi fragte weiter: «Wie entstehen dann Unregelmäßigkeiten, und wie manifestieren sie sich?»

Qi Bo erwiderte: «Eine Unregelmäßigkeit im Kreislauf der fünf Elementarphasen kann im Menschen Krankheit hervorrufen. Wenn zum Beispiel im Frühling ein Wettermuster des Spätsommers wie Feuchtigkeit auftritt, entspricht dies dem Holz, das die Erde kontrolliert. Diese Krankheit gilt nicht als schwer, denn sie ist eine Krankheit der ›Überwindung‹. Wenn wir jedoch im Frühling trockenes, kühles Wetter haben, wie es im Herbst vorkommt, dann ist es Metall, das Holz attackiert. In diesem Fall käme es zu einer schweren Krankheit, weil sich diese Unregelmäßigkeit in einem Defizit ausdrückt. Kämen außerdem noch andere pathogene Faktoren ins Spiel, könnte sogar Lebensgefahr bestehen. Treten in der Natur abnormale Wettermuster auf, ohne aber zu ‹attackieren›, ist die Gefahr nicht groß. Wenn sie aber attackierend wirken, kann die Krankheit sehr ernst sein.»

Huangdi sagte: «Ich habe gehört, daß alle Dinge in der Natur ihre Form aus dem Qi von Himmel und Erde beziehen. Da das Qi von Himmel und Erde sich wandelt und verändert und daher jeweils einen anderen Charakter hat, sind die Formen der Natur und der lebenden Dinge ebenfalls unterschiedlich. Könnt Ihr dieses Phänomen sowie die Wandlungen von Yin und Yang, von

Himmel und Erde näher erklären? Könnt Ihr auch erläutern, wie die energetischen Phasen bestimmen, was gedeiht und was vergeht?»

Qi Bo sagte: «Ihr habe eine äußerst präzise Frage gestellt. Da das Universum so unendlich weit ist, ist es nur schwer zu ermessen. Eure Frage geht sehr in die Tiefe. Ich fürchte, meine Antwort kann ihr nicht ganz gerecht werden. Aber ich versuche, eine allgemeine Darstellung zu geben.

Im Reich der Pflanzen kommen fünf Farben vor, und jede Farbe tritt in den verschiedensten Nuancen auf. Die Pflanzen produzieren fünf Geschmacksrichtungen. Sie sind zwar klar voneinander abgegrenzt, aber es gibt auch hier Variationen. Die fünf Farben und die fünf Aromen entsprechen den fünf Zang-Organen des Körpers und beeinflussen sie. Der Himmel liefert das Yang-Qi und versorgt die Menschen mit den fünf Farben, während die substanzhafte Yin-Erde die Menschen mit den fünf Aromen nährt. Wie auch die fünf Gerüche dringen die fünf Qi, die Farben, in gewisser Weise durch die Nase in den Körper ein und werden in Herz und Lunge gespeichert. Das Herz ist verantwortlich für die Ausprägung des Teints, die Lunge für die Formung der Töne. Die fünf Geschmacksrichtungen dringen durch den Mund ein und sammeln sich in Magen und Eingeweiden. Ist die Nahrung verdaut und absorbiert, verstärkt dieses Qi die Funktion der fünf Zang-Organe. Ihr Qi vereint sich mit dem Qi der fünf Aromen und bringt *Jin* und *Ye*, die Körperflüssigkeiten, hervor, die Körper, Mark und Jing, die Essenz, befeuchten und stärken und ihrerseits einen kraftvollen Shen, den Geist, stützen.»

Huangdi fragte: «Wie manifestieren sich die funktionalen Aspekte der Zang-Organe im Äußeren?»

Qi Bo antwortete: «Das Herz ist die Wurzel des Lebens, es ist der Sitz von Shen, von Geist und Intelligenz, und entfaltet sich im Gesicht, denn seine Funktion besteht darin, die Blutgefäße in Fülle zu halten. Es liegt oberhalb des Zwerchfells und wird als *yang* betrachtet. Das ihm entsprechende Element ist Feuer. Deshalb heißt es auch Taiyang, das größte Yang, im Yang. Im Fluß der universellen Muster entspricht es dem Sommer.

Die Lunge als Wurzel des Körper-Qi dominiert das Qi. Sie ist der Speicher von Po/Mut. In ihrer Fülle manifestiert sie sich im Körperhaar, und ihre Funktion besteht darin, die Haut zu nähren und geschmeidig zu erhalten. Die Lunge ist das höchstgelegene Organ im Körper, das ihr zugeordnete Element ist Metall. Sie gilt als Taiyin im Yang und entspricht der Energie des Herbstes.

Die Niere ist der Speicher des wahren Yang, die Wurzel allen Speicherns im Körper. Sie speichert das Jing, das Essenz-Qi der fünf Zang- und sechs Fu-Organe. Ihre Fülle und Gesundheit manifestiert sich im Kopfhaar. Ihre Aufgabe ist es, Knochen und Mark zu füllen. Da sie ein Wasser-Element in der unteren Körperhälfte darstellt, ist sie *yin* und wird auch Shaoyin im Yin genannt; sie entspricht der Energie des Winters.

Die Leber ist das Reservoir der Ausdauer und Kraft und speichert Hun/Intuition. Sie manifestiert ihre Fülle in den Nägeln, und ihre Funktion besteht darin, die Sehnen zu stärken und Blut zu speichern. Die Leber liegt im Yin-Bereich des Bauches, gehört aber zum Yang-Element Holz. Deswegen heißt sie auch das Shaoyang im Yin. Im Reigen der Jahreszeiten entspricht ihr der Frühling.

Magen, Dünndarm, Dickdarm, Blase und Sanjiao sind ebenfalls Rezeptoren und Speicher von Wasser und Nahrung. Sie produzieren Ying, das nährende Qi. Sie absorbieren die Essenz aus Wasser und Nahrung, leiten sie weiter und eliminieren Abfallprodukte und Unreines. Sie transformieren die fünf Aromen der Nahrung und zeigen ihre Gesundheit in Lippen und Mund. Sie sind verantwortlich dafür, daß Fleisch und Muskeln prall und voll sind. Sie alle liegen im Bauch und absorbieren und speichern das trübe Yin der fünf Geschmacksrichtungen und Substanzen. Sie gelten als extremes Yin und entsprechen dem Spätsommer und dem Element Erde. Deshalb ist die Milz extremes Yin im Yin.

Die Zang- und Fu-Organe, die ich eben beschrieben habe, sind alle abhängig von der Funktion der Gallenblase und ihren Entscheidungen. Die Gallenblase entspricht dem Frühling, sie steht für Beginn und Entscheidungsfreude. Nur wenn das Gallenblasen-Qi in der rechten Weise aufsteigt und sich zerstreut, ist Gesundheit und Gedeihen der anderen elf Organe gewährleistet.

Ist der Puls an der Halsschlagader doppelt so stark wie normal, dann befindet sich die Krankheit im Anfangsstadium von Hitze und ist im Shaoyang lokalisiert. Ist er dreimal so stark, hat die Krankheit ihr mittleres Stadium erreicht und liegt in Taiyang. Ist er viermal so stark, hat die Krankheit ein ernstes Stadium der Hitze erreicht und liegt in Yangming. Ist er fünfmal so stark, ist das Yang nach außen entwichen.

Ist der Puls an der Speichenschlagader doppelt so stark wie normal, befindet sich die Krankheit im Anfangsstadium von Kälte und ist im Jueyin lokalisiert. Ist er dreimal so stark, hat die Krankheit das mittlere Stadium von Kälte erreicht und befindet sich im Shaoyin. Ist er viermal so stark, hat die Krankheit ein ernstes Stadium der Kälte erreicht und liegt im Taiyin. Ist er fünfmal so stark, ist das Yin zusammengebrochen. Ist der Puls sowohl an Hals- als auch an Speichenschlagader fünfmal so stark wie normal, liegt *Guange*, eine Blockade, vor. Das bedeutet, daß Yin und Yang extrem geworden sind und stagnieren und ein Kollaps unmittelbar bevorsteht. Das vorgeburtliche und nachgeburtliche Jing, das Essenz-Qi, ist erschöpft, und der Tod ist die Folge.»

10 Fehlfunktionen der fünf Zang-Organe

Qi Bo begann seine Unterweisung mit folgenden Worten: «Die Gefäße stehen in Beziehung zum Herzen, das seine Essenz im Teint manifestiert. Das Herz wird jedoch von der Niere kontrolliert. Die Haut steht in Beziehung zur Lunge, die ihre Essenz im Körperhaar manifestiert. Die Lunge wird jedoch vom Herzen kontrolliert. Die Sehnen stehen in Beziehung zur Leber, die ihre Essenz in den Nägeln manifestiert und von der Lunge kontrolliert wird. Fleisch und Muskeln stehen in Beziehung zur Milz, die ihre Essenz in den Lippen manifestiert und von der Leber kontrolliert wird. Knochen und Mark stehen in Beziehung zu den Nieren, die ihre Essenz im Kopfhaar manifestieren und von der Milz kontrolliert werden.

Zu salzige Nahrung verlangsamt den Blutkreislauf und verändert die Farbe des Blutes. Zu bittere Nahrung läßt die Haut runzlig und trocken werden und das Körperhaar ausfallen. Zu scharfe Nahrung kann Krämpfe, Zittern und Trockenheit der Nägel hervorrufen. Zu saure Nahrung kann die Haut rauh, dick und faltig und die Lippen runzlig machen. Zu süße Nahrung wird Knochenschmerzen und Haarverlust auslösen. Alle diese Symptome und Zustände werden durch einen übermäßigen Genuß der fünf Aromen verursacht.

Es heißt, daß für das Herz Bitteres förderlich ist, für die Lunge Scharfes, für die Milz Süßes, für die Leber Saures und für die Niere Salziges. Aber das bedeutet nicht, daß man zuviel davon zu sich nehmen sollte.

Das Qi der fünf Zang-Organe manifestiert sich im Gesicht. Ist der Teint grün wie absterbende Pflanzen, gelb wie *Fructus ponceri*, schwarz wie Asche, wie geronnenes Blut oder weiß wie Knochen, so bedeutet das den Tod. Ist der Teint grün wie Jade, rot wie der Kamm eines Hahnes, gelb wie die Unterseite einer Krabbe, weiß wie der Speck eines Schweins oder schwarz wie die Federn eines schwarzen Huhns, so bedeutet das Leben.

Die Farbe, die sich positiv auf das Herz auswirkt, ist wie ein weißes Seidentuch, in das Zinnober eingeschlagen ist. Die Farbe, die Leber-Qi erzeugt, ist wie ein weißes Seidentuch, das etwas Grünes umhüllt. Die Farbe der Milz ähnelt einem weißen Taschentuch, in das *Fructus trochosanthis* eingewickelt ist, und die Farbe der Nieren ähnelt einem Taschentuch, das etwas Purpurnes umgibt. Das sind die normalen Farben der Haut.

Die fünf Farben und die fünf Geschmacksqualitäten entsprechen den fünf Zang-Organen. Wir können also sagen, daß die Farbe Weiß und das scharfe Aroma der Lunge entsprechen, Rot und Bitter entsprechen dem Herzen, Grün und Sauer der Leber, Gelb und Süß der Milz und Schwarz und Salzig der Niere. Außerdem wissen wir, daß Weiß der Haut, Rot den Gefäßen, Grün den Sehnen, Gelb dem Fleisch und Schwarz den Knochen entspricht.

Das Jing, die Essenz der fünf Zang- und sechs Fu-Organe, die zwölf Hauptleitbahnen und die Nebenleitbahnen, sie alle vereinen sich in den Augen, während alles Mark sich im Gehirn vereint. Alle Sehnen sind mit Knochen und Gelenken verbunden. Blut und Körperflüssigkeiten werden vom Herzen kontrolliert, alles Qi von den Lungen. Die vier Gliedmaßen und die zwölf Gelenke sind wie die Passagewege von Leitbahnen, Mark, Sehnen, Blut und Qi.

Die Leber speichert Blut. Tagsüber liefert sie das Blut für Bewegung und Aktivität, so daß das Blut durch alle Leitbahnen zirkulieren kann. In der Nacht, wenn der Mensch ruht, kehrt das Blut in die Leber zurück. Nährt das Blut die Leber, kann man sehen. Durchströmt das Blut die Füße, kann man gehen. Nährt das Blut die Hände, kann man fassen. Erreicht das Blut die Finger, kann man tragen.

Alle Störungen lassen sich darauf zurückführen, daß Blut und

Qi gewisse Ströme und Täler und die Höhlen der Reizpunkte nicht erreichen. Dann erhält der bösartige Wind Gelegenheit einzudringen und kann das Bi/Obstruktions-Syndrom und Spasmen hervorrufen.

Im Körper existieren zwölf Durchgänge zwischen den Muskeln, in denen die Energie fließt, und viele kleine Stellen zwischen den Muskeln, in denen die Energie zusammenfließt, abgesehen von den zwölf Shu/Bach-Punkten. Das alles sind Stellen, an denen sich das *Weiqi*, das Abwehr-Qi, ansammelt, um den Körper zu schützen. Gleichzeitig sind diese Orte auch Tore und Fenster, durch die der bösartige Wind oder andere krankheitsauslösende Faktoren eindringen können. Wenn einmal ein bösartiger Wind in diese Punkte eingedrungen ist, kann man ihn mittels Akupunktur aus diesen Toren und Fenstern vertreiben. Um Sicherheit bei der Diagnose zu erlangen, muß man von den Pulsen der fünf Zang-Organe ausgehen. Um die Pulse der fünf Zang-Organe wirklich ertasten und verstehen zu können, ist es erforderlich, die Krankheitsursachen zu begreifen.

Leidet man an Schmerzen im oberen Bereich des Kopfes, dann deswegen, weil im oberen Teil ein Überschuß und im unteren ein Mangel besteht. Die Krankheit liegt im Fuß-Shaoyin/Nieren und Fuß-Taiyang/Blase. Verschlimmert sich die Krankheit, kann sie auf die Leber übergreifen und Benommenheit, Schwindel, Sehstörungen und Taubheit hervorrufen. Das wäre eine Umkehrung, bei der ein Mangel im oberen Teil und ein Überschuß im unteren Teil besteht. Nun sind die betroffenen Leitbahnen der Fuß-Shaoyang/Blase und der Fuß-Jueyin/Leber.

Schreitet die Krankheit noch weiter fort, greift sie auf die Milz über, was zu Blähungen im Bauch, zu Fülle im Brustkorb und Schmerzen in den Rippen führt. Das kommt daher, daß das Qi im unteren Bereich steckengeblieben ist und nicht in den oberen Teil des Körpers aufsteigen kann. In diesem Fall liegt die Stagnation im Fuß-Taiyin/Milz und im Fuß-Yangming/Magen.

Leiden wir an Husten, Asthma, Atemproblemen und Fülle im Brustkorb sowie an Blähungen, dann deswegen, weil sich die Krankheit in den Leitbahnen Hand-Yangming/Dickdarm und Hand-Taiyin/Lunge manifestiert. Sind wir reizbar und schmerzt uns der Kopf und haben wir ein beklemmendes Gefühl im Zwerchfell, dann deswegen, weil sich die Krankheit in den Hand-Taiyang- und Shaoyin-Leitbahnen auswirkt.

Die Kennzeichen der Pulse – wie fein, groß, schlüpfrig, rauh, überflutend oder sinkend – können mit drei Fingern aufgespürt und unterschieden werden. Durch das Aufspüren winziger Veränderungen können wir den Zustand der fünf Zang-Organe genau erkennen.

Die fünf Zang-Organe entsprechen den fünf Tönen, und wir können die Diagnose auch anhand der fünf Töne stellen. Wir können ebenso die fünf Farben betrachten und die Essenz der Organe durch die Farben wahrnehmen. Wenn wir bei der Untersuchung sowohl Farben als auch Töne und Pulse berücksichtigen, erhalten wir ein differenziertes Bild.

Sehen wir zum Beispiel eine Rötung und ertasten wir gleichzeitig einen schnellen, drahtigen Puls, wissen wir, daß dies durch ein im Oberbauch steckengebliebenes Qi in *Zhongwan* (KG 12) im Oberbauch verursacht wird, was Probleme bei der Verdauung und *Xinbi*, einen Bi/Obstruktions-Zustand des Herzens, hervorruft.

Dieses Syndrom kann aber auch durch den Angriff eines äußeren bösartigen Einflusses bedingt sein. Vielleicht haben übermäßige Grübeleien und Sorgen das Herz-Qi geschwächt und den Körper verletzlich gemacht, so daß der krankheitsauslösende Faktor in den Oberbauch eindringen kann und das Qi dadurch dort steckenbleibt.

Stellt man einen weißlichen Teint fest und ist der Puls gleichzeitig schnell, oberflächlich und oben leer und unten voll und leidet der Patient an Furcht, gepaart mit Krämpfen, dann deswegen, weil das Qi im Brustkorb steckengeblieben ist. Es handelt sich um Asthma und ein Lungendefizit. Dieses Lungendefizit heißt Lungen-Bi, es ist eine Obstruktion der Lunge und tritt nach einem Geschlechtsverkehr in betrunkenem Zustand auf.

Ist der Teint grün und der Puls lang und drahtig, denn deswegen, weil das Qi unter dem Oberbauch, unter den Rippen und in den Seiten steckengeblieben ist. Dann spricht man von Leber-Bi, das auf einen Angriff von Kälte und Feuchtigkeit zurückzuführen ist; es ähnelt dem Krankheitsbild eines Bruchs und wird von Rückenschmerzen, Kopfweh und kalten Füßen begleitet.

Ist der Teint gelb und der Puls groß und leer, dann deswegen, weil das Qi aufgrund eines Milzdefizits, begleitet von aufwärts rebellierendem Nieren-Qi, in der Mitte des Bauches steckengeblieben ist. Dadurch stagniert das Qi, und es kommt zur seitlichen Hernie.

Ist der Teint schwärzlich und der Puls hart und groß, dann deswegen, weil das Qi im Unterbauch, knapp über den Genitalien, steckengeblieben ist. In diesem Fall spricht man von Nieren-Bi, das durch ein Duschbad unmittelbar vor dem Zubettgehen hervorgerufen werden kann.

Die fünf Farben erlauben es uns, eine präzise Diagnose zu stellen. Ist das Gesicht gelblich und sind die Augen grün oder das Gesicht gelblich und die Augen rot oder das Gesicht gelblich und die Augen weiß oder das Gesicht gelblich und die Augen schwarz, so sind das alles Anzeichen nicht tödlich verlaufender Disharmonien. Ist das Gesicht hingegen grün und sind die Augen rot oder das Gesicht rot und die Augen weiß oder das Gesicht grün und die Augen schwarz oder das Gesicht schwarz und die Augen weiß oder das Gesicht rot und die Augen grün, dann sind das Anzeichen des Todes.

Der Grund dafür ist folgender: Ist das Gesicht gelblich, dann ist das nährende Milz-Qi noch vorhanden, nimmt das Gesicht aber eine andere Farbe an, dann ist kein nährendes Qi mehr vorhanden, und der Tod steht bevor.»

11 Weitere Ausführungen zu den fünf Zang-Organen

Huangdi sagte: «Ich habe von Gelehrten die verschiedensten Erklärungen und Einteilungen der Zang- und Fu-Organe gehört. Manche halten Gehirn und Mark, Dickdarm und Dünndarm für Zang-Organe. Andere sehen sie als Fu-Organe an. Die Meinungen darüber klaffen auseinander. Ich möchte Euch um eine Darlegung der korrekten Klassifikation bitten.»

Qi Bo antwortete: «Gehirn, Mark, Knochen, Blutgefäße, Gallenblase und Gebärmutter entstammen dem Qi der Erde. Ihre Funktion ähnelt der der Erde: Sie speichern. Sie speichern die Essenz. Deswegen werden sie als außergewöhnliche Fu-Organe angesehen. Sie sind hohle Behälter, die feste Substanzen speichern. Magen, Dick- und Dünndarm, Sanjiao und Blase hingegen entstammen dem Qi des Himmels. Ihre Funktion ähnelt der des Himmels: Sie lassen in einem unendlichen Fluß zirkulieren. Ihre Aufgabe liegt darin, zu transportieren, und nicht darin, zu speichern. Sie empfangen das trübe Qi der fünf Zang-Organe. Deswegen heißen sie auch ‹Paläste des Durchgangs›. Sie empfangen Nahrung, Wasser und trübes Qi, die nicht für lange Zeit im Körper bleiben können. Dieses ‹erworbene Jing› transportieren sie in die fünf Zang-Organe, den Abfall befördern sie weiter. Selbst das *Hunmen*, der After, funktioniert als Ausscheider, so daß der Abfall nicht im Körper gesammelt wird, denn dies stünde in Gegensatz zu den Prinzipien der sechs Fu-Organe und würde zu Krankheit führen. Die fünf Zang-Organe speichern also die Essenz des Jing, das Essenz-Qi. Sie transportieren nicht. Andererseits empfangen die Fu-Organe die Nahrung und verdauen, absorbieren und transportieren sie und geben sie weiter. Sie sind zwar oft gefüllt, aber sie speichern sie nicht. Nahrung wird durch den Mund zugeführt und wandert in den Magen. Jetzt ist der Magen gefüllt, aber die Eingeweide sind noch leer. Die Nahrung wandert weiter hinunter und füllt die Eingeweide. Nun ist der Magen leer. Deswegen heißt es, die sechs Fu-Organe sind gefüllt, aber nie voll, während die fünf Zang-Organe nie gefüllt, aber voll sind.»

Huangdi wollte wissen: «Wie kann man allein am Puls der Speichenschlagader den Zustand der fünf Zang-Organe in allen Details erkennen?»

Qi Bo antwortete: «Der Magen ist das Meer der Nahrung, die Quelle der sechs Fu-Organe. Alle Nahrung tritt durch den Mund ein und wandert in den Magen weiter. Dann verwandelt die Milz die Nahrung in reine, die fünf Zang-Organe nährende Essenz. Die Milz, der Taiyin des Fußes, ist verantwortlich für die Verteilung von Jin und Ye, den Körperflüssigkeiten. Der korrespondierende Taiyin-Meridian der Hand, die Lunge, ist verantwortlich fürs Zerstreuen des Qi. Der *Taiyuan*-Punkt (Lu 9) an der Taiyin-Leitbahn der Hand ist der für die Pulse maßgebliche Punkt, er regiert die Pulse. Deswegen beziehen die fünf Zang- und die sechs Fu-Organe ihr Qi und ihre Nahrung aus dem Magen. Ihre jeweilige Stärke läßt sich an den Pulsen ablesen. Gleichzeitig dringen die fünf Gerüche durch die Nase ein und sammeln sich in Herz und Lunge. In Wirklichkeit sind sie die fünf Qi der Energie aus der Umgebung, die wir einatmen. Tritt in Herz oder Lunge eine Krankheit auf, zeigt sich das in der Nase.

Um diese Krankheiten zu behandeln, muß man sich genauestens über die Ausscheidung des Kranken erkundigen, die verschiedenen Pulsarten unterscheiden und die emotionale, seelische und spirituelle Verfassung des Kranken sowie dessen physischen Zustand berücksichtigen. Ist ein Patient abergläubisch und fehlt ihm das Vertrauen in die Medizin oder verweigert er eine Akupunkturbehandlung, dann wird er, egal, was der Arzt unternimmt, nicht genesen können. Das zeigt, daß der Heilungsprozeß in Wirklichkeit von innen kommt.»

12 Behandlungsmethoden

Huangdi fragte: «Wenn Ärzte Krankheiten behandeln, dann benutzen sie unterschiedliche Methoden und Techniken, auch wenn die behandelten Krankheiten von ein und derselben Natur sind. Aber alle sind sie erfolgreich. Wie kommt das?»

Qi Bo antwortete: «Das erklärt sich aus Unterschieden, was Lage und Klima des Wohnortes des Kranken betrifft, sowie aus Unterschieden in Lebensstil und Ernährung. Der Osten zum Beispiel ist die Himmelsrichtung der Geburt von Himmel und Erde. Das Wetter ist mild, und es ist eine Küstengegend, die reich an Fischen und Salzen ist, so daß die Bewohner viele Arten von Fischen zu sich nehmen und eine Vorliebe für Salziges entwikkeln. Weil sie aber so viel Fisch essen, der als ein Nahrungsmittel gilt, das Hitze erzeugt, sammelt sich Hitze an und staut sich im Körper. Außerdem nehmen sie zuviel Salz zu sich, und Salz trocknet das Blut aus, es erschöpft und leitet es ab. Aus diesem Grund haben die Bewohner östlicher Gebiete oft eine dunkle Haut. Die unter ihnen verbreitetsten Krankheiten sind Furunkel und Abszesse. Bei der Behandlung dieser Krankheiten werden oft die relativ dicken Steinnadeln eingesetzt, außerdem wird Blut abgeleitet, um die Hitze zu mindern.

Der Westen mit seinen Bergzügen und Hochplateaus und den unendlichen Wüsten ist reich an Bodenschätzen. Diese natürliche Umgebung ähnelt der Jahreszeit des Herbstes. Sie ist adstringierender, bewahrender Natur. Die Bewohner der Berge führen ein einfaches Leben in Einklang mit der Natur. Sie sorgen sich nicht um ihre Kleidung; sie tragen Wollenes und schlafen auf Strohmatten. Sie essen oft schwere Speisen, wie Fleisch, fette Milch und Käseprodukte. Das erklärt, warum sie meist eher dickleibig sind. Von außen droht ihnen dank ihrer Stärke wenig Gefahr. Deswegen tendieren ihre Krankheiten auch dazu, sich ins Innere zu verlagern. Die Behandlung der Wahl erfolgt mittels Heilkräutern. Daher hat die Kräutermedizin ihren Ursprung auch im Westen.

Im Norden befinden sich hohe Berge. Die majestätische Energie dieser erhabenen Landschaft ähnelt der Jahreszeit des Winters mit seiner ruhigen, bewahrenden Atmosphäre. Das Wetter ist kalt und schneereich. Die dort lebenden Menschen sind oft Nomaden und leben inmitten der Natur, ohne Schutz vor dem Wetter. Ihre Nahrung besteht ebenfalls aus Fleisch- und Milchprodukten. In dieser Umgebung werden die inneren Organe oft von Kälte angegriffen, die Folge sind dann Überschuß und Blähungen. Deshalb stammen die Methoden der Moxibustion aus dem Norden.

Im Süden ist das Klima heiß, und das Yang-Qi erreicht dort seinen Höhepunkt. Niedrige Berge und Täler sind typisch für die Landschaft des Südens. Nebel und Tau treten hier häufig gemeinsam auf. Die Bewohner dieser Landstriche bevorzugen saure und überreife Nahrung, wie zum Beispiel Früchte. Deswegen weist ihre Haut oft Anzeichen von Röte auf. Dort verbreitete Krankheitsbilder sind Spasmen, Taubheit, Lähmungserscheinungen, Bi/Gelenkschmerzen-Syndrom und Wei/Schlaffheit. Für die richtige Behandlung benötigt man sehr feine Nadeln. Deshalb stammt die Kunst der neun Arten von Nadeln auch aus dem Süden. Die dort verwendeten Nadeln bestehen aus Metall.

In der Mitte dehnen sich weite, oft feuchte Ebenen aus. Die Menschen ernähren sich sehr abwechslungsreich und leben in friedlichem Miteinander. Die Krankheiten, die sie befallen, sind vor allem Erkältungen, Grippe, Kälte-Hitze-Zustände, das Wei/Schlaffheits-Syndrom und Atrophie. Diese Zustände sollten mit Daoyin-Übungen, manueller Therapie, Einrenken, *Tuina* und Massage behandelt werden. Deswegen, so heißt es, stammen Daoyin-Übungen und manuelle Therapien aus der Mitte Chinas.

Ein guter Arzt beherrscht alle Techniken und weiß, wann er sie gemeinsam oder getrennt einsetzen muß. Nur so kann er sich den sich verändernden äußeren Bedingungen, dem Lebensstil und den geographischen Besonderheiten anpassen und die verschiedenen, die Behandlung beeinflussenden Faktoren berücksichtigen. Daraus erklärt sich, daß man mit den unterschiedlichsten Methoden Heilerfolge erzielen kann. Letztendlich hängt dies davon ab, wie gut es dem Arzt gelingt, die verschiedenen Umstände zu berücksichtigen und die entsprechende Behandlungsmethode zu wählen.»

13 Die Behandlung von Geist und Körper

Huangdi fragte: «Ich habe gehört, daß die Weisen, die in alten Zeiten Krankheiten behandelten, nichts anderes tun mußten, als mittels verschiedenster Methoden den emotionalen und spirituellen Zustand einer Person zu beeinflussen und den Energiefluß wieder in die rechte Bahn zu lenken. Sie setzten dabei eine *Zhuyu* genannte Technik ein, die Gebete, Zeremonien und schamanische Praktiken umfaßte. Heute jedoch verabreichen die Ärzte Kräuter, um den inneren Aspekt zu behandeln, und akupunktieren, um den äußeren Aspekt zu beeinflussen. Und doch bleibt die Behandlung manchmal wirkungslos. Warum ist dem so?»

Qi Bo antwortete: «In alten Zeiten führten die Menschen ein einfaches Leben. Sie gingen auf die Jagd, sie fischten und hielten sich den ganzen Tag in der Natur auf. Wurde es kühler, steigerten sie ihre Aktivität, um die Kälte abzuwehren. Im Sommer zogen sie sich an schattige Plätze zurück, um der Hitze zu entfliehen. Innerlich ließen sie sich durch ihre Emotionen nicht aus der Ruhe bringen, und sie verspürten keine maßlosen Begierden. Äußerlich waren sie noch nicht den heute verbreiteten Belastungen ausgesetzt. Sie lebten frei von Gier und Neid, in Einklang mit der Natur. Sie bewahrten sich eine Haltung des *Jingshen neisuo*, inneren Frieden und gesammelten Geist. Dadurch verhinderten sie, daß krankheitsauslösende Faktoren eindringen konnten. Daher brauchten sie keine Kräuter, um ihren inneren Zustand zu behandeln, sie brauchten auch keine Akupunktur, um das Äußere zu behandeln. Wurden sie einmal krank, dann genügte es, mittels der Methode des Zhuyu die Emotionen und den Geist positiv zu beeinflussen und den Energiefluß umzulenken, um ihren Zustand zu bessern.

Heutzutage sind die Menschen anders. In ihrem Inneren sind sie Sklaven ihrer Emotionen und Sorgen. Sie überanstrengen ihren Körper mit harter Arbeit. Sie folgen nicht mehr dem rhythmischen Wandel der Jahreszeiten und werden so anfällig für Angriffe durch ‹Räuber› und Winde. Ist ihr Zhengqi, ihr antipathogenes Qi, geschwächt, können krankheitsauslösende Faktoren die fünf Zang-Organe, die Knochen und das Mark zerstören. Äußerlich dringen krank machende Einflüsse durch die Sinnesöffnungen, die Haut und die Muskeln in den Körper ein. So verschlimmern sich ursprünglich zu vernachlässigende Krankheiten, und ernste Krankheiten verwandeln sich in tödliche Krankheiten. Ist einmal dieser Punkt erreicht, reicht auch die Methode des Zhuyu nicht mehr aus.»

Huangdi sagte: «Sehr gut. Aber ich möchte durch die klinische Untersuchung von Kranken meine diagnostischen Fähigkeiten verfeinern. Dann könnte ich durch eine genaue Prognose Licht auf die Krankheit werfen, so wie Sonne und Mond die Erde bescheinen. Ich möchte, daß mein Geist erleuchtet wird. Könnt Ihr mir etwas mehr dazu sagen?»

Qi Bo erwiderte: «In alter Zeit hielten die Könige und verehrten Lehrer zwei Methoden für die wesentlichsten: die Beobachtung der äußeren Erscheinung, des Shen, und der Gesichtsfarbe eines Patienten sowie die Pulsuntersuchung. In sehr ferner Zeit lebte ein Arzt namens Jiu Daiji, der die Prinzipien und Techniken des Pulsfühlens erfand und entwickelte. Er war imstande, die dynamischen Wandlungen der fünf Elemente, der vier Jahreszeiten, der acht Winde und der sechs atmosphärischen Einflüsse zu verbinden. So gelang es ihm, aus sich selbst heraus das Dao zu analysieren und zu finden. Auch wir können diese diagnostischen Techniken anwenden, wenn wir nur diese Schlüsselprinzipien verstehen.

Teint und Konstitution sind wie die Sonne mit ihren lichten und dunklen Tagen. Die Pulse ähneln dem Mond, der zunimmt und abnimmt. Die Zeichen der Pulse und die Beobachtung des Teints sind Schlüssel zur rechten Diagnose.

Die Veränderungen der Gesichtsfarbe und der Erscheinung sind eng mit den jahreszeitlichen Veränderungen verbunden. In alten Zeiten haben die tugendhaften Kaiser diese Prinzipien in ihrer ganzen Tragweite begriffen und sich darauf verstanden, die ‹bewölkten› Tage in ihrem Leben zu vermeiden und dieses so zu verlängern. Diese Kaiser lebten ein langes, gesundes Leben und wurden als weise Herrscher von den nachkommenden Generationen verehrt.

Etwas später, noch vor der Zeit des Gelben Kaisers, wandten die Ärzte andere Therapien an als in alter Zeit. Bei einer Krankheit verabreichten sie während der ersten zehn Tage Kräuterweine, um die acht Winde und die fünf Bi/Obstruktion hervorrufenden Faktoren auszuschalten. War nach zehn Tagen noch keine Besserung eingetreten, gingen sie zur Zubereitung von Kräutern über. Gelang es ihnen, Ursachen und Entwicklung eines Zustands zu erfassen und ihn so zu beeinflussen, daß das Ungleichgewicht beseitigt wurde, war die Krankheit geheilt.

Heutzutage weichen die Ärzte von dieser Methode ab. Sie richten sich nicht einmal mehr nach den jahreszeitlichen Veränderungen. Sie wissen nichts mehr über die Prinzipien und die Bedeutung von Gesichtsfarbe und Puls. Sie können die Entwicklung und Richtung eines krankheitsauslösenden Faktors oder einer Krankheit nicht mehr differenzieren. Sie warten, bis die Krankheit sich manifestiert hat, und behandeln dann das Äußere mit Akupunktur und das Innere mit Kräutern. Sie verfügen über keinerlei verfeinerte Techniken, sie sind sorglos und nachlässig. Sie glauben sogar, abführende oder sedierende Methoden anwenden zu können, wenn die Krankheit bereits ausgebrochen ist. Eine Krankheit läßt sich aber nicht dadurch heilen, daß man sie aus dem Körper vertreibt, denn die eigentliche Ursache wurde noch nicht beseitigt. Außerdem ergeben sich aufgrund der falschen Behandlung vielerlei Komplikationen.»

Huangdi setzte seine Befragung fort, indem er sagte: «Ich wäre sehr dankbar, wenn Ihr die wesentlichsten klinischen Regeln erläutern könntet.»

Qi Bo erklärte: «Der Schlüssel zu einer exakten Diagnose von Krankheiten liegt im Betrachten der Gesichtsfarbe und der Konstitution eines Patienten sowie in der Pulstastung. Diese beiden Techniken sind die Hauptinstrumente der Diagnose. Begreift man die zugrundeliegenden Regeln nicht und kann man sie daher auch nicht anwenden, versucht man aber trotzdem, einen Zustand zu beeinflussen, dann wird man den Patienten inadäquat behandeln und ihm weiteren Schaden zufügen. Würde man beim Regieren eines Landes genauso vorgehen, was widerführe dann diesem Land? Heutige Ärzte sollten also ihre schlechten Gewohnheiten ablegen und ihre Unwissenheit beseitigen, sie sollten ihren Geist öffnen und die Essenz von Pulstastung und Beobachtung erlernen. Nur so kann es ihnen gelingen, das Niveau der alten Weisen zu erreichen.»

Huangdi sagte: «Ich habe nun Eure Unterweisungen gehört. Sie scheinen darauf hinauszulaufen, daß man bei der Diagnose nie die Bedeutung von Puls und Farbe unterschätzen sollte. Gibt es aber nicht noch andere Besonderheiten, die nützlich sein könnten?»

Qi Bo erwiderte: «Freilich. Da ist vor allem noch ein weiterer bedeutender Faktor: die Befragung des Patienten.»

Huangdi wollte wissen: «Wie ist dabei vorzugehen?»

Qi Bo sagte: «Wählt zuallererst eine ungestörte Umgebung. Schließt Türen und Fenster. Versucht, das Vertrauen des Patienten zu gewinnen, damit er alle relevanten Details mitteilen kann. Seid gründlich und bemüht Euch, die Wahrheit herauszufiltern. Betrachtet die geistige Verfassung des Patienten. Ist genügend geistige Energie vorhanden, so ist das ein gutes Zeichen, fehlt sie, ist das ein sehr ernstes Zeichen.»

14 Die Kunst des Heilens

Huangdi fragte: «Wie stellt man aus den verschiedenen Getreidearten Tees und Weine her?»

Qi Bo antwortete: «Tees und Weine wurden ursprünglich aus Körnern, vor allem aus Reis, hergestellt. Die Stengel wurden als Brennmaterial zum Kochen des Getreides verwendet. Die Tees wurden getrunken oder zu Wein fermentiert. Auf diese Weise begann alles. Getreidearten wie Reis und Gerste absorbieren die Essenz des Qi von Himmel und Erde, und auch die harmonische Abfolge der Jahreszeiten wirkt sich positiv aus. Als sie noch in dieser perfekten Umgebung hergestellt wurden, enthielten sie weder zuviel Hitze noch zuviel Kälte. Die Ernte fand im Herbst statt, was erstklassige Qualität garantierte. So wurden Weine, Tees und Nahrungsmittel früher hergestellt und zubereitet.

In sehr alten Zeiten verwendeten die Menschen diese Kräuterweine und Extrakte, um Krankheiten vorzubeugen. Da sie in Einklang mit der Natur lebten, waren sie stark, wußten um die Geheimnisse der Gesunderhaltung und erkrankten nur sehr selten. Es bestand also nur selten Anlaß, sie zu verwenden. Diese Medikamente wurden in erster Linie für Notfälle hergestellt.

In späteren Zeiten entfernten sich die Menschen von diesem natürlichen Weg. Sie wußten nicht mehr um die korrekte Lebensweise. Äußere bösartige Einflüsse konnten leichter in den Körper dringen, obwohl die Menschen noch relativ stark waren. Da begannen sie, Kräuterweine zum Kurieren von Krankheiten zu verwenden. Moderne Menschen jedoch, die Kräuterweine als einziges Heilmittel verwenden, können nicht gesunden, weil sie die

Prinzipien einer gesunden Lebensführung nicht im geringsten beachten. Ihr Körper ist geschwächt, wodurch Krankheiten leichtes Spiel haben und immer komplexere Formen entwickeln. Will man Inneres und Äußeres behandeln, müssen viele verschiedene Techniken kombiniert werden, zum Beispiel Kräuterarzneien, Akupunktur, Moxibustion und so weiter. Jetzt heißt es, auf Gifte zurückzugreifen, weil die Krankheiten so komplex geworden sind und auf einfachere Behandlungen nicht mehr ansprechen.»

Huangdi fragte: «Wie kommt es, daß der Körper trotz allem noch immer geschwächt ist und noch immer ein Mangel an Qi und Blut herrscht und der Patient nicht gesundet?»

Qi Bo antwortete: «Bei der Behandlung eines Kranken bilden Akupunktur, Kräutermedizin und andere Methoden nur einen Aspekt. Der Arzt muß sich auch auf andere Weise auf den Patienten einstellen. Fehlt es dem Patienten zum Beispiel am Vertrauen, daß er die Krankheit überhaupt besiegen kann, dann welkt und zerstreut sich der Geist, und die Emotionen können die Kontrolle über sein Leben ergreifen. Der Kranke verbringt dann seine Tage versunken in Sorgen und Begierden und erschöpft damit Jing, die Essenz, Qi und Shen, den Geist. Dann können natürlich auch alle anderen Techniken die Krankheit nicht mehr heilen.»

Da sagte Huangdi: «Anfänglich bewegt sich eine Krankheit auf oberflächlichem Niveau, und es treten noch keine Komplikationen auf. Die äußeren Pathogene dringen zuerst durch die Haut ein. In diesem Stadium ist eine Krankheit leicht zu kurieren. Aber heutzutage sind alle Krankheiten als schwere Krankheiten anzusehen, weil sie unentdeckt bis zum Endstadium fortschreiten. Warum gelingt es den Ärzten nicht, eine Krankheit auszumachen, bevor sie überhaupt auftritt, und sie zu behandeln, bevor sie eine Chance hat, sich zu manifestieren? Nicht einmal Ärzten, die die Prinzipien der Behandlung beherrschen, die Verwandte des Kranken sind und dessen Stimme tagtäglich hören und seine Gesichtsfarbe tagtäglich sehen, sind dazu in der Lage. Warum?»

Qi Bo antwortete: «Dies sagt uns einiges über die Kompetenz heutiger Ärzte. Ein guter Heiler kann sich nicht nur auf seine Fertigkeiten verlassen. Er muß auch über die rechte Einstellung, über Aufrichtigkeit, Mitgefühl und Verantwortungsbewußtsein verfügen. Der Patient muß seines Körpers gewahr sein, um Zeichen und Symptome eines Ungleichgewichts erkennen zu können, denn nur dann ist er in der Lage, zum frühestmöglichen Zeitpunkt Hilfe zu suchen. Besteht Übereinstimmung zwischen Arzt und Patient, wird die Krankheit nicht länger bestehen bleiben, geschweige denn ihr Endstadium erreichen.»

Huangdi sagte darauf: «Einige krankheitsauslösende Faktoren dringen nicht durch die Haut in den Körper ein, sondern rühren von einem Yang-Defizit der fünf Zang-Organe her. Herrscht ein Yang-Mangel, kann das Qi den Fluß des Wassers nicht vorantreiben. So bleibt Wasser in der Haut zurück und ruft ein Ödem hervor. Ist das Yang der fünf Zang erschöpft, profitiert das Yin davon und überschwemmt den ganzen Körper. Die Gliedmaßen schwellen dann beträchtlich an, und auch im Rumpf sammelt sich Wasser. Wie kann man diesem Problem begegnen?»

Qi Bo antwortete: «Bei der Behandlung von Unausgewogenheiten im Wasserhaushalt muß man den Schweregrad der Erkrankung und die betroffene Stelle berücksichtigen. Das generelle Prinzip besagt, daß der Qi-Fluß gefördert und die Stagnation beseitigt werden muß. Außerdem muß der Überschuß an Wasser durch entwässernde Mittel abgeleitet werden. Zuallererst muß der Kranke Körperübungen ausführen und die Gliedmaßen bewegen, damit das Yang-Qi wieder in Fluß geraten kann. Dann muß der Patient sich warm halten, um zu verhindern, daß das Yang-Qi an die Oberfläche des Körpers strömt, um den Körper zu schützen. Anschließend kann man dann Akupunktur anwenden, um den Fluß des Yang-Qi in den Leitbahnen neuerlich zu stimulieren. So wird der Wasserhaushalt wieder reguliert, und der Körper findet langsam zu seiner ursprünglichen Form zurück.

In diesem Stadium sind entwässernde und schweißtreibende Techniken angezeigt. Gleichzeitig können wir das Qi auch mit Kräutern stärken. Dadurch kann das Yang-Qi der fünf Zang-Organe wieder sein normales Niveau erreichen und frei zirkulieren, was wiederum den Wasserhaushalt normalisiert und krankheitsauslösende Faktoren beseitigt. So finden Yin und Yang wieder zu ihrem Gleichgewicht.»

Huangdi sagte: «Habt vielen Dank.»

15 Die Lehren der Jadetafel

Huangdi fragte: «Ich habe gehört, daß die Methode des *Kuiduo qiheng*, der Bestimmung des Krankhaften und des Normalen, auf vielfältige Weise angewandt werden kann. Wie sollte man sie am besten nutzen?»

Qi Bo antwortete: «Im allgemeinen dient Kuiduo dazu, die Schwere und Tiefe einer Krankheit abzuschätzen. Qiheng dient dazu, die Natur einer Krankheit zu bestimmen. Laßt mich dies aus der Perspektive der klinischen Anwendung erklären.

Wir beginnen mit der Gesichtsfarbe, der Konstitution und den Pulsen. Wenn wir die fünf Nuancen des Teints und die Veränderungen in den Pulsen betrachten, dann wollen wir feststellen, ob Shen, der Geist, oder Qi überhaupt vorhanden sind. Qi und Blut des menschlichen Körpers sind wie die vier Jahreszeiten: Sie fließen und bewegen sich ununterbrochen vorwärts. Fließen sie in die entgegengesetzte Richtung, dann gibt es keine Hoffnung auf Leben. Dies ist ein äußerst wichtiges Prinzip. Wenn wir lediglich die Pulse ertasten und die Färbung des Teints betrachten, dann ist das so gesehen recht oberflächlich. Was wir dabei aber tatsächlich suchen, ist Shen und Qi. Die Bedeutung der fünf Farben kommt in verschiedenen Bereichen des Gesichts zum Ausdruck. Aus der relativen Intensität der Farbe – blaß oder kräftig – können wir auf die Eigenschaften der Krankheit schließen. Blasse, helle Farben zeigen zum Beispiel an, daß sich die Krankheit noch im Anfangsstadium befindet. Mit entsprechender Ernährung und Kräuterabsuden ist der Patient nach zehn Tagen wiederhergestellt. Bei kräftigen Farben ist die Krankheit bereits ernst. Nun müssen starke Kräuter zum Einsatz kommen, und der Genesungsprozeß kann durchaus 21 Tage in Anspruch nehmen. Ist die Farbe sehr kräftig, dann ist der Zustand sehr ernst. Nun müssen wir Kräuterweine verabreichen, und es wird 100 Tage dauern, bis sich ein Erfolg einstellt. Ist das Gesicht ausgemergelt und Shen wie ausgetrocknet, wird der Patient in 100 Tagen sterben. Ist der Puls kurz und schnell und das Yang-Qi am Zusammenbrechen, wird er ebenfalls sterben. Bei fiebrigen Erkrankungen mit extremem Mangel an antipathogenem Qi wird der Patient gleichfalls sterben.

Laßt uns nun die Veränderungen der Gesichtsfarbe besprechen. Solche Veränderungen müssen wir sehr genau beobachten. Wandert die Farbe aufwärts, wird dies als ‹rebellierend› gewertet. Wandert die Farbe abwärts, bewegt sie sich in heilender Richtung. Erscheint die abnormale Farbe bei Frauen auf der rechten Seite, dann gilt dies als rebellierend. Erscheint sie auf der linken Seite, ist es ein günstiges Zeichen. Bei Männern verhält es sich genau umgekehrt. Wandern die Farben bei einem Mann von rechts nach links – bei einer Frau in entgegengesetzter Richtung –, dann weist dies auf ein extremes Ungleichgewicht von Yin und Yang hin; es ist ein sehr schlechtes Zeichen, und wir müssen die Technik des Kuiduo qiheng einsetzen, um die Tiefe der Krankheit abzuschätzen und die Symptome zu differenzieren. Dann muß der Zustand mit den entsprechenden Maßnahmen korrigiert werden, oder der Patient wird sterben.»

Qi Bo fuhr fort: «Der Puls gibt uns Auskunft über den Kampf zwischen Körper und krankheitsauslösendem Faktor. Ist der Puls unregelmäßig, wissen wir, daß das Pathogen stark und das antipathogene Qi geschwächt ist. Das kann auch auf ein Bi/Gelenkschmerzen-Syndrom hinweisen, wie es bei arthritischen Zuständen vorkommt, oder auf ein Bi-Syndrom, bei dem man nicht mehr gehen kann und das dann auftritt, wenn Hitze und Kälte im Körper miteinander kämpfen. Fühlen wir, daß der Puls *gujue* oder ‹verlassen› ist, dann ist das Yang-Qi erschöpft. Ist der Puls schwach und leer und leidet der Patient gleichzeitig an Durchfall, sind das Yin und das Blut in Mitleidenschaft gezogen. Im allgemeinen erlaubt ein ‹verlassener› Puls nur eine schlechte Prognose. Ist der Puls nur schwach und leer, kann der Patient gerettet werden.

Wenn wir bei der Diagnose die Methode des Qiheng benützen, um uns ein differenziertes Bild zu verschaffen, beginnen wir mit dem Taiyin-Puls an der Speichenschlagader. Hier erkennen wir, welche Beziehung zu den vier Jahreszeiten und den fünf Elementen besteht. Merken wir, daß der Puls im Frühling einen herbstlichen Charakter hat, wenn er also oberflächlich statt drahtig ist, oder stellen wir im Sommer einen sinkenden Puls anstatt eines überflutenden fest, dann wissen wir, daß die fünf Elementarphasen aus der Balance geraten sind. Wir sprechen dann von Rebellion, und das ist kein gutes Zeichen. Fließt der Puls in seinem natürlichen Zyklus, sehen wir also in einer Jahreszeit den der unmittelbar folgenden – zum Beispiel einen herbstlichen Puls im Sommer –, dann kann der Zustand geheilt werden. Die Beziehung zwischen den acht Winden und den vier Jahreszeiten, der Übergang von einer Jahreszeit zur anderen, entscheidet über die normalen Pulse im Körper.

Herrscht Unordnung unter den vier Jahreszeiten, können wir uns dies bei der Diagnose nicht zunutze machen. Wer dies wirklich versteht, vermag das Prinzip des Kuiduo qiheng zu verstehen.»

16 Die diagnostische Bedeutung des Kollapses der Leitbahnen

Huangdi fragte: «Was ist das Wesentliche bei der klinischen Untersuchung?»

Qi Bo antwortete: «Das wichtigste Element in der klinischen Diagnose ist das Wissen um die Beziehung zwischen Himmel, Erde und Mensch. Im Februar und März, also im zweiten und dritten Monat des chinesischen Mondkalenders, beginnt zum Beispiel das Qi des Himmels emporzusteigen und das Qi der Erde zu keimen. Im menschlichen Körper ist das Qi vor allem in der Leber lokalisiert. Im dritten und vierten Mondmonat, also im April und Mai, hat das Qi des Himmels fast seine Fülle erreicht, das Qi der Erde beginnt sich zu verfestigen. Das Qi befindet sich jetzt vor allem in der Milz. Im fünften und sechsten Mondmonat, im Juni und Juli, erreicht das Qi des Himmels seine größte Fülle, und das Qi der Erde beginnt nun emporzusteigen. Im Körper steigt das Qi in den Kopf. Im siebten und achten Mondmonat, im August und September, setzt die Wende ein. Das Qi des Himmels steigt ab und zerstreut sich, während das Qi der Erde sich konsolidiert. Das Qi befindet sich jetzt in der Lunge. Im neunten und zehnten Monat, im Oktober und November, hält das Qi des Himmels still, während das Qi der Erde seine Fülle erlangt und sich vertieft. Nun tritt Frost auf. An diesem Punkt befindet sich das Qi im Herzen. Im elften und zwölften Monat, im Dezember und Januar, schläft das Qi des Himmels, das Qi der Erde ist vollkommen kristallisiert und fest. Das Qi befindet sich nun in der Niere.

Das Qi des Körpers fließt in Einklang mit den Wandlungen von

Himmel und Erde. Deswegen ist es bei einer Akupunkturbehandlung im Frühling angezeigt, die Shu-Punkte zu nadeln, wobei man sie bluten lassen sollte. Bei einer schweren Krankheit sollten die Nadeln länger im Körper bleiben, damit sich das Qi verteilen kann. Ist die Krankheit oberflächlich oder weniger schwer, sollte man das Qi durch alle Meridiane des Körpers zirkulieren lassen, bevor man die Nadeln wieder entfernt. Dazu braucht es ungefähr 30 Minuten. Im Sommer sollte man die Punkte ebenfalls bluten lassen, aber diesmal vorzugsweise die oberflächlichen *Luo*/Passagepunkte. Laßt die Blutung von selbst aufhören, und wartet, bis die Energie einmal durch den ganzen Körper geflossen ist. So können Schmerzen gelindert werden. Im Herbst sollte man die Haut sehr oberflächlich nadeln und dabei den Muskelsträngen folgen. Dies trifft auf die obere und die untere Hälfte des Körpers zu. Erkennt man, daß Shen, Qi und Gesichtsfarbe sich wieder normalisieren, sollte man die Nadeln entfernen. Im Winter kann man die Nadeln tief einführen. Bei einer schweren Krankheit sollte man vertikal und tief nadeln, bis man fast auf den Knochen trifft. In weniger schweren Fällen können wir die Nadeln seitlich hin- und herbewegen oder zusätzliche Nadeln langsam in Punkte neben dem Hauptpunkt einführen. Das sind die je nach Jahreszeit differierenden Behandlungsmethoden.

Da das Qi im menschlichen Körper in Einklang mit dem Qi von Himmel und Erde fließt, muß man sich bei der Behandlung ganz präzise nach der Lokalisierung des Qi richten.

Nadelt man im Frühling versehentlich den Sommer-Abschnitt, verletzt man das Herz-Qi, und der Puls wird unregelmäßig und schwach. Dadurch wird der Patient anfälliger für krankheitsauslösende Einflüsse, die tiefer in den Körper, bis in Knochen und Mark, eindringen und das Herz-Feuer schwächen können. Da Feuer Erde produziert, wirkt sich das in Symptomen wie Appetitmangel und Lethargie aus. Nadelt man im Frühling versehentlich den Herbst-Abschnitt und schädigt man damit das Lungen-Qi, zeigt sich das in Krämpfen in den Sehnen und rebellierendem Qi, in Husten und Atemnot. Der bösartige Einfluß kann dann direkt die Lungen angreifen und schweren Husten hervorrufen, der mitunter einen chronischen, unheilbaren Verlauf nimmt. Dadurch wird das Leber-Qi verletzt, und man erschrickt leicht. Sobald die Lunge geschwächt ist, neigt man zu Traurigkeit und Kummer. Nadelt man im Frühling versehentlich den Winter-Abschnitt, schädigt man die Niere, worauf das Pathogen direkt in die tiefgelegenen Zang-Organe eindringen kann. Das ruft Stagnation, Blähung und Fülle hervor, und die Heilungsaussichten stehen schlecht. Das Leber-Qi wird geschwächt, und der Patient redet unablässig.

Nadelt man im Sommer versehentlich den Frühlings-Abschnitt, wird das Leber-Qi weiter geschwächt, was eine Schwäche der Muskeln und Sehnen hervorruft. Nadelt man im Sommer versehentlich den Herbst-Abschnitt und verletzt das Lungen-Qi, führt dies zu Stimmverlust. Metall ist nicht in der Lage, Wasser zu erzeugen und die Niere zu nähren. Das ruft im Patienten die Angst hervor, festgenommen zu werden. Nadelt man im Sommer versehentlich den Winter-Abschnitt, schädigt man das Nieren-Qi und schwächt Jing, die Essenz. Nun kann Wasser nicht genügend Holz erzeugen, wodurch die Leber in Zorn und Ärger aufflammt. Nadelt man im Herbst versehentlich den Frühlings-Abschnitt, verletzt man das Leber-Qi, das Blut steigt in den Kopf, was zu Rastlosigkeit und emotionaler Instabilität führt. Nadelt man im Herbst versehentlich den Sommer-Abschnitt, dann verletzt man das Herz-Qi. So kann das Herz-Feuer keine Erde erzeugen, und der Patient leidet an gesteigertem Schlafbedürfnis und exzessivem Träumen. Nadelt man im Herbst den Winter-Abschnitt, erschöpft sich die Niere. Sie verliert ihre Speicherfähigkeit, und Blut und Qi zerstreuen sich. Deswegen wird der Patient von einem Kältegefühl geplagt.

Nadelt man im Winter versehentlich den Frühlings-Abschnitt, wird das Leber-Qi geschädigt. Es entsteht ein Mangel an Leber-Qi, und Hun findet keine Bleibe. Der Patient ist müde und lethargisch und kann doch nicht schlafen. Nadelt man im Winter versehentlich den Sommer-Abschnitt, wird das Herz-Qi gestört. So wird das Qi der Pulse und Gefäße gemindert, das Pathogen kann angreifen und ein Bi-Syndrom oder arthritische Zustände hervorrufen. Nadelt man im Winter versehentlich den Herbst-

Abschnitt, wird die Lunge verletzt. Es kommt zu einer Störung des Wasserhaushalts, und man ist ständig durstig.

Diese Szenarien zeigen, wie wichtig es ist, eine Behandlung in Einklang mit den Veränderungen in der Energie im Universum vorzunehmen. Eine angemessene Behandlung wird einen Zustand nicht verschlechtern, sondern versuchen, den Normalzustand wiederherzustellen.

Wird die Brust- und Bauchgegend genadelt, muß man extrem vorsichtig sein, um nicht die Organe zu verletzen. Verletzt man zum Beispiel das Herz, dann stirbt der Patient in weniger als 30 Minuten. Verletzt man die Milz, stirbt der Patient in fünf Tagen. Verletzt man die Nieren, stirbt er in einer Woche. Verletzt man die Lunge, dann stirbt der Patient in fünf Tagen. Verletzt man das Zwerchfell, wird der Patient nicht unmittelbar sterben, aber er wird leiden und nicht mehr länger als ein Jahr leben. Deswegen ist es so wichtig, die Lage der inneren Organe genau zu kennen, denn nur so kann man ihnen ausweichen. Nadelt man Brust oder Bauch, sei es empfohlen, das Gebiet zuerst mit einem dicken Baumwolltuch abzudecken und dann durch das Tuch hindurch zu nadeln. In diesem Bereich muß man mit einer tiefen Nadelung vorsichtig sein. Darüber hinaus muß der Akupunkteur selbst still werden, sich konzentrieren und eine ruhige Umgebung für den Patienten schaffen. Das Qi des Arztes sollte in harmonischer Verbindung mit dem des Patienten stehen, denn dadurch können Zwischenfälle vermieden werden. Akupunktiert man entzündete Stellen oder Abszesse, kann man direkt die entsprechende Stelle stechen und die Nadeln bewegen, so daß der Eiter evakuiert werden kann. Nadelt man einen auf einer Leitbahn liegenden Punkt, sollte man die Nadel jedoch nicht in Bewegung setzen. Das sind allgemeine Prinzipien der Akupunktur.»

Huangdi fragte: «Könnt Ihr mir erklären, was passiert, wenn das Qi in den zwölf Leitbahnen vor dem Zusammenbruch steht?»

Qi Bo antwortete: «Ist die Energie im Taiyang/Blasen- und Dünndarm-Meridian erschöpft, leidet der Patient an Steifheit im Rücken, Gliederzuckungen, Blässe und spontanem Schwitzen. Hört das Schwitzen auf, stirbt der Patient.

Bricht der Shaoyang/Gallenblasen- und Sanjiao-Meridian zusammen, wird der Patient taub, und alle Gelenke und Knochen werden schlaff und verrenkt. Die Augen starren geradeaus und sind unbeweglich. In eineinhalb Tagen stellt sich der Tod ein. In der Todesstunde wird das Gesicht zuerst grün, dann weiß. Bricht der Yangming/Magen- und Dickdarm-Meridian zusammen, leidet der Patient an Gesichtslähmung und in der Folge an Delirium und einem gelben Gesicht. Schwellungen und Muskelspasmen treten entlang der Yangming-Meridiane der Arme und Beine auf. Die Muskeln werden zuerst taub, dann steif und schließlich unbeweglich. Ist die Shaoyin/Nieren- und Herz-Leitbahn erschöpft, färbt sich das Gesicht des Kranken schwarz. Das Zahnfleisch geht zurück, die Zähne werden schwarz. Der Bauch bläht sich auf und wird hart, der Patient hat Atemschwierigkeiten, seufzt, rülpst und erbricht sich. Beim Erbrechen rebelliert das Qi und steigt hinauf ins Gesicht, was zu Röte führt. Steigt das Qi nicht hinauf ins Gesicht, stagniert es, und das Gesicht färbt sich schwarz. In diesem Fall wird das Gesicht stumpf und trocknet aus. Kurz danach tritt der Tod ein. Kollabiert der Jueyin/Leber- und Perikard-Meridian, hat der Patient im Brustkorb ein fiebriges Gefühl, seine Kehle ist trocken, er verspürt häufigen Harndrang, ist unruhig und reizbar. Nach und nach wird die Zunge steif und unbeweglich. Bei Männern retrahiert der Hodensack. Unmittelbar danach kommt es zum Tod. Das sind die Symptome, die auftreten, wenn sich die Energie in den zwölf Meridianen erschöpft.»

17 Die Methoden der Pulstastung

Huangdi fragte Qi Bo: «Könnt Ihr die Methoden des Pulstastens erläutern?»

Qi Bo antwortete: «Die beste Zeit, den Puls zu untersuchen, ist *Pingdan*, die Stunde, in der sich Yin und Yang kreuzen, um Mitternacht. Aber realistischerweise ist der frühe Morgen ein guter Zeitpunkt, so wie man die Grundtemperatur des Körpers am besten gleich nach dem Aufstehen mißt. Zu dieser Zeit hat man noch nicht gearbeitet, das Yin-Qi ist noch nicht gestört, das Yang-Qi hat sich noch nicht zerstreut. Man hat noch keine Nahrung zu sich genommen, die Energie in Leitbahnen und Nebenleitbahnen ist noch ausgeglichen, das Qi fließt gleichmäßig, und der Fluß von Qi und Blut ist noch nicht gestört.

Gleichzeitig mit der Pulsuntersuchung sollte man auch Shen, der sich im Augenglanz des Patienten ausdrückt, sowie die Gesichtsfarbe betrachten, um den Zustand der fünf Zang-Organe abschätzen zu können. Kombiniert ein Arzt diese verschiedenen Methoden, kann er Leben oder Tod eines Patienten feststellen.

Der Puls ist dort, wo das Blut fließt und sich versammelt; es wird vom Qi mobilisiert. Ist der Puls lang, zirkuliert das Qi harmonisch. Ist der Puls kurz, besteht eine Störung auf dem Niveau des Qi. Ist der Puls schnell, ist das Herz von einer Krankheit befallen. Ist der Puls groß, gewinnt ein krankheitsauslösender Faktor an Einfluß. Ist der Puls auf der oberflächlichsten Ebene stark und übermäßig, rebelliert das Qi nach oben. Ist der Puls auf der tiefsten Ebene stark und übermäßig, stagniert das Qi im Inneren des Körpers. Ist der Puls rauh, ist das Qi erschöpft. Bei diesem Puls kann man die Systole, aber kaum die Diastole erspüren. Ist der Puls fadenförmig und klein, dann besteht ein Qi-Mangel. Ist der Puls unregelmäßig, sind Herzschmerzen vorhanden. Tritt der Puls wie eine sprudelnde Quelle hervor, verschlimmert sich die Krankheit, und die Prognose ist ungünstig. Ist der Puls anfangs schwach, wird er aber plötzlich drahtig, dann ist dies ein Anzeichen des Todes.

Ist die Gesichtsfarbe rot, dann muß man zwischen einem feuchten Rot und einem glanzlosen Rot unterscheiden. Die normale Farbe sollte einem Seidentuch ähneln, in das Zinnober eingewickelt ist. Ein weißes Gesicht sollte glänzend sein wie Gänsefedern, nicht wie Salz. Ein grünes Gesicht sollte wie Jade und nicht blaugrün mit dunklem Einschlag sein. Ein gelbes Gesicht sollte einem Seidentuch ähneln, in das *Xionghuan*, also Realgar, eingewickelt ist, das Gelb sollte nicht schmutzig wie der Gelbe Fluß sein. Ein schwarzes Gesicht sollte wie schwarzer Lack, nicht wie Asche im Grab sein. Wenn also die fünf Gesichtsfarben die falsche Qualität aufweisen, hat der Mensch nicht mehr lange zu leben. Gesunde Organe zeigen sich in einem gesunden Glanz. Ohne diesen Ausdruck der fünf Farben verläßt Jing, die Essenz, die Organe und drängt an die Oberfläche. Die Färbung des Teint liefert dem Arzt die Grundlage für eine Prognose. Ein glänzender Teint weist auf einen besseren Zustand hin als stumpfe Farben. Aber selbst ein glänzender Teint darf nicht offensichtlich sein. Ist er offensichtlich, können selbst gesunde Farben eine extreme Folge anzeigen. Die Augen lassen erkennen, ob Jing reichlich vorhanden ist oder nicht. Wenn die Funktion der Augen nachläßt, ist das Jing erschöpft.

Jedes der fünf Zang-Organe hat eine besondere Funktion.

Herrscht Fülle im Bauch, dann ist das Qi der Zang-Organe in Fülle, und es tritt Atemnot auf, die normalerweise von Angst begleitet ist. Die Stimme ist nicht klar. Das weist auf einen durch Feuchtigkeit gestörten mittleren Erwärmer hin. Ist die Stimme schwach und stotternd, dann spricht man von *Zhengsheng* oder unbewußtem Sprechen. In diesem Fall ist das Zhengqi, das rechte Qi, erschöpft. Ist der Patient rastlos und wirft er sich im Delirium herum, spricht man von *Zhanyu* oder Brabbeln im Delirium, was auf einen gestörten, verletzten Geist hinweist. Sind Eingeweide und Magen nicht mehr imstande, Nahrung und Flüssigkeit zu speichern, und kommt es zu Durchfall, sind die Pforten des Hauses nicht verschlossen. Bei Harninkontinenz kann die Blase nicht speichern und hat die Kontrolle über die unreinen Flüssigkeiten verloren. Die oben beschriebenen Störungen lassen sich beheben, wenn die fünf Zang-Organe ihre normale Funktion wiedererlangen. Ist das nicht möglich, werden sich die Symptome verschlimmern und es wird schließlich der Tod eintreten.

Ein Patient könnte zwar mit diesen Krankheiten leben, aber letztendlich wird er sterben, wenn sie nicht kuriert werden. Deswegen heißt es, daß unkontrollierte Darmbewegungen und Inkontinenzerscheinungen ein sehr ernstes Problem darstellen.

Die fünf außergewöhnlichen Paläste sind die strukturelle Grundlage für einen gesunden, starken Körper. Der Kopf ist der Palast von Jing, der Essenz. Hält der Kranke den Kopf gesenkt und kann er ihn nicht mehr heben, sind seine Augen eingefallen und glanzlos, ist das ein Hinweis auf eine Erschöpfung von Jing und Shen.

Der Rücken ist der Palast des Brustkorbs. Ist der Körper gekrümmt und bucklig, mit hängenden Schultern, dann ist das Qi des Brustkorbs erschöpft. Der untere Rücken, die Lendengegend, ist der Palast der Niere. Verliert man die Beweglichkeit in diesem Bereich, dann ist das ein Zeichen dafür, daß die Niere vor dem Kollaps steht oder zumindest ein Degenerationsprozeß eingesetzt hat. Die Knie sind der Palast der Sehnen. Kann der Patient die Knie nicht mehr normal beugen oder strecken oder muß er, um sich bewegen zu können, überkompensieren, zeigt dies einen Verfall der Sehnen an. Die Knochen sind der Palast des Markes. Ist es einem nicht möglich, sich längere Zeit sicher auf den Beinen zu halten, oder ist der Gang schwankend, so sind die Knochen erschöpft. Finden die fünf Paläste zu ihrer normalen Funktion zurück, dann kann der Mensch seine alte Kraft wiedererlangen und geheilt werden. Gelingt dies nicht, schreitet die Krankheit voran und es kommt zum Tod.»

Qi Bo fuhr fort: «Man unterscheidet vier jahreszeitliche Pulse. Im Frühling ist der Puls von Natur aus gespannt; im Sommer ist er voll, im Herbst oberflächlich und im Winter sinkend. Ist der Puls jedoch groß, dann herrscht ein übermäßiger pathogener Faktor. Ist der Puls klein, dann ist das antipathogene Qi unzureichend. In einem Zustand des Yang-Überschusses sollte der Puls groß und oberflächlich sein. Ist er klein und fadenförmig, dann herrscht ein extremer Überschuß an pathogenem Qi. Im Fall eines Yin-Überschusses hingegen sollte der Puls fadenförmig und klein sein; wenn wir aber einen überflutenden, großen Puls fühlen, bedeutet dies, daß das antipathogene Qi sich rapide auflöst. Dieses Phänomen heißt Guange: Das Yang kann nicht durchdringen, das Yin kann sich nicht ausdehnen. Das ist ein Zeichen dafür, daß Yin und Yang steckengeblieben sind und einander nicht stützen können.»

Huangdi fragte: «Könnt Ihr die Pulse der vier Jahreszeiten erklären? Wie kommt es, daß man durch das Tasten der Pulse einen krankheitsauslösenden Faktor lokalisieren, sein Fortschreiten erkennen und feststellen kann, ob er sich an der Oberfläche oder im Innern des Körpers befindet? Könnt Ihr dies in allen Einzelheiten erläutern?»

Qi Bo antwortete: «Die Zyklen von Himmel und Erde spiegeln sich in den ständig in der Natur stattfindenden Wandlungen wider. Nehmt das Beispiel der jahreszeitlich bedingten Wetterschwankungen: Die langsame Erwärmung im Frühling bringt die glühende Hitze des Sommers hervor, die Kühle des Herbstes erzeugt die strenge Kälte des Winters. Jeder Organismus in der Natur paßt sich diesen jahreszeitlichen Zyklen an: Sprießen im Frühling, Wachstum und Entwicklung im Sommer, Reifen und Ernten im Herbst und Speichern und Überwintern im Winter. Der menschliche Puls entspricht diesen Veränderungen. Im Frühling reflektiert der Puls die Natur und wird ein bißchen drahtig oder rund. Im Sommer wird er breiter und überflutend, im Herbst kommt er an die Oberfläche, und im Winter sinkt er ins Innere ab. Von Anfang an, also vom ersten Tag des Winters an, wächst das Yang-Qi der Natur über 45 Tage hinweg allmählich an, das Yin-Qi hingegen nimmt ab. Und ab dem ersten Tag des Sommers nimmt das Yin-Qi 45 Tage lang zu, während das Yang-Qi abzunehmen beginnt. Das ist das natürliche Gesetz von Yin und Yang, die einander ergänzen: Das eine steigt auf, das andere steigt ab. So spiegeln sie den Wandel der Jahreszeiten.

Die Pulse folgen ebenfalls diesem universellen Gesetz der Natur, dem Wandel der Yin- und Yang-Energie. Geht diese Entsprechung verloren, nehmen sie pathologischen Charakter an. Durch die Pulsanalyse können wir eine Krankheit lokalisieren. Gelingt es uns dann festzustellen, ob in den Organen Überschuß oder Mangel herrscht, können wir den Krankheitsverlauf voraussehen. Der Schlüssel dazu liegt in den subtilen Veränderungen und Differenzierungen der Pulse, denn sie erlauben es, die weitere Entwicklung vorherzusehen. Um eine wirksame Behandlung durchführen zu können, muß man die wesentlichen Grundlagen beherrschen: die Prinzipien von Yin und Yang und die Zyklen der fünf Elemente, die vier jahreszeitlichen Energiefaktoren, die Prinzipien des Tonisierens und Sedierens zum rechten Augenblick und mit der rechten Intensität sowie den Rhythmus der Jahreszeiten. Damit dies gelingt, müssen Mensch und Natur eine Einheit bilden. Stimme, Gesichtsfarbe und Pulse sollten gemeinsam das Gleichgewicht von Yin und Yang, der fünf Elemente und der jahreszeitlichen Veränderungen in der Natur widerspiegeln.

Bei der Pulstastung existiert eine spezielle Methode, an die man sich halten sollte. Zuerst muß man seinen Geist beruhigen und sein Erkenntnisvermögen schärfen. Gleichzeitig muß man die normalen Pulse kennen, wie sie während der Jahreszeiten vorkommen.

Im Frühling ist der Puls leicht drahtig, wie die Kräuselung der Wellen, die ein im Wasser schwimmender Fisch hervorruft. Im Sommer ist der Puls überflutend und erscheint auf Hautniveau sehr groß. Er ähnelt den sich aufbäumenden Wellen im Ozean. Im Herbst liegt der Puls direkt unter der Haut, er fühlt sich an wie Insekten, die ihre Behausung für den Winter vorbereiten. Im Winter ist der Puls tief und nah am Knochen, wie ein Tier, das sich zum Winterschlaf in seine Höhle zurückzieht. Bei einer Unausgewogenheit im Innern des Körpers sollte man den Puls auf der tiefsten Ebene untersuchen. Aber man muß ihn vom normalen Winterpuls unterscheiden. Bei einer oberflächlichen oder äußeren Krankheit muß man die tiefe und die oberflächliche

Ebene vergleichen, denn nur so kann man den Puls vom normalen Frühlingspuls unterscheiden. Das sind die sechs Aspekte der Pulsuntersuchung in Hinblick auf die vier Jahreszeiten sowie innen und außen.»

Hier schweifte Qi Bo vom Thema ab, um eine andere diagnostische Hilfe zu beschreiben: «Träume können uns helfen, die Krankheit eines Menschen zu diagnostizieren. Träumt man davon, voller Angst ein großes Wasser zu überqueren, so weist dies auf einen Yin-Überschuß hin. Träumt man von Feuer und Flammen, ist das ein Indiz für einen Yang-Überschuß. Träumt man davon, sich mit einer anderen Person in gegenseitige Zerstörung einzulassen, sind sowohl Yin als auch Yang übermäßig. Träumt man zu fliegen, weist das auf einen Überschuß im Unterkörper hin. Träumt man, anderen Nahrung zu geben, weist das auf Nahrungsretention hin. Träumt man davon, nach Eßbarem zu suchen, so besteht eine Leere im mittleren Jiao. Träumt man von Zornesausbrüchen, ist das ein Zeichen für einen Leber-Überschuß. Träumt man von Tränen, herrscht Überschuß in der Lunge. Träumt man von Menschenmengen, läßt das kurze Würmer vermuten. Träumt man von Kämpfen in einer Menschenmenge, ist das ein Hinweis auf lange Würmer. Alle diese Träume werden von Zähneknirschen und einem Jucken in der Aftergegend begleitet.»

Qi Bo fuhr fort: «Ist der Herzpuls schnell und voll, ist das ein Symptom dafür, daß übermäßige Hitze Jin und Ye, die Körperflüssigkeiten, erschöpft. Da sich das Herz zur Zunge hin öffnet, ist die Zunge verkürzt, der Patient ist nicht imstande zu sprechen. Ist der Herzpuls langsam und schwach, ist das ein Anzeichen dafür, daß das pathogene Qi an Intensität verliert, aber Jin und Ye noch nicht wiederhergestellt sind. Erst wenn sie sich wieder erholt haben, ist eine Genesung möglich. Ist der Lungenpuls schnell und voll, ist das ein Zeichen dafür, daß übermäßige Hitze den Lungenmeridian verletzt hat, so daß Blut austritt, der Patient hustet also zum Beispiel Blut. Ist der Lungenpuls langsam und schwach, kann das Lungen-Qi die Körperflüssigkeiten Jin und Ye nicht halten. Es kommt dann zu spontanen Schweißausbrüchen. In diesem Fall darf man keine schweißtreibenden Mittel anwenden. Ist der Leberpuls schnell und voll, ist das Gesicht oft grünlich verfärbt. Ist das nicht der Fall, weist dies auf ein Trauma und einen Blutstau unter den Rippen hin, was zu Atemnot durch blockierendes Lungen-Qi führen kann. Ist der Lungenpuls langsam und schwach, das Gesicht jedoch feucht und glänzend wie Wasser, dann sollte man an eine Wasserretention tief im Innern des Körpers denken. Ursache dafür kann übermäßiges Trinken aus Durst sein, wodurch das Wasser über Magen und Eingeweide hinausfließt.

Ist der Magenpuls schnell und voll und das Gesicht rot, dann brennt das Magenfeuer. Da die Magen-Leitbahn entlang dem Oberschenkel verläuft, hat der Patient das Gefühl, der Oberschenkelknochen sei gebrochen. Ist der Magenpuls langsam und schwach, herrscht ein Mangel an Magen-Qi, wodurch der Magen die Nahrung nicht zersetzen und reifen lassen kann. Dann wird die Nahrung zurückgehalten, was wiederum Stagnation und Schmerzen hervorruft. Ist der Milzpuls schnell und voll und das Gesicht gelblich, ist das im allgemeinen ein Indiz für übermäßige Feuchtigkeit und Hitze, die die umwandelnde Funktion der Milz behindern. Ist der Milzpuls langsam und schwach und der Teint matt, so deutet das darauf hin, daß das Milz-Yang unzureichend ist und das Wasser nicht mehr regulieren kann. Das Wasser fließt dann abwärts, sammelt sich in den Beinen und Füßen und bildet ein Ödem. Ist der Nierenpuls schnell und voll und das Gesicht gelb mit einem Hauch von Rot, dann hat feuchte Hitze die Niere geschädigt. Da der untere Rücken der Palast der Niere ist, werden dort Schmerzen auftreten; der Patient hat das Gefühl, er sei gebrochen. Ist der Nierenpuls langsam und schwach, ist das ein Zeichen für eine Erschöpfung von Jing und Blut. Da die Nieren die Quelle der vorgeburtlichen Essenz sind, ist es schwierig, wieder zu genesen, sollten sich Jing und Blut in der Niere erschöpfen.»

Huangdi fragte: «Was bedeutet ein gespannter, schneller Puls im Herzbereich?»

Qi Bo antwortete: «Es handelt sich um *Xinshan*, eine Herzhernie. In diesem Fall tritt der Unterbauch hervor, und es bildet sich eine Art Klumpen.»

Huangdi fragte weiter: «Wie kommt es dazu?»

Qi Bo erwiderte: «Das Herz liefert Feuer, es entspricht dem Dünndarm. In diesem Fall hat Kälte das Herz attackiert und auf das mit ihr gekoppelte Organ übergegriffen. Dort verdichtet sie sich und bildet einen Klumpen.»

Dann fragte Huangdi: «Nach welchen Zeichen sucht man beim Tasten des Magenpulses?»

Qi Bo antwortete: «Ist der Magenpuls voll oder übermäßig, dann herrscht eine Stagnation, die zu einer Blähung des Oberbauches führt. Ist der Magenpuls schwach, besteht ein Defizit an Magen-Qi, und der Patient kann Nahrung nicht verarbeiten, was sich als Durchfall auswirkt.»

Huangdi fragte: «Was passiert eigentlich exakt, wenn ein krankheitsauslösender Faktor in den menschlichen Körper eintritt?»

Qi Bo erwiderte: «Wenn ein Wind ein Pathogen mit sich trägt, greift dieses die Haut an. Man leidet dann an Fieber und Frösteln. Handelt es sich um ein Hitze-Pathogen, wird man eine Erschöpfung des mittleren Jiao feststellen können. Das Pathogen wandert dann weiter in den Yangming-Meridian, wo es großen Puls, großes Fieber, großes Schwitzen und großen Durst hervorruft. Rebelliert das Qi nach oben und stört es den Kopf, kann das zu Ohnmacht führen. Greift der Wind immer wieder den Magen an, verursacht er chronischen Durchfall. Wenn der Wind in den Leitbahnen stagniert, entwickelt sich ein *Lifeng* genannter Zustand, eine in den Leitbahnen wohnende Kälte. Das bedeutet Lepra. Da sich aber die Manifestationen der krankheitsauslösenden Faktoren ständig wandeln, können wir nur einige Beispiele anführen. Es ist unmöglich, sie alle zu erläutern.»

Huangdi fuhr fort: «Wie steht es mit den verschiedenen Problemen auf Muskel- und Skelettebene, zum Beispiel mit den Erkrankungen von Sehnen und Knochen? Wie kommt es zu Schwellungen und Abszessen?»

Qi Bo antwortete: «Normalerweise werden solche Erkrankungen durch mit Wind kombinierte Kälte hervorgerufen.»

Huangdi fragte: «Wie behandelt man diese Erkrankungen?»

Qi Bo erwiderte: «Diese Zustände rühren meist von abnormalen Wetterumschwüngen her. Man sollte bei diesen Problemen den Prinzipien von Yin und Yang folgen. Einfach gesagt: Wärme das Kalte, trockne das Feuchte, und kühle die Hitze.»

Huangdi fragte: «Manche Krankheiten werden direkt von einer Störung der Zang-Organe verursacht. Wie erkennt man, ob es sich um einen akuten oder einen chronischen Zustand handelt?»

Qi Bo antwortete: «Das ist eine gute Frage. Man braucht nur Puls und Teint des Patienten zu betrachten. Ist der Puls zum Beispiel schwach oder klein, der Teint aber noch normal, weist das auf einen akuten Zustand oder eine eben erst aufgetretene Krankheit hin. Ist der Puls jedoch normal, aber die Gesichtsfarbe verändert, handelt es sich um einen chronischen Zustand. Bei abnormalem Puls und abnormaler Gesichtsfarbe liegt ein chronischer Zustand vor. Sind Puls und Teint normal, befindet sich die Krankheit im frühen Anfangsstadium. Sind Nieren- und Leberpuls tief und drahtig und ist der Teint stumpf und rot, ist das im allgemeinen ein Indiz für einen akuten, schweren Anfall, der Leitbahnen und Blut geschädigt und blockiert hat. In diesem Fall kommt es zu einer generellen Schwellung und Blutstagnation.»

Qi Bo fuhr fort: «Wenn der Arzt Zeige-, Mittel- und Ringfinger auf das Handgelenk legt, um die Feinheiten der Pulsmuster zu erspüren, muß man drei verschiedene Positionen unterscheiden: *Cun* befindet sich direkt am Handgelenk, *Guan* am Griffelfortsatz der Speiche und *Chi* hinter Guan. Alle drei liegen auf der Speichenschlagader.»

Qi Bo fuhr fort: «Die beiden Positionen von Chi entsprechen der Gegend unterhalb der Rippen. Auf tiefer Ebene umfassen sie die Nieren, auf oberflächlicher Ebene den Bauch. Die linke Guan-Position entspricht auf tiefer Ebene der Leber, auf oberflächlicher Ebene dem Zwerchfell. Die Cun-Position des linken Handgelenks entspricht auf tiefer Ebene dem Herzen, auf oberflächlicher Ebene dem Perikard. Die Cun-Position am rechten Handgelenk entspricht auf tiefer Ebene der Lunge, auf oberflächlicher Ebene dem Brustkorb. Die rechte Guan-Position entspricht auf tiefer Ebene dem Magen und auf oberflächlicherer Ebene der Milz. So können wir also sagen, daß die Cun-Positionen im allgemeinen den Brustkorb widerspiegeln, die Guan-Position den

Bereich von Oberbauch bis Bauch und die Chi-Position den Bereich vom Bauch bis zu den Füßen.»

Qi Bo erklärte: «Ist der Puls voll und übermäßig, dann besteht ein Mangel an Yin-Flüssigkeiten und ein Überschuß an Yang, also eine übermäßige Hitze im Innern. Ein Puls, der schnell ankommt, aber langsam geht, bei dem also der systolische Puls schnell und der diastolische langsam ist, weist auf einen Überschuß im oberen Jiao und auf einen Mangel im unteren Jiao hin. Das Qi hat nach oben rebelliert und kann Bewußtlosigkeit hervorrufen. Bei umgekehrtem Puls, bei dem der systolische langsam und der diastolische schnell ist, liegt ein Defizit im oberen und ein Überschuß im unteren Jiao vor. Das ist ein Zeichen für eine Windattacke, Lifeng oder Lepra genannt.

Bei tiefem, fadenförmigem und schnellem Puls herrscht ein Mangel an Nieren-Yin mit aufsteigendem Yang. Ist der Puls tief, fadenförmig, schnell und zerstreut, besteht ein Yin-Mangel; ein äußerer, Fieber und Frösteln hervorrufender Faktor ist eingedrungen. Ist der Puls oberflächlich und zerstreuend, ist das Yin in hohem Maße erschöpft, während das Yang auf der Oberfläche treibt. In diesem Fall kommt es zu Schwindelgefühl, Ohnmacht oder Bewußtlosigkeit. Ist der Puls oberflächlich und unbewegt, dann wird der Patient Fieber bekommen. Das Pathogen befindet sich dann in den drei Yang-Meridianen des Fußes. Bei oberflächlichem, bewegtem Puls befindet sich das Pathogen in den drei Yang-Meridianen der Hand. Ist der Puls fadenförmig und tief, weist dies auf eine ihrer Natur nach innere Krankheit hin, die von Gelenkschmerzen begleitet sein kann. In diesem Fall sitzt das Pathogen in den drei Yin-Meridianen der Hand. Bei fadenförmigem, tiefem und unbewegtem Puls befindet sich das Pathogen in den Yin-Meridianen des Fußes. Bei einem schnellen Puls, der regelmäßige Unterbrechungen aufweist, die wir ‹regelmäßig unregelmäßig› nennen, handelt es sich um eine Yang-Krankheit, bei der Durchfall oder Eiter und Blut im Stuhl auftritt.

Die meisten Varianten übermäßigen Pulses mit rauher Charakteristik sind ein Zeichen dafür, daß das Pathogen die Yang-Ebene geschädigt hat, wobei das Yang-Qi aber noch in reichlichem Maße vorhanden ist. Ein schlüpfriger Puls deutet auf ein Pathogen hin, das die Yin-Ebene geschädigt hat, wobei das Yin-Qi aber noch in reichlichem Maße vorhanden ist. Ist das Yang-Qi noch ausreichend, wird der Körper heiß oder fiebrig, aber der Patient schwitzt nicht. Ist das Yin-Qi noch ausreichend, kommt es zu Frösteln, begleitet von Schweißausbrüchen. Sind weder Yin- noch Yang-Qi ernsthaft geschädigt, kommt es zu Frösteln ohne Schweißausbrüche. Vermutet man das Pathogen im Äußeren, ist der Puls aber tief statt oberflächlich, ist das ein Hinweis darauf, daß die Störung in Wirklichkeit innerer Natur ist und vielleicht eine Stagnation in Oberbauch oder Bauch vorliegt. Wenn umgekehrt die Symptome und Zeichen auf eine innere Störung schließen lassen, der Puls aber oberflächlich statt tief ist, handelt es sich tatsächlich um einen äußeren Zustand, und zwar um einen Hitzezustand. Vermutet man eine Störung in der oberen Körperhälfte, ist aber der untere Puls relativ schwach, dann besteht ein Überschuß in der oberen und ein Defizit in der unteren Hälfte. Der Patient wird in diesem Fall Kälte und Schwäche im unteren Rückenbereich und in den Beinen verspüren. Vermutet man eine Störung in der unteren Körperhälfte, ist aber der untere Puls übermäßig, während der obere Puls einen Mangel aufweist, dann ist das Yang so schwer, daß es nicht emporsteigen kann, und der Patient leidet an Kopf- und Nackenschmerzen.»

Qi Bo schloß seine Unterweisung mit folgenden Worten: «Was ist ein tiefer Puls? Ein tiefer Puls ist ein Puls, der sich überhaupt erst auf der Ebene des Knochens ertasten läßt. Das rührt von einem Qi-Defizit innerhalb der Pulse her, wobei auch der Blutfluß geschwächt ist. In diesem Fall ertastet man möglicherweise auch einen rauhen Puls. Ein rauher und tiefer Puls ist ein Zeichen für einen extremen Mangel und für eine Störung der Blutzirkulation. Der Patient leidet dabei an Rückenschmerzen, Steifheit des ganzen Körpers, er hat Schwierigkeiten beim Gehen und ist in seiner Beweglichkeit eingeschränkt.»

18 Pulsanalyse

Huangdi fragte: «Welche Art von Puls findet man bei einem gesunden Menschen?»

Qi Bo antwortete: «Bei einem normalen, gesunden Individuum kommen zwei Pulsschläge auf ein Einatmen und zwei auf ein Ausatmen. Auf einen vollkommenen Atemzug, der aus Einatmen und Ausatmen besteht, kommen also vier Pulsschläge. Manchmal sind auch fünf Schläge pro Atemzug als normal anzusehen, je nach der Lungenkapazität des Betreffenden.

Beim Ertasten des Pulses sollte man diesen in Relation zum Atem des Patienten setzen, sofern der Patient sich in normaler Verfassung befindet. Weist der Puls jedoch mehr als fünf Schläge pro Atemzug auf, ist er als abnormal anzusehen. In diesem Fall sollte der Arzt den Puls in Relation zu seinem eigenen Atem untersuchen. Bei nur zwei Schlägen pro Atemzug besteht ein Qi-Mangel. Kommen bei einem Patienten drei Schläge auf einen Atemzug, sind diese aber schnell und der Patient reizbar oder ist die Haut an der Chi-Position warm, dann liegt eine fiebrige Erkrankung vor. Ist die Haut nicht warm und der Puls schlüpfrig, dann besteht ein Windzustand. Bei rauhem Puls ist von einem Bi-Zustand auszugehen. Zählt man pro Ausatmung vier oder mehr Pulsschläge, dann ist dies ein Zeichen des Todes. Kommt der Puls nicht an, ist das ebenfalls ein Zeichen des Todes. Das gleiche gilt für einen Puls, der einmal schnell, einmal langsam ist.

Die Basis eines gesunden Pulses ist der Magen. Der Puls reflektiert das Magen-Qi. Erspürt man einen Puls leicht, fehlt ihm aber das Magen-Qi, steht es schlecht um den Patienten.

Im Frühling ist ein drahtiger Puls normal. Aber er sollte die gemäßigte Stärke und die sanfte Geschwindigkeit des Magen-Qi aufweisen. Dominiert das Drahtige, befindet sich die Leber im Ungleichgewicht. Ist der Puls nur drahtig, fehlt ihm aber das Magen-Qi, so bedeutet das den Tod. Existiert das Magen-Qi im Puls, ist aber auch eine oberflächliche, leichte Qualität spürbar, wird der Patient bis zum Herbst erkranken. Dominiert der oberflächliche Puls, wird die Krankheit schneller akut und früher ausbrechen. Im Frühling sollte die Leber das Qi der fünf Zang-Organe verteilen; außerdem ist sie auch dafür verantwortlich, jenes Qi einzusammeln, das die Sehnen nährt.

Im Sommer sollte der Puls wie eine Flut sein, aber immer mit der sanften, weichen Komponente des Magen-Qi. Dominiert der überflutende Aspekt, läßt das auf Schwierigkeiten mit dem Herzen schließen. Ertasten wir nur den überflutenden Puls, fehlt also das Magen-Qi, kommt es zum Tod. Fühlt sich der Puls an, als würde er wie ein Stein im Sommer sinken, ist das ein Hinweis darauf, daß im Winter eine Krankheit ausbrechen wird. Dominiert der sinkende, schwere Puls, dann erkrankt der Patient sofort.

Im Spätsommer sollten wir normalerweise einen weichen Puls mit Magen-Qi feststellen. Bei übermäßig nachgiebigem und weichem Puls und schwachem Magen-Qi ist die Milz erkrankt. Bei einem unterbrochenen Puls, dem das Magen-Qi fehlt, sind die Aussichten schlecht. Ist der Puls tief, sinkend und wie ein Stein, aber auch schwach, wird sich die Krankheit schnell manifestieren. Im Spätsommer läuft das Qi der fünf Zang-Organe in der Milz zusammen. Dadurch kann die Milz Fleisch und Muskeln ernähren. Stellen wir im Herbst einen oberflächlichen, haarähnlichen Puls mit geringem Magen-Qi fest, ist die Lunge krank. Fehlt das Magen-Qi, wird der Patient sterben. Weist ein oberflächlicher Puls eine drahtige Komponente auf, erkrankt man im Frühling. Dominiert das Drahtige, erkrankt man sofort. Im Herbst läuft die Energie der Zang-Organe in der Lunge zusammen. Dadurch kann die Lunge die Ying- und Weiqi, die nährende und die Abwehr-Energie, leichter zerstreuen und durch den ganzen Körper transportieren. Der Winterpuls ist ein tiefer, steiniger Puls. Fehlt ihm das entsprechende Magen-Qi, ist das ein Hinweis auf eine Nierenerkrankung. Fehlt das Magen-Qi ganz und gar, wird der Patient sterben. Tritt ein sinkender Puls kombiniert mit einem oberflächlichen Puls auf, wird der Patient im folgenden Sommer erkranken. Dominiert die oberflächliche Qualität, erkrankt der Patient sofort. Im Winter ist das Qi der fünf Zang-Organe in der Niere gespeichert, so daß die Niere Knochen und Mark schützen kann.

Die große Nebenleitbahn des Magen-Meridians heißt *Shuli*. Sie verläuft vom Magen über das Zwerchfell und verbindet sich mit der Lunge. Ihren Puls kann man unter der linken Brust fühlen. Dort liegt die Wurzel des Puls-Qi. Pulsiert es schnell und stark, überspringt aber einen Schlag, dann liegt die Krankheit in *Shangzhong* (KG 17) im Brustkorb. Ist der Puls rauh und seitlich versetzt, ist das ein Indiz für eine Stagnation. Kann der Arzt dieses Puls-Qi überhaupt nicht ertasten, stirbt der Patient; kann man den Puls durch die Kleider hindurch wahrnehmen, fließt das Wurzel-Qi aus.

Will man den Puls an der Speichenschlagader ertasten, muß man wissen, wie man die Finger am Cun-Puls anlegen muß. Ist der Puls hier kurz, dann mangelt es an Yang-Qi, was sich in Kopfschmerzen äußert. Ist der Puls lang, besteht ein Yin-Mangel, und man wird Schmerzen in den Füßen oder Fersen haben. Ist der Puls hier erregt und voll, dann besteht ein Yang-Überschuß, begleitet von Schmerzen im Schulterblatt. Ist der Puls hart und voll, deutet das auf einen Yin-Überschuß und eine innere Krankheit hin. Ist der Puls oberflächlich und voll, dann liegt eine an der Oberfläche lokalisierte Yang-Erkrankung vor. Ist der Puls sinkend und zart und kann man ihn nur auf tiefer Ebene ertasten, ist die Erkrankung innerlich. Meist ist sie auf eine Hitze- oder Kältestagnation im Bauch zurückzuführen, die eine ‹Kugel› bildet. Ist der Puls sinkend, mit einer Tendenz, sich über die ganze Weite des Handgelenks zu bewegen, dann koaguliert das Yin-Qi, und es kommt zu einer Stagnation unter den Rippen, eventuell auch zu Bauchschmerzen. Ist der Puls sinkend und eilig, herrschen gleichzeitig Kälte und Hitze im Körper.»

Qi Bo fuhr fort: «Betrachtet man den Puls im allgemeinen, ohne eine bestimmte Position zu berücksichtigen, dann ist ein kleiner, zerbrechlicher und rauher Puls ein Zeichen für chronische, durch einen Mangel hervorgerufene Krankheiten. Ist der Puls voll, schlüpfrig und hart, dann ist die Erkrankung *yang* und äußerlich. Ist der Puls klein, voll und hart, ist sie *yin* und innerlich. Ist der Puls oberflächlich, schlüpfrig und schnell, dann handelt es sich um eine akute Überschuß-Erkrankung. Ist der Puls drahtig und schnell, dann ist es ein Leberpuls, und es kann eine Hernie oder Stagnation im Unterbauch vorliegen. Bei sehr schlüpfrigem Puls handelt es sich um eine Yang-Erkrankung, bei der auch Wind mitspielt. Bei einem rauhen Puls liegt eine Yin-Erkrankung vor, die von einem Bi-Syndrom oder arthritischen Erscheinungen begleitet wird. Ist der Puls langsam und schlüpfrig, handelt es sich um eine Milzerkrankung, bei der Hitze den mittleren Jiao angreift. Ist der Puls voll und gespannt, kämpfen Yin und Yang miteinander und der Patient leidet wahrscheinlich an Blähungen. Entspricht der Puls dem Erscheinungsbild der Krankheit, kann diese leicht kuriert werden. Im gegenteiligen Fall ist die Lage problematischer. Stimmt der Puls mit den vier Jahreszeiten überein, besteht keinerlei Gefahr. Steht der Puls aber im Gegensatz zur entsprechenden Jahreszeit und folgt er nicht dem normalen Verlauf des Wandels, ist die Situation ernst.

Sind am Arm zahlreiche Blutgefäße sichtbar, so bedeutet das Blutdefizit oder Blutverlust. Ist der Puls in der Chi-Position an der Speichenschlagader am Handgelenk langsam, der allgemeine Puls aber rauh, besteht ein Mangel an Qi und Blut und der Patient neigt zu Schläfrigkeit. Bei vollem Puls ist Feuer im Körper, vielleicht kommt es auch zu übermäßigen Blutungen. Stellt man an der Chi-Position einen rauhen Puls fest, ist er aber sonst schlüpfrig, dann besteht ein Überschuß an Yang-Qi im Inneren, was zu reichlichem Schwitzen führt. Ist die Haut über der Chi-Position kühl und der Puls dünn, dann steckt die Kälte im Innern und der Patient leidet unter Umständen an Durchfall. Ist der Puls groß und dick und die Haut über der Chi-Position warm, dann herrscht Hitze in der Mitte. Erscheint der *Zhengzangmai* – der Puls, der den Verfall der Energie der Eingeweide anzeigt, also ein verfallender Leberpuls –, wird man am *Gengxin*-Tag des Energiekalenders sterben. Tritt der verfallende Puls des Herzens auf, stirbt man am *Rengui*-Tag. Erscheint der verfallende Puls der Milz, stirbt man am *Jiayi*-Tag. Erscheint der verfallende Puls der Lunge, stirbt man am *Bingding*-Tag. Tritt der verfallende Puls der Nieren auf, stirbt man am *Wuji*-Tag. Dieses Wissen basiert auf einem energetischen Kalender, auf den ich später noch genauer eingehen werde. Die eben erwähnten Zeiten entsprechen den Organsystemen, wodurch die Gestirne ihren Einfluß geltend machen sollen.

Ist der Puls an der Halsschlagader schnell und von Atemnot und Husten begleitet, dann ist eine Wasserdisharmonie im Spiel. Sind die Augen geschwollen und treten sie hervor, ist das ebenfalls ein Anzeichen für eine Wasser-Erkrankung. Ist der Urin dunkelgelb mit einem rötlichen Schimmer und leidet der Patient an gesteigertem Schlafbedürfnis, liegt vielleicht eine Gelbsucht vor. Ist die Lederhaut des Auges gelb verfärbt, ist das ebenfalls ein Zeichen für Gelbsucht, genauso wie Hunger unmittelbar nach dem Essen ein Indiz für eine Spielart von Gelbsucht darstellt. Ein geschwollenes Gesicht ist ein Zeichen für Wind-Wasser-Krankheit. Geschwollene Füße und Knöchel sind Zeichen eines Wasserrückstaus.

Ist bei Frauen der Shaoyin-Puls der Hand oder der Herzpuls auffallend, zeigt dies eine Schwangerschaft an. Pulse, die der ihnen zugeordneten Jahreszeit zuwiderlaufen, sind ‹rebellische› Pulse. Bei einer Wind-Hitze-Erkrankung sollte der Puls oberflächlich, schnell und reizbar sein. Ist er statt dessen sinkend und unbeweglich, handelt es sich um einen rebellierenden Puls. Bei Durchfall und Blutungen sollte der Puls leer sein, ist er statt dessen aber voll, ist er rebellierend. Ist der Puls bei einer inneren Überschuß-Krankheit leer, spricht man ebenfalls von einem rebellierenden Puls. Auch wenn der Puls bei einer äußeren Erkrankung hart und rauh ist, rebelliert er. Erkrankungen, bei denen ein rebellierender Puls auftritt, sind schwer zu behandeln.

Die Quelle der Lebenskraft ist die Nahrung. Hört man auf, zu essen oder zu trinken, stirbt man. Ohne Nahrung und Flüssigkeit ist das Magen-Qi im Puls nicht spürbar. Der Mangel an Magen-Qi in den Pulsen ist normalerweise ein Anzeichen des Todes. Was ist mit Mangel an Magen-Qi gemeint? In diesem Fall fühlt der Arzt nur den verfallenden Puls, es fehlt die sanfte Stärke des Magen-Qi. Der verfallende Puls der Leber ist zum Beispiel leicht drahtig, aber kraftlos. Der verfallende Puls der Nieren sollte leicht sinkend, aber nicht wirklich sinkend sein.

Ein Taiyang-Zustand sollte mit einem langen, überflutenden Puls einhergehen. Bei einem Shaoyang-Zustand sollte der Puls unregelmäßig und abwechselnd schnell und langsam oder abwechselnd lang und kurz sein. Bei einem Yangming-Zustand ist der Puls oberflächlich, groß und kurz.

Normalerweise ist der Herz-Puls wie eine Perlenschnur, er fließt kontinuierlich unter den Fingerspitzen. Kommen die Perlen schnell und ohne Rhythmus und scheinen sie die Spur zu verlassen, dann liegt eine Herzstörung vor. Ist die Pulswelle am Anfang gekrümmt und am Ende gerade und fehlt es ihr an Weichheit, dann spricht man vom Todespuls des Herzens.

Der normale Lungenpuls ist leicht, oberflächlich und weich; er ist weder schnell noch langsam. Er ähnelt einem vom Baum fallenden Blatt. Fließt der Puls nicht vor und zurück, wie das fallende Blatt, dann handelt es sich um einen pathologischen Lungenpuls. Ist die Pulswelle wie ein auf der Wasseroberfläche treibender wurzelloser Gegenstand, dann ist es der Todespuls der Lunge.

Der normale Leberpuls fühlt sich an wie das Ende eines Bambusstabes, er ist elastisch. Ist er schlüpfrig und voll, wie der harte Bambusstab, dann handelt es sich um einen pathologischen Leberpuls. Erscheint er wie ein neuer Bogen, gespannt und fest, dann ist es der Todespuls der Leber.

Der normale Milzpuls ist weich, harmonisch und rhythmisch, wie die den Boden berührenden Füße eines langsam dahinschreitenden Huhns. Ist der Puls voll und schnell, wie ein die Füße vom Boden hebendes Huhn, dann handelt es sich um einen pathologischen Milzpuls. Erscheint die Pulswelle scharf und hart wie der Schnabel oder die Klauen eines Vogels oder wie unregelmäßig von einem Dach herabfallende Tropfen, wie abwärts fließendes Wasser, das nie mehr wiederkehrt, dann ist es der Todespuls der Milz.

Der normale Nierenpuls fühlt sich rund, glatt und schlüpfrig an, mit leicht sinkender Tendenz. Erscheint die Pulswelle wie ein kletternder Weinstock und ist sie hart statt weich und rund, dann weist das auf eine Unausgewogenheit in der Niere hin. Erinnert der Puls an zwei um etwas streitende Menschen, als würden sie Tau ziehen, ist er also unvorhersehbar, hart, sprunghaft, voller Spannung und hart wie Marmor, dann handelt es sich um den Todespuls der Niere.»

19 Jahreszeitliche Schwankungen und Abnormalitäten des Pulses

Huangdi fragte: «Könnte Ihr den normalen und den abnormalen Puls der einzelnen Jahreszeiten beschreiben?»

Qi Bo antwortete: «Im Frühling sollte der Puls leicht drahtig sein. Er ist sanft, leicht, ein wenig hohl und schlüpfrig, gerade, aber lang. Der Sommerpuls sollte wie eine Flut sein. Er entspricht dem Herzen. Beim Ankommen ist er voll, beim Weggehen wird er leichter. Der Herbstpuls sollte leicht oberflächlich sein. Beim Ankommen ist er leicht und nicht stark, beim Weggehen ist er schnell und zerstreut sich. Der Winterpuls sollte schwer wie ein Stein sein. Beim Ankommen sinkt er und greift nach dem Finger.

Entspricht der Puls der Jahreszeit nicht dem oben Beschriebenen, ist er pathologisch. Ein starker, voller Frühlingspuls, ein beim Ankommen und Weggehen starker und kräftiger Sommerpuls, ein oberflächlicher, weicher Herbstpuls, der auf mittlerer Ebene hart und auf oberflächlicher und tiefer Ebene hohl ist, ein Winterpuls, der hart und elastisch wie eine Schleuder ist – das alles sind Pulse, die Überschuß-Zustände anzeigen und in erster Linie das Äußere des Körpers in Mitleidenschaft ziehen. Ein winziger Frühlingspuls, ein Sommerpuls, der beim Ankommen nicht stark, beim Weggehen aber stark ist, ein sanfter, oberflächlicher und winziger Herbstpuls, ein leerer, schneller Winterpuls – das alles sind Pulse, die Defizit-Zustände anzeigen, die in erster Linie das Innere schädigen.

Bei einer Fülle des Frühlingspulses leidet man an Gedächtnislücken, Benommenheit und Schwindel. Bei einem Mangel hat man Schmerzen im Brustkorb, die bis in den Rücken ausstrahlen. Die Flanken sind voll und gebläht. Bei einem übermäßigen Sommerpuls kommt es zu Fieber und Schmerzen in der Haut, und es bilden sich Furunkel, Abszesse und andere Hauterkrankungen. Bei einem Mangel ist man irritiert und ängstlich, man leidet an Herzklopfen und übermäßigem Speichelfluß, was einen Kollaps des Yang-Qi in der unteren Körperhälfte nach sich zieht. Dies wiederum führt zu Durchfall, Samenfluß und ähnlichem. Ein übermäßiger Herbstpuls ruft Atembeschwerden und Rückenschmerzen sowie Fülle und Schmerzen im Rumpf hervor. Ein Mangel ist begleitet von Kurzatmigkeit, Asthma, Husten und Bluthusten, außerdem von Atemgeräuschen aus der Kehle. Ein übermäßiger Winterpuls führt zu Energiemangel, zu Konzentrationsschwäche und Schwäche von Körper und Gliedern, zu Schmerzen in den Knochen und Wirbeln, zu seichtem Atem, schwacher Stimme und einem Unwillen zu sprechen. Bei einem Mangel fühlt man sich in der Herzgegend leer und hohl, man verspürt Heißhunger und ein Gurgeln im Bauch und Kälte unterhalb der Rippen, als würde man im Wasser sitzen, man leidet an Wirbelschmerzen, einem geblähten Bauch und Schmerzen beim Harnlassen.

Der normale Puls des Spätsommers, der dem Element Erde entspricht, ist nicht aufs erste zu erkennen. Ist dieser Puls übermäßig, fühlt er sich wie Wasser an, das in alle Richtungen zerstiebt. Das weist auf eine Krankheit im Äußeren hin und manifestiert sich in einer Unbeweglichkeit der Gliedmaßen. Besteht ein Mangel, fühlt er sich scharf und hart an wie der Schnabel eines futterpickenden Vogels. Das bedeutet, daß die Krankheit in der Mitte liegt, weder innen noch außen. Der Patient hat das Gefühl, alle neun Körperöffnungen wären verstopft, und der Körper selbst ist schwer, die Zunge steif.»

Qi Bo fuhr fort: «Es gibt auch ein Krankheitsmuster, das wir die abnormale Übertragung des pathogenen Qi nennen, was vor allem in Fällen eines Übermaßes vorkommt. In dieser abnormalen Sequenz wurde die Krankheit, die sich im ‹Mutter›-Organ manifestiert, vom ‹Sohn› des ihr entsprechenden Elements übertragen. Zum Beispiel wird das pathogene Qi des Herzens vom

Sohn des Feuers, der Milz beziehungsweise der Erde, übertragen. Da nun ein Übermaß im Herzen besteht, transferiert sich dessen pathogenes Qi auf jenes Element, das es kontrolliert, also auf Metall beziehungsweise die Lunge. Ist die Lunge krank, überträgt sich ihr Qi auf jenes Element, das Metall kontrolliert, also auf Holz beziehungsweise die Leber. Da bei jenem Element, das von Holz kontrolliert wird, nämlich Erde, schon ein Überschuß besteht, ‹beleidigt› Holz seine Mutter, nämlich Wasser beziehungsweise die Niere. Erreicht diese Sequenz den Punkt, an dem alle fünf Organe betroffen sind, steht der Tod bevor.» (Eine andere Möglichkeit, diesen Kreislauf zu beschreiben, wäre: Die sich als Atherosklerose manifestierende Herzkrankheit wird vom durch Milz-Feuchtigkeit bedingten Cholesterin hervorgerufen. Die Herzkrankheit kann ein Lungenödem entstehen lassen, das zu Atembeschwerden führt, die ihrerseits auf die Leber zurückwirken, und zwar in Form einer Hypertonie in der Pfortvene. Aus diesem Bluthochdruck resultiert dann Nierenversagen.)

«Dieses Übertragungsmuster kann auf jedes der Zang-Organe angewendet werden. Ist die Milz das Mutterorgan, sagen wir, daß das pathogene Qi vom Sohn, der Lunge, gekommen ist. Die Milz überträgt die Krankheit auf die Niere, die Niere auf das Herz und das Herz auf die Leber, woraufhin der Tod eintritt. Ist die Lunge das Mutterorgan, dann stammt das pathogene Qi vom Sohn, der Niere. Von der Lunge greift die Krankheit auf die Leber, dann auf die Milz und letztendlich auf das Herz über, woraufhin der Patient stirbt. Ist die Niere das Mutterorgan, dann wurde das pathogene Qi anfangs vom Sohn, der Leber, übertragen. In diesem Fall fließt die Energie weiter zu Herz und Lunge und kulminiert in der Milz. Es gibt zahlreiche klinische Beispiele, die diese Sequenzen belegen.

Wenn also eine Krankheit ein kritisches Stadium erreicht, muß sie im Sohn ihren Ausgangspunkt haben und anschließend auf jenes Element übertragen werden, das vom Mutterorgan kontrolliert wird. Man könnte das den rebellierenden, abnormalen Transformationszyklus nennen. Von praktischer Bedeutung ist er bei der Behandlung schwerer Erkrankungen. Wir können die Zeit des Todes voraussagen, wenn wir den Biorhythmus des Körpers kennen. Zum Beispiel entspricht die Zeit um Mitternacht der Leber, also dem Element Holz; der frühe Morgen entspricht der Lunge, dem Element Metall; die Zeit knapp vor Mittag entspricht dem Herzen, dem Element Feuer; der Nachmittag der Milz, dem Element Erde, und die Zeit vor Mitternacht der Niere, dem Element Wasser. Wenn wir diese abnormale Sequenz verstehen, können wir erkennen, wo wir eingreifen müssen, um den Krankheitszyklus zu durchbrechen und den Tod zu verhindern.»

Huangdi sagte: «Die fünf Zang-Organe sind also aufs engste miteinander verbunden, sie kommunizieren untereinander und hängen voneinander ab. Außerdem folgen die Veränderungen und Übertragungslinien der krankheitsauslösenden Faktoren einer speziellen Ordnung. Wenn also jedes der fünf Zang-Organe erkrankt, überträgt es oft das bösartige Qi auf jenes Element, das es kontrolliert. In solchen Fällen muß die Krankheit rechtzeitig behandelt werden, denn sonst hat der Kranke nur mehr eine maximale Lebenserwartung von drei bis sechs Monaten. Sobald einmal die Krankheit alle fünf Organe auf diesem abnormalen Weg erreicht hat, tritt der Tod ein. Gelingt es, die drei Yang-Kanäle zu unterscheiden, kann man herausfinden, von welchem die Krankheit ihren Ausgang genommen hat. Gelingt es, die drei Yin-Kanäle zu unterscheiden, kann man den Zeitpunkt des Todes voraussagen.»

Qi Bo erklärte weiter: «Der Wind rangiert unter allen sechs krankheitsauslösenden Faktoren an erster Stelle. Oft wird er der Anführer der Rebellion genannt. Dringt Wind-Kälte in den Körper ein, sträuben sich die Haare, die Poren verschließen sich, und es tritt Fieber auf. Man sollte schweißtreibende Mittel anwenden, um ein Schwitzen zu provozieren und das Pathogen zu eliminieren. Dringt Wind-Kälte in die Haupt- und Nebenleitbahnen ein, kommt es zu Taubheitsgefühl, Lähmungen oder Steifheit und Schmerzen. Dagegen wirken heiße Packungen, Moxabehandlungen und Akupunktur, denn sie können die Wind-Kälte zerstreuen. Wird das Pathogen nicht rechtzeitig abgefangen, greift es auf die Lunge über und ruft Lungen-Bi hervor, eine Blockade der Lungen, die zu Husten und Atemnot führt. Ist die Behandlung nicht wirksam oder wird sie nicht richtig durchgeführt, greift das Pathogen von der Lunge auf die Leber über. Dann kommt es dort zu Leber-Bi, einer Blockade der Leber, die mit Schmerzen in den Flanken und Erbrechen einhergeht. In diesem Fall ist Massage oder Akupunktur angesagt. Bleiben diese Maßnahmen wirkungslos, greift das Pathogen von der Leber auf die Milz über, wodurch Milz-Wind entsteht, der sich in Gelbsucht, einem Brennen im Bauch, Unruhe und spärlichem, dunklem Urin manifestiert. Dagegen helfen Massage, Kräuter oder Bäder. Bleiben auch diese Maßnahmen wirkungslos, greift die Krankheit von der Milz auf die Nieren über. Dann spricht man von *Shanjia* oder ‹Bruch-Kugeln›. Dabei treten im Unterbauch Brennen, Schmerzen und Blähungen auf, und der Urin ist weiß und trübe. Diese Symptome nennt man auch *Guzhang*, durch Parasiten hervorgerufene Ansammlungen von Gasen im Bauch. Jetzt sind Massage und Kräuter angezeigt. Bleibt die Behandlung weiterhin erfolglos, überträgt sich die Krankheit nun von der Niere auf das Herz. Dadurch kommt es zu Spasmen und Kontraktionen in den Gliedmaßen. Dann spricht man von *Chibing* oder spastischen Sehnen. Moxabehandlung und Kräuter schaffen Linderung. Bleibt jedoch auch dies wirkungslos, stirbt der Patient innerhalb von zehn Tagen. Gelangt aber das Pathogen von der Niere in das Herz und wieder zurück in die Lunge, wobei Frösteln und Fieber auftritt, dann stirbt der Patient innerhalb von drei Tagen. Das ist die Reihenfolge, in der Krankheiten nach der Überwindungssequenz der fünf Elemente übertragen werden.

Ein Beispiel wäre eine Erkältung, die sich zu einer Bronchitis oder einer Lungenentzündung auswächst und eine Wasserretention in der Lunge bewirkt. Blut sammelt sich dann in der Leber an, was sich auf Milz und Magen auswirkt. Das wäre Erde-Defizit, Wasser-Überfluß, Feuer-Schwächung, Herz-Versagen und schließlich eine Vergrößerung des ursprünglichen Problems.»

Qi Bo fuhr mit seiner Unterweisung fort: «Eine unvermittelt auftretende Krankheit muß nicht unbedingt dem Hervorbringungszyklus der fünf Elemente folgen, vor allem dann nicht, wenn es sich um eine emotionale Störung handelt. Sorge, Angst, Traurigkeit, Erregung und Zorn folgen oft nicht dem Hervorbringungszyklus und resultieren in einer schweren Störung.

Übermäßige Erregung verletzt das Herz. Bei Leere im Herzen überkontrolliert die Nieren-Energie. Bei Zorn gerät die Leber in Überschuß und greift auf die Milz über. Sorge bewirkt, daß die Lunge die Leber überkontrolliert. Angst schwächt die Niere und bewirkt, daß die Milz die Nieren überkontrolliert. Übermäßige Traurigkeit ruft einen Mangel des Lungen-Qi hervor und läßt das Herz dominieren. Das alles sind durch emotionale Extreme hervorgerufene Krankheiten, die nicht dem typischen Hervorbringungszyklus, sondern dem Überwindungszyklus folgen. In alten Zeiten pflegte man zu sagen, es gebe zwar nur fünf elementare Krankheiten, aber 25 Variationen.

Wenn die größeren Knochen hohl und brüchig werden, wenn die großen Muskeln verkümmern, wenn die Brust von schwerem Atem erfüllt ist, erwartet man, daß der Patient innerhalb von sechs Monaten stirbt. In diesem Fall sollte man den Puls der Lunge tasten, um das noch verbliebene wahre Qi aufzuspüren, denn dadurch kann man den Todestag vorhersagen. Wenn der Kranke zusätzlich zu den obengenannten Zeichen Schmerzen im Brustkorb verspürt, die in die Schultern ausstrahlen, kann das ein Zeichen dafür sein, daß er innerhalb eines Monats sterben wird. In diesem Fall sollte man den verfallenden Herzpuls ertasten. Kommen außerdem noch Fieber und Auszehrung des ganzen Körpers dazu, dann tasten wir den Milzpuls, um den verfallenden Puls der Milz zu finden. Unter solchen Umständen wird der Tod innerhalb von zehn Tagen eintreten. Wenn unabhängig davon die Knochen degenerieren, das Fleisch einsinkt, das Mark sich erschöpft, die Bewegungen denen eines alten Menschen ähneln, wir aber keinen verfallenden Nierenpuls entdecken können, kann der Patient noch bis zu einem Jahr leben. Ist jedoch ein verfallender Nierenpuls vorhanden, dann tritt der Tod schnell ein. Bei Bauchschmerzen, einem Völlegefühl in der Oberbauchgegend und Schmerzen im oberen Schulterbereich, bei Fieber, eingesunkenen Augen, unscharfem Sehen oder Blindheit sollten wir versuchen, den verfallenden Leberpuls zu ertasten. In diesem Fall kann der Tod ganz plötzlich eintreten. Der Patient, der sich noch sein Sehvermögen hat bewahren können, wird so lange leben, bis Blindheit eintritt.

Wird eine Krankheit von einem äußeren Faktor hervorgerufen, stagniert plötzlich der Qi-Fluß in den fünf Zang-Organen und bleibt auf Dauer blockiert. Das kommt bei traumatischen Verletzungen wie zum Beispiel einem Fall aus großer Höhe oder bei Ertrinken vor. Hier können wir die Todesstunde nicht vorhersagen. Wird der Puls jedoch schwach oder ist es einem nicht mehr möglich, ihn richtig zu ertasten, oder ist der Puls für eine kurze Zeit sehr schnell, dann wird der Patient sterben, auch wenn er physisch nicht verfällt.

Vielleicht sollten wir die verfallenden Zang-Pulse definieren. Der verfallende Puls der Leber fühlt sich beim Ankommen an, als würde man gegen eine Messerklinge drücken, er ist so gespannt, als würde man die Saite eines Instruments niederdrücken. Das Gesicht wird grün, blaß oder glanzlos, die Körperhaare welken und fallen aus. Dieser Puls bedeutet den Tod.

Der verfallende Puls des Herzens ist kurz, rund und fest wie ein Weizenkorn. Der Teint ist dunkel, rot und glanzlos. Welken die Körperhaare und fallen sie aus, bedeutet das ebenfalls den Tod.

Der verfallende Puls der Lunge ist leicht wie eine Feder auf der Haut. Das Gesicht ist blaß, rot und glanzlos. Auch in diesem Fall sind die Körperhaare welk und fallen aus. Dies ist ein Anzeichen des bevorstehenden Todes.

Der verfallende Puls der Nieren ist hart wie Marmor, aber zerbrechlich, wie ein Seil, das zu zerreißen droht. Das Gesicht ist gelblich, glanzlos oder schwarz, die Körperhaare sind welk und fallen aus. Das bedeutet den Tod. Der verfallende Puls der Milz ist unregelmäßig und schwach. Der Teint ist glanzlos und gelbgrünlich, die Körperhaare sind welk und fallen aus. All das sind Indizien für den Tod. Trifft man auf diese fünf verfallenden Pulse, so ist das immer ein Todeszeichen.»

Huangdi fragte: «Welcher Mechanismus steuert diese verfallenden Pulse, die alle zum Tod führen?»

Qi Bo antwortete: «Die Nahrung der fünf Zang-Organe stammt aus dem Magen. Der Magen gilt daher als die Wurzel der fünf Zang. Das Qi der fünf Zang-Organe kann ohne die Transportfunktion des Magens und dessen Qi nicht zum Puls an der Speichenschlagader transportiert werden. Eine schwere Krankheit schädigt das Magen-Qi und verhindert, daß das Magen-Qi sowie das normale Qi der Zang-Organe den radialen Puls am Handgelenk erreichen. Der einzige Puls, der erscheint, ist der Puls des vom Pathogen besiegten Zang-Organs. Dieser Puls ist der verfallende Puls jenes Zang-Organs, und wenn man diesen ertastet, wird sich der Tod einstellen.»

Huangdi sagte: «Bei der Behandlung sollten wir Übermaß und Mangel im Patienten, die Kraft seines Qi, Färbung und Glanz seines Teints und Stärke oder Schwäche seiner Pulse feststellen. Auf diese Weise sind wir in der Lage, chronische von akuten Krankheiten zu unterscheiden. Entspricht das Aussehen dem Qi, dann ist der Zustand einer Behandlung zugänglich. Ist die Hautfarbe frisch und glänzend, dann ist das auch ein Zeichen dafür, daß die Krankheit leicht zu kurieren ist. Entspricht der Puls den vier Jahreszeiten, ist die Krankheit ebenfalls leicht zu heilen. Ist der Puls beim Ankommen schwach, aber sanft und regelmäßig, dann ist das Magen-Qi intakt und die Krankheit heilbar. Wenn jedoch Erscheinung und Qi nicht übereinstimmen, ist der Fall schwieriger. Ist das Gesicht stumpf und fahl, handelt es sich um eine ernste Krankheit. Ist der Puls übermäßig und hart, wird sich die Krankheit verschlimmern. Entspricht der Puls nicht den Jahreszeiten, sondern ist er ihnen direkt entgegengesetzt, dann ist die Krankheit unheilbar. In all diesen Fällen müssen wir den Patienten und seine Angehörigen über den wahren Zustand informieren.

Was bedeutet es nun, wenn man sagt, der Puls stehe nicht in Einklang mit, sondern in Widerspruch zu den Jahreszeiten? Die den Jahreszeiten entgegengesetzten Pulse sind ein Lungenpuls im Frühling, ein Nierenpuls im Sommer, ein Herzpuls im Herbst und ein Milzpuls im Winter. Ein schwebender Puls, der keine Wurzel hat, und ein Puls, der so tief und rauh ist, daß er nicht aufsteigt, sind ebenfalls Pulsformen, die in Widerspruch zu den Jahreszeiten stehen. Ein tiefer Puls im Frühling oder im Sommer oder ein oberflächlicher Puls im Herbst und im Winter sind ebenfalls Pulsformen, die nicht mit den Jahreszeiten harmonieren. Bei fiebrigen Erkrankungen oder Hitzezuständen sollte der Puls groß und überflutend sein. Ist er jedoch klein und unbewegt, ist es ein konträrer Puls. Bei Ruhr oder Durchfall sollte der Puls klein und fadenförmig sein. Ist er hingegen groß, handelt es sich um einen entgegengesetzten Puls. Bei einem Schock durch Flüssigkeitsverlust, Austrocknung oder einen Bluterguß sollte man einen mangelnden Puls fühlen. Ist er statt dessen übermäßig, steht er ebenfalls in Widerspruch zu den Jahreszeiten. Ist der Puls bei einer mit Sicherheit als innerlich diagnostizierten Krankheit übermäßig und hart und ist er bei einer äußeren Krankheit nicht äußerlich oder hart, dann sind diese Krankheiten, wie auch die oben erwähnten, schwer zu behandeln.»

Huangdi fügte hinzu: «Ich habe gehört, daß man ein präzise Prognose abgeben kann, wenn man die Natur von Fülle oder Übermaß beziehungsweise die von Leere oder Mangel zu beurteilen vermag.»

Qi Bo erwiderte: «Bei fünf extremen Fülle-Zuständen und fünf extremen Leere-Zuständen stirbt man. Das Herz regiert die Gefäße. Bei übermäßigem Puls ist das Herz von einem Überschuß-Pathogen angegriffen worden. Die Lunge regiert die Haut. Bei heißer Haut sind die Lungen von einem Überschuß-Pathogen angegriffen worden. Die Milz regiert den Bauch. Ist der Bauch gebläht, dann ist die Milz von einem Überschuß-Pathogen angegriffen worden. Die Niere regiert die niederen Öffnungen, die Harn- und Stuhlentleerung. Sind diese blockiert, ist die Niere von einem Überschuß-Pathogen angegriffen worden. Die Leber öffnet sich zu den Augen hin. Sieht man verschwommen oder schlecht, ist die Leber von einem Überschuß-Pathogen angegriffen worden. Das sind die fünf Überschuß-Zustände.

Ist der Puls fadenförmig, herrscht ein Mangel an Herz-Qi. Ist die Haut kühl, herrscht ein Mangel an Lungen-Qi. Fehlt es an Beweglichkeit und Kraft, herrscht ein Mangel an Leber-Qi. Bei Harn- und Stuhlinkontinenz herrscht ein Mangel an Nieren-Qi. Ist die Nahrungsaufnahme nicht möglich, herrscht ein Mangel an Milz-Qi. Das sind die fünf Mangelzustände.»

Huangdi fragte: «Aber auch Menschen, die an diesen fünf Überschuß- und fünf Mangel-Zuständen leiden, können sich von der Krankheit erholen. Wie kommt das?»

Qi Bo erklärte: «Kann ein Patient noch Haferbrei essen, ist das

Magen-Qi noch intakt. Hört der Durchfall auf, kann der Patient wieder gesund werden. Verwandelt sich ein Fieber ohne Schwitzen in ein Fieber mit Schwitzen und nehmen Blase und Darm ihre Arbeit wieder auf, kann der Patient auch bei einem Fülle-Zustand genesen. Bei Mangel-Zuständen kann man also am Leben bleiben, solange das Magen-Qi intakt ist. Bei Überschuß-Zuständen kann das Pathogen ausgeschieden werden, solange die Öffnungen – Poren, Harnwege und Darm – nicht verschlossen sind. Auch in diesem Fall kann der Patient gesunden. Das ist der Mechanismus, der die fünf Überschüsse und fünf Mängel wieder ins Lot bringt.»

20 Leben und Tod bestimmen

Huangdi sagte: «In der Vergangenheit habe ich Euch bereits über die neun Nadeln befragt. Dank Eurer Unterweisung habe ich schließlich deren Essenz verstanden. Ich habe sie an meine Söhne weitergegeben, um sie vor dem Vergessen zu bewahren. Sie wissen, daß sie diese Geheimnisse nur mit der größten Sorgfalt und Vorsicht weitergeben dürfen. Ich möchte nun mehr über die Beziehung zwischen dem bereits Gehörten und dem Kosmos und den jahreszeitlichen Entsprechungen erfahren. Und ich möchte wissen, wie sich der Mensch in dieses Gesetz der Natur einfügt.»

Qi Bo erwiderte: «Ihr habt eine sehr gute Frage gestellt. Es berührt das esoterische Verständnis des Wirkens der Natur.»

Huangdi sagte: «Ich möchte in Erfahrung bringen, wie ich dieses Wissen nutzen kann, um Leben und Tod der Menschen zu bestimmen.»

Qi Bo sagte: «Die Wissenschaft der Kosmologie, wie sie von den Daoisten entwickelt wurde, bedient sich der Numerologie. Die Zahl Eins macht den Anfang, die Zahl Zehn bildet das Ende. Ungerade Zahlen stehen für Yang und den Himmel, gerade Zahlen stehen für Yin und die Erde. Der Mensch weilt zwischen Himmel und Erde und wird daher durch die Zahl Drei symbolisiert. Himmel, Erde und Mensch vereinen sich in der Drei. Drei Generationen dieser Drei ergeben neun.

Der menschliche Körper kann in drei Bereiche eingeteilt werden. In jedem Bereich gibt es drei Stellen, an denen jene Pulse gefühlt werden können, anhand derer wir feststellen, ob ein Patient überleben oder sterben wird.»

Huangdi sagte: «Erklärt mir bitte, um welche Bereiche es sich handelt.»

Qi Bo erwiderte: «Der Mensch besteht aus einem unteren, einem mittleren und einem oberen Abschnitt. In jedem Abschnitt finden wir drei Pulse, die Himmel, Erde und Mensch repräsentieren. Um diese Pulse exakt tasten zu können, bedarf es der Unterweisung durch einen vollendeten Meister. Im oberen Abschnitt wird der Himmel durch die Enden der Augenbrauen repräsentiert; der Erde sind die Wangen und dem Menschen der Bereich vor den Ohren zugeordnet. Im mittleren Abschnitt entsprechen dem Himmel die Arterien des Hand-Taiyin; der Erde entsprechen die Arterien des Hand-Yangming/Dickdarm; dem Menschen entsprechen die Arterien des Hand-Shaoyin/Herz. Im unteren Abschnitt entsprechen dem Himmel die Arterien des Fuß-Jueyin/Leber; der Erde entsprechen die Arterien des Fuß-Shaoyin, dem Menschen die Arterien des Fuß-Taiyin.

Weiter heißt es, daß man im unteren Bereich, in der Position des Himmels, das Qi der Leber ertasten kann, in der Position der Erde das Qi der Niere und in der Position des Menschen das Qi von Milz und Magen.»

Huangdi sagte darauf: «Bitte erklärt den mittleren Abschnitt.»

Qi Bo erwiderte: «Im mittleren Abschnitt kann man in der Position des Himmels das Lungen-Qi ertasten, in der Position der Erde das Qi der Brust und in der Position des Menschen das Qi des Herzens.»

Huangdi sagte: «Bitte erklärt mir den oberen Abschnitt.»

Qi Bo antwortete: «Im oberen Abschnitt kann man in der Position des Himmels das Qi des Kopfes ertasten, in der Position der Erde das Qi des Mundes und in der Position des Menschen das Qi von Ohren und Augen. Jeder Mensch hat Lunge, Leber, Herz, Milz und Nieren (die fünf Zang-Organe) und Blase, Magen, Dickdarm und Dünndarm (die vier Fu- oder essentiellen Organe). Die fünf Zang-Organe heißen auch die fünf Geist-Zang, die vier Fu-Organe heißen auch die vier Hohl-Zang. Insgesamt sind das neun Zang, die den neun Pulsen des Menschen und den neun Kontinenten der Erde entsprechen. Erkranken die fünf Zang, kommt es zur Auflösung des Geistes und in der Folge zum Tod.»

Huangdi fragte: «Welche diagnostischen Techniken und Verfahren kommen zur Anwendung?»

Qi Bo antwortete: «Zuerst muß man den Gesichtsausdruck des Patienten betrachten, um festzustellen, wie stark sein Zhengqi, sein aufrechtes Qi, und die Pathogene sind. Bei einem Übermaß an Pathogenen muß man sedieren, bei einem Mangel tonisieren. Beim Sedieren besteht der erste Schritt darin, die Stagnation in den Blutgefäßen zu beseitigen. Als nächstes reguliert und tonisiert man Qi und Blut, sofern hier ein Defizit herrscht. Egal, um welchen Typus von Krankheit es sich handelt – als erstes muß man den Fluß von Qi und Blut regulieren und ins Gleichgewicht bringen.»

Huangdi fragte: «Wie kann man eine Diagnose in bezug auf Leben und Tod stellen?»

Qi Bo antwortete: «Weisen die äußeren Zeichen auf ein Übermaß hin, ist der Puls jedoch dünn und besteht eine schnelle Atemnot, Kurzatmigkeit sowie Atemprobleme, ist der Zustand ernst. Ist der Patient mager und besteht ein Mangel, ist der Puls aber voll und groß, bedeutet das im allgemeinen den Tod. Entspricht der Puls der äußeren Erscheinung, besteht im allgemeinen Hoffnung auf Genesung. Klaffen jedoch Puls und äußere Erscheinung auseinander, steht der Tod bevor. Entsprechen die Pulse des oberen und unteren Abschnittes sowie die von rechts und links einander nicht, so ist der Zustand ernst. Ein sehr großer Unterschied ist ein Zeichen des Todes. Sind die Pulse im mittleren Abschnitt des Körpers ausgeglichen und gleichmäßig, bestehen aber in den anderen Abschnitten Disharmonien, dann ist das ebenfalls ein Zeichen des bevorstehenden Todes. Befinden sich die Pulse des mittleren Bereichs in Mangel und entsprechen sie nicht den Pulsen der anderen Abschnitte, ist auch das ein Anzeichen des Todes. Ist das Qi so sehr erschöpft, daß die Augen in ihren Höhlen versinken, weist das ebenfalls auf den bevorstehenden Tod hin.»

Huangdi fragte: «Wie kann man erkennen, wo eine Krankheit lokalisiert ist?»

Qi Bo antwortete: «Wenn Ihr die neun Pulse ertastet, werdet Ihr herausfinden, wo sich mangelhafte und kleine, große und volle, schnelle und langsame, oberflächliche und sinkende Pulse befinden. Sie alle sind ein Hinweis auf das Pathogen und dessen Lokalisierung. Ein Beispiel: Man legt die linke Hand auf das linke Bein des Patienten, und zwar fünf *cun* oberhalb des Innenknöchels, und klopft mit der rechten Hand leicht auf die Innenseite des linken Knöchels, so daß die Vibrationen zur linken Hand wandern können. Werden diese Vibrationen von der linken Hand auch tatsächlich im Rhythmus des Klopfens wahrgenommen, dann ist das ein Zeichen für eine normale Verfassung: Spürt man jedoch eine chaotische, nicht mit dem Klopfen übereinstimmende Vibration, dann ist eine Krankheit vorhanden. Ist die Vibration langsam und sanft, ist das ebenfalls ein Krankheitszeichen. Klopft man fest, fühlt aber keine Vibration, kann der Tod unmittelbar bevorstehen. Sind die Muskeln des Patienten so sehr verkümmert, daß er nicht mehr gehen kann, ist er ebenfalls todgeweiht. Ist der Puls im mittleren Bereich abwechselnd schnell und langsam, ist auch das ein Anzeichen des Todes. Ist der Puls rauh und überflutend, befindet sich das Pathogen in den Nebenleitbahnen, den *Luo*, und die Krankheit wird sich nur oberflächlich manifestieren.

Entsprechen einander die neun Pulse, ist das ein Zeichen für Gesundheit. Tanzen zwei Pulse aus der Reihe, ist der Zustand ernst. Bei drei Pulsen ist der Zustand sehr gefährlich. Versucht man, das Pathogen in den Organen zu lokalisieren, um den Zeitpunkt des Todes oder der Genesung vorhersagen zu können, muß man die normalen Pulse verstehen. Dann kann man die wahren Zang-Pulse differenzieren und die Zeit der Genesung oder des Todes voraussagen. Ist zum Beispiel das Qi des Fuß-Taiyang/Blasen-Meridians erschöpft, kann der Fuß nicht abgebogen werden. Der Tod tritt dann ein, wenn die Augen unbeweglich und verdreht sind.»

Huangdi sagte: «Der Winter gilt als *yin*, der Sommer als *yang*. In welcher Relation dazu stehen die neun Pulse?»

Qi Bo antwortete: «Sind alle neun Pulse tief, fadenförmig und schwach, betrachten wir sie als *yin*; sie ähneln dem Winter. Der Tod wird mitten in der Nacht eintreten. Sind die Pulse aber übermäßig, irritierbar und beschleunigt, betrachten wir sie als *yang*; sie ähneln dem Sommer, und der Tod wird in der Mitte des Tages eintreten. Herrscht ein Kampf zwischen Hitze und Kälte, stirbt man am Kreuzungspunkt von Yin und Yang, ungefähr um ein Uhr morgens. Bei fiebrigen Erkrankungen stirbt man zur heißesten Stunde des Tages, normalerweise also am Mittag. Bei Windzuständen stirbt man am späten Nachmittag, wenn das Yang erschöpft ist. Bei Wasserzuständen stirbt man am Höhepunkt des Yin, in der Mitte der Nacht. Bei abwechselnd schnellem und langsamem Puls stirbt das Milz-Qi. Dann stirbt der Patient in den Stunden *Chen, Xu, Chou* und *Wu* – also am Morgen, am Abend, um Mitternacht und am Mittag. Entwickelt der Kranke eine Lähmung, dann ist sein Zustand ernst und schwer zu kurieren, auch wenn alle neun Pulse übereinstimmen.

Sind die neun Pulse in ihrer Form harmonisch, dann besteht keine Todesgefahr, selbst wenn sie dünn oder klein, groß oder voll, schnell oder langsam, oberflächlich oder sinkend sind. Eine von Wind, Menstruationsproblemen oder chronischen Zuständen hervorgerufene Krankheit kann ganz ähnliche Pulsqualitäten aufweisen. Auch wenn die Pulse einander entsprechen, ihnen aber eine gewisse Zerbrechlichkeit zugrunde liegt, die von einer Erschöpfung des Magen-Qi herrührt, ist das ein Todeszeichen. Der Patient wird sich in diesem Fall erbrechen, bevor er stirbt. Es ist also äußerst wichtig, daß der Arzt vor der Therapie die Krankengeschichte aufnimmt, die aktuellen Symptome untersucht und alle Pulse sorgfältig tastet und prüft. Fließen die Pulse leicht und frei, besteht im allgemeinen keine Gefahr für den Patienten; sind die Pulse rauh, zögernd oder langsam, ist das ein Krankheitszeichen. Zeigt der Puls keine Bewegung, bedeutet das den Tod. Bei Lähmungen, die mit Muskelschwund einhergehen, stellt sich der Tod in Kürze ein.»

Huangdi fragte: «Wie geht man bei heilbaren Krankheiten vor?»

Qi Bo antwortete: «Befindet sich das Pathogen in der Leitbahn, akupunktiert man die Leitbahn. Befindet sich das Pathogen in den kleinen Nebengefäßen, läßt man sie bluten. Befindet sich das Pathogen im Blut und verursacht es Schmerzen, dann sollten sowohl die Haupt- als auch die Nebenleitbahnen behandelt werden. Stagniert das Pathogen in den großen Nebenleitbahnen der rechten Seite, behandelt die linke Seite, und umgekehrt. Verweilt das Pathogen über einen langen Zeitraum hinweg, dann behandelt die ‹Schwimmhäute› zwischen Fingern und Zehen sowie die Gelenke. Stellt man mittels Pulsuntersuchung oben eine Fülle und unten eine Leere fest, muß man die Stagnation genau lokalisieren, ihren Ursprung finden und nadeln und bluten lassen, um den Fluß des Qi wieder in Gang zu setzen. Sind die Augen des Patienten nach oben verdreht, dann ist das Qi im Taiyang-Meridian erschöpft. Sind die Augen nach oben gedreht und fixiert, ohne daß es zu Zuckungen kommt, dann ist das Qi im Taiyang völlig erschöpft, und der Tod steht unmittelbar bevor. Die hier besprochenen Symptome sind die Schlüssel zum Erkennen von Leben oder Tod. Ihr solltet ihnen allergrößte Aufmerksamkeit schenken.»

21 Über die Pathologie der Leitbahnen und die entsprechenden Pulserscheinungen

Huangdi fragte: «Die Aktivitäten eines Menschen, die Leere und Fülle in seinem Körper unterliegen einem ständigen Wandel. Verändern sich dementsprechend auch Qi und Blut, die in den Haupt- und Nebenleitbahnen fließen?»

Qi Bo antwortete: «Ja. Qi und Blut im Körper werden von den verschiedenen Bewegungen der Person während eines Tages beeinflußt. Dazu gehören auch Emotionen wie Zorn, Angst, Grübeln, Traurigkeit und Freude. Wenn man zum Beispiel abends zu lange aktiv ist, erschöpft sich die Niere. Das führt zu einem Mangelzustand, bei dem Kurzatmigkeit oder Atembeschwerden auftreten. Viele Menschen glauben, der Grund dafür sei kalte Luft, aber in Wirklichkeit steht die Erschöpfung der Nieren während der Nacht dahinter. Wird man während dieser Zeit von einem äußeren Faktor angegriffen, werden die Lungen geschädigt. Tritt nach einem Sturz aus großer Höhe, bei dem Bänder und Sehnen gezerrt wurden, ein Angstgefühl auf, kommt es zu Kurzatmigkeit und Atemnot, da das Leber-Qi geschädigt wurde. In der Folge stockt das Blut. Wird das Leber-Qi dadurch aggressiv, wird auch die Milz in Mitleidenschaft gezogen. In ähnlicher Weise zerstreut sich nach einem Schock der Geist, und da die Lunge das Qi sammelt, kommt es ebenfalls zu Atemnot und Kurzatmigkeit. Wird das Lungen-Qi aggressiv, wird das Herz verletzt. Und wenn jemand versucht, einen Fluß zu überqueren, und dabei ins Wasser fällt, kommt es ebenfalls zu Kurzatmigkeit und Atemnot, weil die Wasser-Energie in enger Beziehung zur Niere steht. Wenn einem gesunden, kräftigen Menschen diese Unfälle widerfahren, kann er sich davon erholen. Bei einem geschwächten Menschen stagnieren Qi und Blut, und er erkrankt. Um also eine korrekte Diagnose stellen zu können, muß der Arzt die konstitutionellen Neigungen sowie die physische Beschaffenheit von Haut, Knochen, Fleisch und Muskeln des Patienten aufs genaueste betrachten.»

Qi Bo fuhr fort: «Schwitzen nach dem Essen wird vom Magen verursacht. Schwitzen nach einem Schreck wird vom Herzen verursacht. Schwitzen nach einer körperlichen Überanstrengung, wie sie zum Beispiel bei weiten Reisen mit schwerem Gepäck auftritt, wird von der Niere verursacht. Schwitzen nach Muskelanstrengung wird von der Milz verursacht. Schwitzen nach einer Flucht voller Angst wird von der Leber verursacht. Im Kontext der jahreszeitlichen Wandlungen von Yin und Yang ist die Ursache einer Krankheit oft in der Konstitution, der körperlichen Aktivität, der emotionalen Verfassung und den Ernährungsgewohnheiten des Patienten zu suchen.

Gelangt Nahrung in den Magen, wird sie verdaut und umgewandelt. Die schweren Nahrungsessenzen werden zur Leber transportiert und nähren die tendomuskulären Kanäle des gesamten Körpers. Der raffinierte, substantielle Anteil der Nahrungsessenz wird durch die Blutgefäße sowie die Haupt- und Nebenleitbahnen zum Herzen befördert, anschließend läuft diese Essenz in der Lunge zusammen. Die Lunge verteilt sie ihrerseits in die hundert Kanäle im ganzen Körper, bis in die Haut und die Körperbehaarung. Dort vereint sie sich mit dem Qi der Meridiane und gelangt in die anderen vier Zang-Organe, wo die Essenz dann gespeichert wird. Die Verteilung dieser Essenz muß gleichmäßig und effektiv erfolgen. Auf diese Weise kann ihre Fülle an den Pulstaststellen der Speichenschlagader ertastet werden. Auch so kann man Leben oder Tod voraussagen.

Flüssigkeit gelangt in den Magen. Die dort extrahierte Flüssigkeitsessenz wird von der Milz weiterverarbeitet, wobei sie das Reine vom Trüben trennt. Im reinen Anteil finden wir Jin und Ye, die zur Lunge weiterbefördert werden. Die Lunge, deren Funktion es ist, die Wasserwege zu regulieren, verteilt die gereinigten Flüssigkeiten durch die Haupt- und Nebenleitbahnen in den ganzen Körper und schließlich in die fünf Zang. Die trüben, verbrauchten Flüssigkeiten werden zur Blase weitergeleitet. Der Metabolismus von Nahrung und Flüssigkeit folgt einer gewissen jahreszeitlichen Ordnung und wird sowohl durch das Verhältnis von Yin und Yang als auch durch die Funktionen der Zang- und Fu-Organe beeinflußt.

Herrscht im Taiyang ein Überfluß, kommt es zu Atembeschwerden und Kontraktionen, und das Qi rebelliert. Das weist auf einen Yin-Mangel und einen Yang-Überschuß hin. Man sollte sowohl das Innere als auch das Äußere sedieren, indem man die Akupunkturpunkte *Shugu* (B 65) am Fuß-Taiyang und *Taixi* (N 3) am Fuß-Shaoyin nadelt. Besteht ein Überschuß im Yangming-Meridian, dann besteht auch ein Überschuß im Taiyang und Shaoyang. Unter diesen Umständen herrscht eine gewaltige Yang-Fülle, und man sollte den Punkt *Xiangu* (M 43) am Fuß-Yangming sedieren und den Punkt *Taibai* (MP 3) am Fuß-Taiyin tonisieren. Bei einem Überschuß im Shaoyang fällt der Patient in Ohnmacht. Die Diagnose kann man mit dem Puls der Shaoyang-Position bestätigen. Abhilfe schafft ein Nadeln des *Zhulingqi* (G 41) am Fuß-Shaoyang. Ist die Taiyin-Leitbahn gestört und der Taiyin-Puls abnormal deutlich, sollte man sorgfältig vorgehen, um einen eventuell verschwindenden Zang-Puls ausschließen zu können. Ist das Qi der fünf Zang-Organe erschöpft und besteht daher eine Disharmonie des Magen-Qi, handelt es sich um einen Überschuß des Taiyin. In diesem Fall sollte man über den Punkt Xiangu (M 43) am Fuß-Yangming tonisieren und über den Punkt Taibai (MP 3) am Fuß-Taiyin sedieren. Bei einem Shaoyin-Hitze-Überschuß fließt das defizitäre Yang nach oben. Die Leitbahnen von Lungen, Leber, Herz und Milz sind alle angegriffen. Der bösartige Einfluß kommt von den Nieren. In diesem Fall muß man alle inneren und äußeren Haupt- und Nebenleitbahnen behandeln, indem man über *Feiyang* (B 58) am Fuß-Taiyang sediert und über *Fuliu* (N 7) sowie *Dazhong* (N 4) am Fuß-Taiyang tonisiert. Bei einem Überschuß im Jueyin besteht ein Qi-Mangel mit Schmerzen und Empfindlichkeit am Herzen. Wenn dieser Überschuß in den Haupt- und Nebenleitbahnen über längere Zeit bestehen bleibt, kann es zu Schweißausbrüchen kommen. Dann muß man eine stärkende, tonisierende Diät verordnen und gleichzeitig eine Kräuterbehandlung durchführen. Beim Akupunktieren nadelt man *Taichong* (L 3) auf der Jueyin-Leitbahn.»

Huangdi fragte: «Wie fühlt sich der Taiyang-Puls an?»

Qi Bo antwortete: «Taiyang spiegelt das Qi der drei Yang wider. Es ist das größte Yang, und daher ist der Puls oberflächlich und reichlich.»

Huangdi fragte weiter: «Und der Shaoyang-Puls?»

Qi Bo erwiderte: «Shaoyang heißt kleines Yang. Er spiegelt das Entstehen des Yang wider. Dieser Puls ist schlüpfrig, aber nicht stark.»

Huangdi erkundigte sich: «Wie fühlt sich der Yangming-Puls an?»

Qi Bo antwortete: «Der Yangming-Puls ist groß und oberflächlich. Der Taiyin-Puls ist tief, pulsiert aber stark unter den Fingern. Die anderen beiden Yin-Pulse sind tief, nicht oberflächlich.»

22 Erkrankungen der Organe und ihre jahreszeitlichen Entsprechungen

Huangdi fragte: «Es existiert eine Methode, Krankheiten zu diagnostizieren und zu heilen, die die Prinzipien, die die fünf Zang-Organe regieren, auf die Jahreszeiten und die fünf Elemente überträgt. Was bestimmt dabei über Erfolg und Mißerfolg?»

Qi Bo antwortete: «Wenn wir von den fünf Elementen sprechen, dann müssen wir auch von der Dynamik des Hervorbringungs- und des Kontrollzyklus, vom Wandel von Überschuß und Mangel und so weiter sprechen. Verstehen wir die Prinzipien, die diese Veränderungen bestimmen, können wir sie auf die Entwicklung einer Krankheit übertragen. Dann sind wir in der Lage, die Schwere einer Erkrankung und ihre stündlichen Veränderungen bis zur Todesstunde festzustellen. Und wir können Erfolg oder Mißerfolg einer Behandlungsmethode analysieren.»

Huangdi fragte: «Könntet Ihr mehr ins Detail gehen?»

Qi Bo antwortete geduldig: «Die Leber entspricht Holz und Frühling und steht in enger Verbindung mit der Gallenblase. Deswegen ist der Frühling die geeignetste Jahreszeit, um Probleme im Fuß-Jueyin/Leber-Meridian und im Fuß-Shaoyang/Gallenblasen-Meridian zu behandeln. Leber und Gallenblase entsprechen den Himmelsstämmen Jia und Yi des energetischen Kalenders der daoistischen Kosmologie. Diese beiden gehören ebenfalls zum Element Holz. An den Jia- und Yi-Tagen des 60-Tage-Zyklus dieses Kalenders erreicht die Leber ihren Höhepunkt. Es liegt in der Natur der Leber, daß sie jede Einengung verabscheut. An diesen Tagen sollte man daher süß schmeckende Kräuter zu sich nehmen, um die Leber zu entspannen.

Das Herz entspricht der Wandlungsphase Feuer. Es dominiert im Sommer und steht in enger Verbindung mit dem Dünndarm. Der Sommer ist die beste Zeit, um sowohl den Hand-Shaoyin/Herz-Meridian als auch den Hand-Taiyang/Dünndarm-Meridian zu behandeln. Nach dem kosmologischen Ansatz entsprechen sie den Himmelsstämmen Bing und Ding, an den Bingding-Tagen erreicht das Herz seinen Höhepunkt. Das Herz verabscheut Schlaffheit. Deshalb sollte man saure Kräuter zu sich nehmen, um dem Herzfluß wieder Spannung zu verleihen.

Die Milz entspricht der Erde. Ihren Höhepunkt erreicht die Milz im Spätsommer, sie steht in Verbindung mit dem Magen. Der Spätsommer ist somit die beste Zeit, um den Fuß-Taiyin/Milz-Meridian und den Fuß-Yangming/Magen-Meridian zu behandeln. Im kosmologischen System entspricht die Milz den Himmelsstämmen Wu und Ji, die ihrerseits der Erde entsprechen. An diesen Tagen erreicht die Erde im Rahmen eines 60-Tage-Zyklus ihren Höhepunkt. Die Milz verabscheut Feuchtigkeit, also müssen wir Salziges verabreichen, um die Feuchtigkeit zu trocknen.

Die Lungen entsprechen dem Element Metall und dem Herbst und stehen in Beziehung zum Dickdarm. Der Herbst ist die beste Zeit, um die Hand-Taiyin/Lungen-Leitbahn und die Hand-Yangming/Dickdarm-Leitbahn zu behandeln. Geng und Xin sind im kosmologischen System die Tage, an denen die Lunge ihren Höhepunkt erreicht, und diese Tage sind auch die geeignetsten, um die Lunge zu behandeln. Sie verabscheut jede aufsteigende, rebellierende Bewegung, deswegen muß man bittere Kräuter anwenden, um zu zerstreuen und abzuleiten.

Die Niere entspricht dem Wasser und wird im Winter lebendig. Sie steht in Verbindung mit der Blase. Der Winter ist die beste Zeit, um den Fuß-Shaoyin/Nieren-Meridian und den Fuß-Taiyang/Blasen-Meridian zu behandeln. Ren und Gui sind im kosmologischen System die Tage, an denen die Niere ihren Höhepunkt erreicht. Sie verabscheut Trockenheit, deswegen müssen wir pikante, befeuchtende Kräuter verwenden. Pikante Kräuter helfen, die Körperflüssigkeit zu mobilisieren und zu verteilen, damit sie den Körper wieder befeuchten kann.»

Qi Bo fuhr fort: «Ist die Leber erkrankt, wird sie ganz natürlich im Sommer gesunden. Ist das nicht der Fall, sondern zieht sich die Krankheit bis in den Herbst hinein, dann verschlechtert sich der Zustand. Überlebt der Patient den Herbst, kann er auch im Winter nicht geheilt werden. Genesung ist jedoch im darauffolgenden Frühling möglich. Hier sollte man es vor allem vermeiden, sich Luftzügen auszusetzen. Menschen mit Leberstörungen werden in erster Linie an den Bingding-Tagen genesen. Genesen sie an diesen Tagen nicht, wird sich die Krankheit an Gengxin-Tagen verschlimmern. Sterben sie da nicht, bleibt ihr Zustand an Rengui-Tagen bestehen, bis die Jiayi-Tage des Holzes wiederkehren. Dann tritt Besserung ein. Die geistige Verfassung solcher Menschen ist in der Morgendämmerung am besten. Zum Abend hin verschlechtert sich der Zustand typischerweise, um sich dann gegen Mitternacht wieder zu stabilisieren. Leberkrankheiten sprechen auf zerstreuende Methoden an. Deswegen muß man pikante Kräuter anwenden. Ist eine Tonisierung notwendig, so sollten scharfe Mittel zur Stärkung eingesetzt werden. Ist Sedierung erforderlich, sind saure Kräuter angezeigt.

Ist das Herz erkrankt, wird es sich im Spätsommer erholen. Andernfalls verschlimmert sich der Zustand im Winter. Stirbt der Patient nicht, dann bleibt die Krankheit bis in den Frühling hinein unverändert, mit einer Genesung kann man im folgenden Sommer rechnen. Man sollte scharfe Speisen meiden und sich nicht zu warm anziehen. Herzkranke Patienten genesen normalerweise an Wuji-Tagen. Andernfalls verschlimmert sich ihr Zustand an Rengui-Tagen. Überleben sie, wird ihr Leiden über die Jiayi-Tage hinweg bestehen bleiben und sich an den Bingding-Tagen bessern. Herzkranke fühlen sich zu Mittag am besten, am schlechtesten um Mitternacht. Bei Tagesanbruch beruhigt sich ihr Zustand wieder. Herzkrankheiten sollten mittels Methoden behandelt werden, die geschmeidig machen, also mit salzigen Kräutern, die gleichzeitig tonisieren. Süße Kräuter haben sedierende Wirkung.

Milzkranke erholen sich klassischerweise im Herbst. Stirbt ein Patient nicht im Frühling, bleibt die Krankheit über den Sommer unverändert. Genesung stellt sich dann im Spätsommer ein. Man sollte warme, allzu reichliche Speisen und eine feuchte Umgebung vermeiden. Milzkranke erholen sich meist an Gengxin-Tagen. Andernfalls verschlimmert sich die Erkrankung um die Jiayi-Tage und bleibt bis zu den Bingding-Tagen bestehen. Erst an den Wuji-Tagen kann sich Linderung einstellen. Milzkranke fühlen sich am Nachmittag am wohlsten und bei Tagesanbruch am schlechtesten. Ihr Zustand bessert sich am Abend. Die Milz muß mittels süßer Kräuter harmonisiert oder tonisiert und mittels bitterer Kräuter sediert werden.

Eine Lungenkrankheit heilt im Winter. Andernfalls verschlimmert sie sich im Sommer. Überlebt der Patient, stellt sich die Genesung im Herbst ein. Man sollte kalte Speisen und zu leichte Kleidung vermeiden. Lungenkranke gesunden im allgemeinen an Rengui-Tagen. Ist dem nicht so, verschlechtert sich ihr Zustand an Bingding- und Wuji-Tagen. Heilung tritt schließlich an den Gengxin-Tagen ein. Lungenpatienten fühlen sich am frühen Abend am besten und um die Mittagszeit am schlechtesten. Um Mitternacht bessert sich ihre Verfassung. Die Lunge muß mittels saurer Kräuter ‹gesammelt› oder tonisiert werden; scharfe Kräuter dienen der Sedierung.

Nierenkrankheiten heilen im Frühling. Andernfalls verschlimmern sie sich im Spätsommer. Überlebt der Patient, bleibt der Zustand im Herbst stabil und im Winter tritt Heilung ein. Man sollte heiße Speisen und Getränke vermeiden, genauso über dem Feuer getrocknete Kleidung. Nierenpatienten genesen meist an Jiayi-Tagen. Andernfalls verschlechtert sich ihr Zustand an Wuji-Tagen. Erleben sie die Gengxin-Tage, denn bleibt der Zustand stabil. Linderung setzt schließlich an den Rengui-Tagen ein. Die günstigste Zeit ist Mitternacht. Zu Verschlechterungen kommt es in den Stunden Chen, Xu, Chou und Wu (7–9 und 19–21 Uhr, 1–3 und 13–15 Uhr). Besserung stellt sich am frühen Abend ein. Die Niere verlangt nach Festigung. Das geschieht mittels tonisierend wirkender bitterer Kräuter. Salzige Kräuter dienen zum Sedieren.

Wenn ein bösartiger Einfluß in den Körper eindringt, können wir nach der Dynamik der fünf Elemente sowohl den Anstieg dieses Einflusses als auch den des antipathogenen Qi voraussagen. Wir können dadurch also in Erfahrung bringen, wie sich eine Krankheit entwickeln und wie der Körper reagieren wird. Aufgrund dessen können wir dann eine Voraussage treffen.

Bei einer durch Überschuß hervorgerufenen Lebererkrankung leidet der Patient an Schmerzen in den Seiten, die bis in den Unterbauch ausstrahlen, außerdem läßt er sich immer wieder zu Zornesausbrüchen hinreißen. Ist die Krankheit durch einen Mangel hervorgerufen, leidet der Patient an verschwommenem Sehen, einer Beeinträchtigung des Hörvermögens und Verfolgungsangst. In diesem Fall ist Akupunktur der Jueyin- und der Shaoyang-Leitbahn angezeigt. Steigt das Leber-Qi empor und kommt es dadurch zu Kopfschmerzen, Taubheit und Schwellungen der Wangen, sollte man die Jueyin- und Shaoyang-Leitbahnen nadeln und bluten lassen.

Bei einer durch Überschuß verursachten Herzkrankheit finden wir Symptome wie Brust- und Rippenschmerzen und Fülle mit Schmerzen, die ins Schulterblatt und zur Innenseite der Arme ausstrahlen. Ist die Krankheit durch einen Mangel verursacht, kommt es zu Blähungen und Fülle im Brustkorb und im Oberbauch. Außerdem schmerzen Rumpf und unterer Rücken bei jeder Bewegung. Hier müssen der Shaoyin- und der Taiyang-Meridian akupunktiert werden, und man sollte die *Jinjin-* und *Yuye*-Punkte an der Unterseite der Zunge bluten lassen. Verändert sich der Zustand, dann nadelt den *Yinxi*-Punkt (H 6), und laßt ihn bluten.

Bei einer durch Überschuß hervorgerufenen Krankheit der Milz findet man Symptome wie Schweregefühl, Hunger, Muskelschwäche, Schwierigkeiten beim Gehen, Spannungen in den Sehnen und Schmerzen in den Füßen. Ein Defizit äußert sich in Blähungen des Bauches, Fülle und Aufstoßen. Außerdem kommt es zu Durchfall, der unverdaute Nahrungsreste enthält. Man sollte Taiyin, Yangming und Shaoyin nadeln und bluten lassen.

Ein Überschuß in der Lunge manifestiert sich als Asthma, Kurzatmigkeit, Schmerzen im oberen Rücken, Schwitzen und Schmerzen oder Überempfindlichkeit in den unteren Extremitäten und den Genitalien. Bei einer durch Mangel hervorgerufenen Erkrankung kommt es zu Kurzatmigkeit, Schwierigkeiten, gleichmäßig zu atmen, Taubheit und trockener Kehle. In diesem Fall sollte man den Taiyin- und den Fuß-Taiyang-Meridian akupunktieren und den Shaoyin-Meridian bluten lassen.

Bei einem Überschuß in den Nieren leidet der Patient an Schwellungen im Unterbauch, Asthma, Atemnot, Schweregefühl, nächtlichen Schweißausbrüchen und hat eine Aversion gegen Wind. Bei einem Mangel-Zustand kommt es zu Brust- und Bauchschmerzen, hellem Urin und Kummer. Man sollte die Punkte auf Shaoyin und Taiyin nadeln und bluten lassen.

Im allgemeinen sind diätetische Maßnahmen eine äußerst wirksame Maßnahme zur Wiederherstellung des Gleichgewichts in den Zang-Organen.

Lebererkrankungen gehen einher mit einem grünen Teint; man sollte also süße Nahrung zu sich nehmen, um die Leber weich zu machen. Dazu zählen Reis, Rindfleisch, Datteln und Blattgemüse.

Herzkrankheiten gehen einher mit einem roten Teint; man sollte saure Speisen zu sich nehmen, um das Herz zu festigen: Hundefleisch, Pflaumen, Schnittlauch und kleine Bohnensorten wie Mung- oder Adzuki-Bohnen.

Lungenkrankheiten gehen einher mit einem weißen Teint; man sollte bittere Speisen zu sich nehmen, um die Leber beim Zerstreuen zu unterstützen: Weizen, Lamm, Aprikosen, Kerne, Knoblauch und Zwiebeln.

Krankheiten der Milz gehen einher mit einem gelben, fahlen Teint; man sollte salzige Speisen zu sich nehmen, um die Feuchtigkeit zu trocknen: schwarze Bohnen, Sojabohnen, Schweinefleisch, Kastanien und die Blätter einer Bohnenpflanze.

Nierenkrankheiten gehen einher mit einem schwarzen, dunklen Teint. Man sollte scharfe Speisen zu sich nehmen, um zu zerstreuen: Mais, Huhn, Pfirsiche und Schalotten.

Im allgemeinen ‹zerstreuen› scharfe Speisen, saure ‹ziehen zusammen›, süße Speisen harmonisieren und verlangsamen, bittere Speisen verteilen und trocknen, und salzige Speisen machen geschmeidig.

Bei starken bösartigen Einflüssen sollte der Arzt Heilkräuter verwenden, um sie zu attackieren und zu vertreiben. Bei einem

Mangelzustand im Körper hilft Diät, den Körper zu stärken und den Mangel auszugleichen: Die fünf Getreidearten nähren, die fünf Früchte unterstützen, die fünf Fleischsorten stärken, die fünf Gemüsesorten kräftigen. Kombiniert man die energetischen Eigenschaften dieser Nahrungsmittel, kann man Essenz und Qi fördern. Diese fünf Arten von Nahrungsmitteln haben jeweils ihre speziellen Eigenschaften und Wirkungen. Verwendet man sie in Übereinstimmung mit den Prinzipien der Jahreszeiten, der fünf Elemente und der Pathophysiologie der fünf Zang-Organe, sind sie ein zusätzliches Mittel zur Behandlung von Krankheiten und zur Stärkung des Körpers.»

23 Das Paradigma der fünf Elementarphasen

Qi Bo sagte: «Die fünf Aromen dringen in den Magen ein und werden zu den entsprechenden Zang-Organen transportiert. Sauer entspricht der Leber, scharf der Lunge, bitter dem Herzen, süß der Milz und salzig der Niere. Jedes Zang-Organ weist bei einer Erkrankung eine typische Symptomatik auf. Bei einer Erkrankung des Herzens tritt Rülpsen auf, bei einer Erkrankung der Lunge Husten, bei einer Erkrankung der Leber ist der Patient übermäßig gesprächig, eine Erkrankung der Milz verursacht saures Aufstoßen, eine Erkrankung der Nieren Gähnen und Niesen; bei einer Erkrankung des Magens tritt Erbrechen auf, bei einer Erkrankung des Dick- und Dünndarms kommt es zu Durchfall und Ödemen, bei einer Erkrankung der Blase zu Schwierigkeiten beim Harnlassen oder zu Inkontinenz; bei einer Erkrankung der Gallenblase gerät man leicht in Zorn. Ist Jing, das Qi der Essenz der fünf Zang-Organe, vor allem in einem Bereich konzentriert, statt in dem jeweiligen Organ gespeichert zu sein, sind Unausgewogenheiten die Folge. Bei einer Konzentration im Herzen zeigen sich Symptome wie Hysterie oder Kichern; bei einer Konzentration in der Lunge weint der Patient vor Kummer, bei einer Konzentration in der Leber greift es über auf die Milz, und es kommt zu übermäßigem Grübeln und Sorgen. Bei einem Überschuß in der Milz überkontrolliert es die Niere, und es entsteht eine Tendenz zu Schüchternheit; ist Jing vor allem in der Niere konzentriert, leidet der Patient an gesteigertem Angstgefühl.

Jedes der fünf Zang-Organe hat auch eine spezielle Abneigung: Das Herz verabscheut Hitze, die Lunge verabscheut Kälte, die Leber verabscheut Wind, die Milz verabscheut Feuchtigkeit, und die Niere verabscheut Trockenheit. Den Organen entsprechen auch bestimmt Flüssigkeiten: Schweiß ist eine Manifestation des Herzens, Schleim ist eine Manifestation der Lunge, Tränen sind eine Manifestation der Leber, Verdauungssäfte sind eine Manifestation der Milz, und Speichel ist eine Manifestation der Niere.

Die fünf Geschmacksrichtungen wirken sich dank ihrer natürlichen Eigenschaften auf spezifische Weise auf den Körper aus. Aus diesem Grund bestehen auch spezifische Kontraindikationen: Da der scharfe Geschmack Qi zerstreut, sollte man bei Erkrankungen des Qi nichts Scharfes zu sich nehmen. Salziges reinigt das Blut, also sollte man bei Bluterkrankungen salzige Speisen vermeiden. Ein bitteres Aroma erschöpft die Knochen, also sollte man bei Knochenerkrankungen auf bittere Speisen verzichten. Süßes bläht das Fleisch auf, daher sollte man es bei Erkrankungen des Fleisches meiden. Saures kontrahiert die Sehnen und sollte daher bei Sehnenerkrankungen nicht genossen werden.

Darüber hinaus gibt es fünf Störungen, die zu ganz bestimmten Zeiten auftreten. Eine Erkrankung des Yin manifestiert sich im allgemeinen in den Knochen, eine Erkrankung des Yang dagegen im Blut. Eine Erkrankung des Yin zeigt sich normalerweise im Fleisch. Eine Erkrankung des Yang tritt vor allem im Winter auf, eine Erkrankung des Yin vor allem im Sommer.

Greifen bösartige Einflüsse die fünf Zang-Organe an, kommt es im Körper zu fünf Störungen. Wenn der krankheitsauslösende Faktor zum Beispiel auf der Yang-Ebene eindringt, wird man manisch. Dringt er auf der Yin-Ebene ein, kommt es zu Bi oder Stagnation. Kämpft der krank machende Faktor auf der Yang-Ebene, leidet der Patient an Schwindelgefühl, Benommenheit und Kopfweh. Wird der Kampf auf der Yin-Ebene ausgetragen, wird man heiser oder verliert die Stimme. Wandert der krankheitsauslösende Faktor von der Yang- zur Yin-Ebene, wird der Patient ruhig und zieht sich zurück. Wandert die Krankheit von der Yin- zur Yang-Ebene, kommt es zu Zornesausbrüchen. Das sind die fünf pathologischen Störungen.

Wir kennen auch fünf pathologische Pulse. Im Frühling sehen wir dann statt des normalen drahtigen Pulses den oberflächlichen Puls des Herbstes. Im Sommer spüren wir statt des überflutenden Pulses den sinkenden Puls des Winters. Im Spätsommer tritt statt des schlüpfrigen Pulses der drahtige Puls des Frühlings auf. Im Herbst spüren wir statt des oberflächlichen Pulses den überflutenden Puls des Sommers. Im Winter spüren wir statt des sinkenden Pulses den schlüpfrigen Puls des Spätsommers.

Den fünf Zang-Organen entsprechen auch bestimmte geistige Verfassungen. Das Herz beherbergt Shen, den lenkenden Geist. Die Lunge beherbergt Po, Mut oder Tapferkeit. Die Leber beherbergt Hun, die Intuition. Die Milz beherbergt Yi, den Intellekt. Die Niere beherbergt Zhi, die Willenskraft.

Die fünf Zang-Organe dominieren und regieren jeweils einen Bereich. Das Herz regiert die Blutgefäße. Die Lunge regiert Haut und Körperbehaarung. Die Leber regiert Sehnen und Nägel. Die Milz regiert Fleisch und Muskeln. Die Niere regiert Knochen und Mark.

Außerdem kennen wir fünf Arten der Überanstrengung, die man besser vermeiden sollte. Zu langes Starren schädigt das Blut, zu langes Liegen schädigt das Qi, zu langes Sitzen schädigt Fleisch und Muskeln, zu langes Stehen schädigt die Knochen, zu langes Gehen schädigt die Sehnen.

Unter normalen Bedingungen sollten die fünf Zang-Organe den vier Jahreszeiten entsprechende Pulse aufweisen. Der Leberpuls des Frühlings sollte drahtig sein; der Herzpuls des Sommers sollte überflutend, der Milzpuls des Spätsommers schlüpfrig, der Lungenpuls des Herbstes oberflächlich und der Nierenpuls des Winters sinkend sein.»

24 Leitbahn-Konstituenten und Akupunkturtechniken

Qi Bo sagte: «Im menschlichen Körper variiert die Menge des Qi und des Blutes je nach Leitbahn. Zum Beispiel enthält der Taiyang mehr Blut und weniger Qi, der Shaoyang hingegen weniger Blut und mehr Qi. Der Yangming enthält mehr Qi und reichlich Blut. Der Shaoyin enthält mehr Qi und weniger Blut. Der Jueyin enthält mehr Blut und weniger Qi. Der Taiyin enthält mehr Qi und weniger Blut.

Der Fuß-Taiyang/Blasen-Meridian und der Fuß-Shaoyin/Herz-Meridian sind innerlich und äußerlich gekoppelte Meridiane. Andere Verbindungen sind: Fuß-Shaoyang/Gallenblase und Fuß-Jueyin/Leber; Fuß-Yangming/Magen und Fuß-Taiyin/Milz; das sind die Verbindungen der drei Yin- und Yang-Meridiane des Fußes. Die Yin/Yang-Verbindungen der Hand sind Hand-Taiyang/Dünndarm und Hand-Shaoyin/Herz; Hand-Shaoyang/Sanjiao und Hand-Jueyin/Perikard; Hand-Yangming/Dickdarm und Hand-Taiyin/Lunge. Wir können Krankheit in Relation zu diesen Verbindungen erkennen.

Wenn in den Blutgefäßen Stagnation und Fülle herrscht, sollten wir sie zuerst bluten lassen, um die Symptome und Schmerzen zu lindern. Anschließend muß man die Entwicklung und relative Stärke des Patienten beurteilen, bevor man tonisiert oder sediert.

Um die Shu/Transportpunkte der fünf Zang-Organe am Rükken genau zu lokalisieren, benutzte man früher einen Strohhalm, der so lang war wie der Abstand zwischen den Brustwarzen. Er wurde in der Mitte geknickt, und mit einem zweiten Halm, der halb so lang war wie der erste, formte man ein gleichseitiges Dreieck. Eine Spitze des Dreiecks plazierte man am *Dazhui* (LG 14), die beiden anderen Ecken ruhten auf den Lungen-Shu/Transportpunkten. Verlagerte man das Dreieck um zwei Wirbellängen nach unten, konnte man die Herz-Shu/Transportpunkte lokalisieren; vier Wirbel weiter unten die Leber-Shu-Punkte, noch einmal zwei Wirbel weiter unten die Milz-Shu- und drei Wirbel weiter unten die Nieren-Shu-Punkte.

Menschen, die körperlich gesund wirken, aber deprimiert oder verbittert sind, entwickeln oft Erkrankungen in den Haupt- oder Nebenleitbahnen. In solchen Fällen helfen Akupunktur und Moxibustion. Menschen, die körperlich und emotional gesund wirken, aber zu übermäßiger Freude tendieren, bekommen oft Probleme mit Fleisch und Muskeln. Hier ist ebenfalls Akupunktur hilfreich. Menschen, die Freude ausstrahlen, aber körperlich beeinträchtigt wirken, entwickeln oft Krankheiten der Sehnen und Knochen. In diesen Fällen sind wärmende Behandlungen wie Wärmflaschen, Bäder und Daoyin angezeigt. Menschen, die körperlich belastet und deprimiert oder verbittert erscheinen, entwickeln Krankheiten der Kehle und haben Schwierigkeiten beim Schlucken. Hier sind Kräuterzubereitungen indiziert. Menschen, die immer wieder erschrecken oder traumatisiert sind, leiden an einer Blockade von Qi und Blut in den Haupt- und Nebenleitbahnen. Sie können an einem tauben Gefühl oder Lähmungen in den Extremitäten leiden. Hier sollte man Tuina, Massage und Kräuterweine verschreiben.

Akupunktiert man die Yangming-Leitbahnen, kann man sie sedieren und bluten lassen, damit der Überschuß an Qi entweicht. Akupunktiert man die Taiyang-Leitbahnen, kann man sie bluten lassen, wobei aber das Qi nicht entweichen sollte.

Akupunktiert man die Shaoyang-Leitbahnen, kann man das Qi entweichen lassen, muß aber das Blut schützen. Akupunktiert man die Taiyin-Leitbahnen, sollte man das Qi, aber nicht das Blut entweichen lassen. Akupunktiert man die Shaoyin-Leitbahnen, sollte man ebenfalls nur das Qi und nicht das Blut entweichen lassen. Akupunktiert man den Jueyin, sollte man das Blut entweichen lassen, aber das Qi zurückhalten.»

25 Über die Erhaltung der Gesundheit

Huangdi sagte: «Nichts zwischen Himmel und Erde ist kostbarer als der Mensch. Die Menschen sind abhängig von Himmel und Erde, von Wasser und Nahrung und von der Essenz des Universums, die sie nähren und stärken. Nur so können sie in Einklang mit den Gesetzen und dem Wandel der Jahreszeiten wachsen und gedeihen. Das gilt für den gewöhnlichen Menschen genauso wie für Könige. Ausnahmslos jeder Mensch hat den Wunsch, sich seine Gesundheit zu erhalten. Aber die meisten Menschen werden im Laufe ihres Lebens von der einen oder anderen Krankheit geplagt. Oft beginnt eine Krankheit dadurch, daß man ein Ungleichgewicht, das sich langsam einschleicht, nicht wahrnimmt. Dadurch kann sich der krankheitsauslösende Faktor verstärken und den Körper beeinträchtigen, bis er dann eines Tages Knochen und Mark erreicht hat. An diesem Punkt ist es oft zu spät. Es ist mein aufrichtiger Wunsch, die Leiden der Menschen zu lindern. Könnt Ihr mir raten, wie ich vorgehen soll?»

Qi Bo erwiderte: «Laßt mich mit einigen Beispielen antworten. Salz, das in einem Behälter aufbewahrt wird, sondert ständig eine Flüssigkeit ab. Das ist das Qi des Salzes, das langsam ausläuft. Eine Saite eines Instruments, die am Zerreißen ist, gibt einen brüchigen, hohen, sterbenden Laut von sich. Ein Baum, dessen Wurzeln nicht tief in die Erde reichen, wird welken, weil er innen hohl ist, auch wenn seine Äste und sein Laub noch so dicht sind. Wenn Menschen ähnliche Symptome aufweisen, spricht man von schweren Schädigungen der inneren Organe. Sind Haut, Fleisch, Qi und Blut einmal geschädigt und erschöpft, ist es schwierig, den Menschen wieder zu verjüngen, auch wenn man Akupunktur, Kräuter und Moxibustion anwendet.»

Huangdi sagte: «Ich fühle mit den Patienten. Aber manchmal zögere ich aus Unsicherheit. Hin und wieder verschlechtert sich der Zustand der Patienten nach der Behandlung, obwohl ich alles in meiner Macht Stehende versucht habe. Andere Menschen, die das beobachten, meinen, mir fehle es an Mitleid. Welchen Rat würdet Ihr mir geben?»

Qi Bo antwortete: «Das Leben eines jeden Individuums ist aufs engste mit der Natur verknüpft. Wie Menschen sich an die Jahreszeiten und an die Gesetze der Natur anpassen, entscheidet darüber, wie gut es ihnen gelingt, aus der Quelle ihres Lebens zu schöpfen. Hat ein Mensch einmal begriffen, daß die zehntausend Dinge im Universum ihm zum Vorteil gereichen können, dann wird er auch imstande sein, sie zur Bewahrung seiner Gesundheit zu nutzen. Das Universum ist letztlich nichts anderes als Yin und Yang. Der Mensch besitzt zwölf Leitbahnen. Die Natur besitzt Hitze und Kälte, der Mensch Fülle und Leere. Wer sich auf die Polarität im Wandel des Universums einzustellen vermag, wer sich das Wissen um die zwölf Meridiane aneignen und dem Rhythmus der Jahreszeiten folgen kann, der besitzt innere Klarheit und bleibt frei von jeder Unordnung. Wer die Entwicklung der acht Winde und die Transformation der fünf Elemente verstanden hat und sie in Bezug zur Gesundheit eines Patienten setzen kann, der wird Einsicht in die Wahrheit gewinnen. Ihr bräuchtet die Äußerungen des Patienten überhaupt nicht zu berücksichtigen, sondern könntet allein durch das eben Erwähnte durchdringende Erkenntnis erlangen.»

Huangdi sagte: «Das physische Wesen eines Menschen kann vom Einfluß von Yin und Yang nicht getrennt werden. Was die verschiedenen energetischen Konstellationen des Universums betrifft, so haben die Klassiker für die Erde die Kategorien der neun Kontinente und der vier Jahreszeiten geschaffen. Der Mond nimmt ab und zu, die Tage sind länger und kürzer – es ist unmöglich, all jene unzähligen Veränderungen, die die Dinge unter dem Himmel durchlaufen, zu messen oder sie in Kategorien zu erfassen. Auch im menschlichen Körper finden unzählige Veränderungen statt. Welche Methode, welchen Rahmen kann ich benutzen, um diese Prinzipien des Wandels zu verstehen und anzuwenden?»

Qi Bo erwiderte: «Die Prinzipien der fünf Elemente würden Euch helfen, die im Universum stattfindenden Veränderungen zu verstehen. Zum Beispiel kann Metall Holz fällen; Wasser kann Feuer löschen; Holz kann Erde durchdringen; Feuer kann Metall schmelzen; Erde kann Wasser enthalten. Diese Wandlungen lassen sich auf all die unzähligen Dinge im Universum anwenden. Bei der Akupunktur bedient man sich derselben Prinzipien. Auf diese Weise kann man allen Menschen sein Wohlwollen angedeihen lassen.

Ein erfolgreicher Arzt braucht fünf Dinge. Die meisten aber ignorieren diese Regeln. Zuerst braucht er einen geeinten Geist, der nicht abschweift. Zweitens muß er das Dao des Bewahrens und des Kultivierens des Selbst verstehen und praktizieren. Drittens muß er mit den Eigenschaften und Wirkweisen der Heilkräuter vertraut sein. Viertens muß er in der Kunst der Akupunktur versiert sein. Fünftens muß er die Kunst der Diagnose beherrschen. Folgt ein Arzt diesen fünf Regeln, dann wird er wirksam behandeln können. Mit der Akupunktur kann man Leere auffüllen und Fülle abbauen. Wenn man aber die Gesetze von Yin und Yang, wie sie im Universum wirken, respektiert und ihre Essenz bei der Behandlung anwendet, kann man noch bessere Ergebnisse erzielen. Es ist wie ein Schatten, der einer Gestalt folgt. Es gibt dabei kein Geheimnis. So einfach ist es.»

Huangdi fragte: «Könnt Ihr die Prinzipien der Akupunktur erläutern?»

Qi Bo antwortete: «Der Schlüssel zur Akupunktur ist Konzentration und Sammlung. Ihr müßt Fülle und Leere in einem Organ, die Unterschiede zwischen den drei Abschnitten des Körpers und die neun Pulse feststellen. Dann erst könnt Ihr akupunktieren. Außerdem müßt Ihr in der Lage sein herauszufinden, ob der authentische Zang-Puls erscheint oder nicht. Dies erlaubt Euch zu erkennen, ob in einem Organ unheilbare Tendenzen vorliegen und ob der innere mit dem äußeren Zustand übereinstimmt. Man kann sich nicht nur auf die Erscheinung des Patienten verlassen, sondern muß den wahren Zustand der Leitbahnen, das Blutes und des Qi erfassen, um zu einer adäquaten Behandlung imstande zu sein.

Die Patienten können Mangel oder Überschuß aufweisen. Trifft man auf die fünf Mangel-Zustände, darf man die Behandlung nicht auf die leichte Schulter nehmen. Trifft man auf die fünf Überschuß-Zustände, darf man nicht vorschnell aufgeben. Allgemein gesagt: Wenn es Zeit ist, die Nadeln herauszuziehen, dann zieht sie schnell heraus. Laßt keine Zeit verstreichen. In der Therapie muß jede Bewegung abgestimmt sein, die Akupunktur sollte sanft und ruhig geschehen. Der Geist muß in sich ruhen, das Herz entspannt sein. Beobachtet das Fließen des Qi, um die beste Zeit für das Entfernen der Nadeln zu finden. Zwar ist das Qi unsichtbar, aber sein Ankommen ähnelt einer Schar Vögel, die sich sammelt. Geht das Qi weg, ist es, als würden alle Vögel eines Schwarms gleichzeitig auffliegen. Ihr werdet von ihnen keine Spur mehr finden. Wenn beim Akupunktieren das Qi noch nicht angekommen ist, dann sollte man die Nadeln halten, als hätte man einen gespannten Bogen in Abschußposition gebracht. Sobald das Qi am rechten Ort angekommen ist, entfernt die Nadel, als würdet Ihr den Pfeil abschießen.»

Huangdi fragte: «Wie behandelt man Mängel und Überschüsse?»

Qi Bo erwiderte: «Bei einem Mangel muß tonisiert, bei einem Überschuß sediert werden. Das wichtigste dabei ist, daß das Qi in den Meridianen auch wirklich ankommt. Ihr müßt den rechten Moment abwarten. Egal, wie oberflächlich oder tief genadelt wird, egal, ob der Punkt distal oder proximal liegt, beim Akupunktieren müßt Ihr Euren Geist sammeln, als stündet Ihr vor einem tausend Fuß tiefen Abgrund. Alles muß mit äußerster Sorgfalt geschehen. Manipuliert Ihr die Nadeln mit den Fingerspitzen, solltet Ihr die Nadeln behandeln, als wären sie ein wilder Tiger. Richtet Euren Geist vollkommen auf das Eine.»

26 Akupunktur im Einklang mit den kosmischen Zyklen

Huangdi sagte: «Für die Technik des Akupunktierens existieren spezielle Richtlinien. Könnt Ihr diese Richtlinien und Prinzipien erklären?»

Qi Bo antwortete: «Man muß die Kunst des Heilens im Kontext der Wandlungen der Natur sehen und ausüben.»

Huangdi bat: «Erklärt das bitte genauer.»

Qi Bo erwiderte: «Alle Akupunkturmethoden müssen in Einklang mit den Bewegungen der vier Jahreszeiten, des Mondes, der Sonne und der Sterne stehen. Diese Faktoren beeinflussen die Funktionen des menschlichen Körpers. An warmen, hellen, wolkenlosen Tagen fließt das Blut gleichmäßig, und das Weiqi, das Abwehr-Qi, schwebt an der Oberfläche. Bei kaltem, wolkigem Wetter hingegen, wenn sich die Sonne nicht zeigt, wird der Fluß des Blutes stockender. Das Abwehr-Qi schwebt nicht so leicht an die Oberfläche, sondern kann sogar absinken.

Bei Neumond fließen Blut und Qi ebenfalls leichter. Bei Vollmond sind Blut und Qi in Fülle, und die Muskeln werden stark. Bei abnehmendem Mond verschwindet das Blut aus den Haupt- und Nebenleitbahnen, und auch das Abwehr-Qi nimmt während dieser Zeit ab. Die Muskeln werden weniger gut mit Nährstoffen versorgt. Man muß diesen natürlichen Veränderungen Rechnung tragen, um Blut und Qi entsprechend regulieren zu können.

Im Winter sollte man weniger akupunktieren. Wird das Wetter wärmer, kann man wieder häufiger nadeln. Bei zunehmendem Mond sollte man nicht sedieren. Bei Vollmond sollte man nicht tonisieren. Bei Neumond sollte man überhaupt seltener akupunktieren. Es heißt, daß man die Organe schwächt, wenn man bei zunehmendem Mond sediert. Tonisiert man bei Vollmond, fließen Blut und Qi über. Das führt zu einer Stagnation in den Nebenleitbahnen. Im letzten Viertel des Mondes kann Akupunktur den Fluß des Qi in den Leitbahnen unterbrechen. Das alles sind Beispiele für eine fehlerhafte Anwendung und eine Mißachtung der kosmologischen Einflüsse, die zu einer Störung des inneren Gleichgewichts führen. Durch diese Fehler kann eine Krankheit leichter in tiefere Ebenen vordringen.»

Huangdi fragte: «Welchen Sinn hat es, die Positionen der Gestirne während der verschiedenen Jahreszeiten zu beobachten?»

Qi Bo antwortete: «Man beobachtet die Konstellationen und Gestirne unter anderem deswegen, weil man aufgrund ihrer Bewegungen die Bahnen von Sonne und Mond berechnen kann. Man ist dann imstande, abnormale Veränderungen in den Windmustern vorherzusagen und zu entdecken. Besteht bei einem Patienten bereits ein Defizit und dringen zusätzlich Pathogene aus der Natur in ihn ein, dann kompliziert sich sein Zustand und er erleidet unermeßlichen Schaden. Wenn also ein Arzt diese Prinzipien beherrscht, dann kann er einer Krankheit vorbeugen, noch bevor sie begonnen hat; er kann verhindern, daß sie sich verschlimmert, und manchmal kann er auch Patienten vom Totenbett auferstehen lassen. Es ist von allergrößter Wichtigkeit, diese Prinzipien wirklich zu beherrschen.»

Huangdi erwiderte: «Ihr habt absolut recht. Nun verstehe ich die Prinzipien der Gestirne und der Jahreszeiten. Wie aber können wir es den alten Meistern gleichtun?»

Qi Bo sagte: «Um sich das Wissen der alten Meister zu erschließen, muß man das *Zhenjing* (‹Klassiker der Akupunktur›) lesen und verstehen. Hat man jedoch die Wettermuster, die Mondphasen, die jahreszeitlichen Faktoren und die Tendenzen des Qi-Flusses nicht begriffen, kann man das Wissen der alten Meister nicht wirklich erfassen. Der Arzt vermag aus diesem Wissen Nutzen zu ziehen, aber er muß darüber hinaus auch das Erscheinungsbild des Patienten berücksichtigen und die Methoden der Diagnosestellung anwenden. Dieses sorgfältige Studium schlägt sich in einem scharfen Blick und der Fähigkeit, die Entwicklung einer Krankheit vorauszusagen, nieder. Ein Arzt, der all dies gemeistert hat, ist dem gewöhnlichen Arzt um vieles überlegen. Er hat Einblick in die Tiefen des menschlichen Körpers gewonnen und kann erkennen, was von außen nicht wahrnehmbar ist.

Xuxie, ein schwacher bösartiger Einfluß, stammt aus der Natur. Oft resultiert es aus einer Disharmonie des Wettermusters. *Zhengxie*, ein starker krankheitsauslösender Faktor, entsteht, wenn der Patient zu einer Zeit angegriffen wird, in der er müde und geschwächt ist und die Poren seines Körpers geöffnet sind. Dieser starke krankheitsauslösende Faktor neigt dazu, nur geringfügige Symptome zu bilden. Deswegen bemerken ihn viele Ärzte erst dann, wenn der Zustand bereits ernst geworden ist. Ein Arzt, der über hochentwickelte Fähigkeiten verfügt, ist jedoch imstande, die Krankheit in ihren Kinderschuhen zu entdecken, er entdeckt bereits die Vorboten. In diesem Fall sind noch keine Veränderungen in den neun Pulsen aufgetreten. Aber der gute Arzt beginnt trotzdem schon mit der Therapie. Er weiß, daß man ‹Tür und Fenster bewachen muß, um den Dieb zu fangen›. Der mittelmäßige Arzt jedoch wartet mit der Behandlung, bis sich die Krankheit festgesetzt hat.»

Huangdi sagte: «Ich habe von Akupunkturtechniken zum Sedieren und Tonisieren gehört. Könnt Ihr sie mir erklären?»

Qi Bo antwortete: «Will man sedieren, muß man das Prinzip der Fülle begreifen. Was bedeutet Fülle? Sie bedeutet, daß das Qi des Patienten ‹voll› ist, daß der Mond voll ist, daß das Wetter voll und warm ist. Der Patient muß sich beruhigen, er muß sich wohl fühlen. Die Nadel sollte eingeführt werden, wenn der Patient einatmet. Wartet dann ab, bis der Patient wieder einatmet, um die Nadel zu manipulieren – auch das ist die Idee der Fülle. Wartet ab, bis der Patient ausatmet, und zieht die Nadel wieder heraus. Beim Sedieren muß man zuerst dieses Prinzip der Fülle verstehen. Dann erst kann man die Technik anwenden, um den Körper vom Pathogen zu befreien und den normalen Fluß des antipathogenen Qi wiederherzustellen.

Zum Tonisieren muß man zuerst verstehen, was mit einem ‹runden› Zustand gemeint ist. Was heißt ‹rund›? Rund bezieht sich auf das Fließen der Energie. Das Qi wird dorthin gelenkt, wo ein Mangel besteht. Man muß genau nadeln und auf Ying, das Nährende, und das Blut einwirken. In diesem Fall wird die Nadel entfernt, wenn der Patient einatmet. Ein gebildeter Arzt, der diese Techniken beherrscht, weiß, welche Bedeutung der äußeren Erscheinung des Patienten und dem relativen Zustand von Ying und Wei, dem nährenden und dem Abwehr-Qi, sowie dem Blut zukommt, und kann auf diese Weise die beabsichtigte Wirkung erzielen. Der menschliche Körper ist so kostbar, daß man ihn mit größter Achtsamkeit und Sorgfalt behandeln muß.»

Huangdi rief aus: «Wunderbar! Ihr habt die Veränderungen von Yin und Yang, die Jahreszeiten und den kosmologischen Hintergrund so vortrefflich erklärt, daß ich jetzt endlich alles verstehe. Ihr habt die physische Erscheinung von Körper und Shen erwähnt. Was genau aber meint Ihr mit Körper und Geist?»

Qi Bo sagte: «Laßt mich zuerst etwas über den Körper sagen. Beobachtet, untersucht und diagnostiziert die Veränderungen im physischen Körper. Fühlt ihn durch die Pulse. Fragt nach dem, was Ihr nicht sehen könnt. Auf diese Weise werdet Ihr herausfinden können, welche Körperteile erkrankt oder unausgewogen sind.»

Huangdi fragte: «Was meint Ihr mit Shen, mit Geist?»

Qi Bo erwiderte: «Shen ist etwas, das Ihr erkennt, wenn Ihr es seht. Shen kann in den Augen des Patienten wahrgenommen werden. Aber das wahre Sehen geschieht durch Eure eigenen Augen. Was Ihr als Botschaft empfangt, versteht Euer Herz. Ihr könnt dann den Zustand des Patienten in Eurem Geist visualisieren. Intuitiv erfaßt Ihr, wo das Problem liegt. Ihr seid nicht mehr abhängig von der Sprache. Es ist wie die Nacht, in der niemand etwas wahrzunehmen vermag, aber Ihr könnt sehen, als hätte der Wind den Nebel weggefegt. Das ist Shen, wie ich es verstehe. Ihr könnt Euch des Shen versichern, indem Ihr die neun Pulse in den drei Abschnitten ertastet. Aber Ihr seid davon nicht abhängig. Wer wahre Meisterschaft erlangt hat, kann bis jenseits des Physischen vordringen und die Wahrheit erkennen.»

27 Krankheitsauslösende Faktoren

Huangdi sagte: «Ich habe von einem Klassiker namens *Jiuzhen* (‹Die Neun Nadeln›) gehört, der neun voneinander unabhängige Abhandlungen enthält. Ihr jedoch habt diese neun Abhandlungen so erklärt, daß es nun neun mal neun, also 81, Kapitel sind. Ich habe schließlich die Essenz begriffen, aber es bleiben doch noch Fragen offen. Das *Zhenjing* beschreibt verschiedene Behandlungsmethoden, bei denen es vor allem darum geht, einen Mangel beziehungsweise einen Überschuß im Körper festzustellen und auszugleichen, indem man mit der Therapie oben oder unten, links oder rechts im Körper ansetzt. Ich verstehe diese Konzepte, denn sie gehen von der Vorstellung einer inneren Disharmonie zwischen dem nährenden und dem Abwehr-Qi oder zwischen Blut und Qi aus. Was ich aber nicht verstehe, sind jene Disharmonien, die durch in die Meridiane eindringende krankheitsauslösende Faktoren verursacht werden. Ich möchte jetzt etwas über die Behandlung von Krankheiten erfahren, die durch krankheitsauslösende Faktoren, die in Haupt- und Nebenleitbahnen eindringen, hervorgerufen werden.»

Qi Bo antwortete: «Ein umfassend ausgebildeter Arzt muß sich auf gewisse medizinische Prinzipien stützen und auch die Veränderungen in der Natur beobachten. Zum Beispiel verändern sich am Himmel die Positionen der Sonne und des Mondes, der zunimmt und abnimmt, sowie die der Sterne. Auf der Erde gibt es Flüsse, Nebenflüsse und Meere. Im Menschen gibt es Haupt- und Nebenleitbahnen. Sie alle beeinflussen einander gegenseitig. Bei warmem Wetter fließt das Wasser in den Flüssen ruhig und sanft. Bei kaltem Wetter stagniert der Fluß des Wassers. Bei extrem heißem Wetter jedoch kommt es in den Flüssen zu einer Überfülle an Wasser, und die Flüsse treten über die Ufer. Bei Stürmen kommt es zu weiteren Katastrophen. Ähnlich verhält es sich mit äußeren bösartigen Einflüssen, die den Körper angreifen. Kälte läßt Blut und Qi in den Haupt- und Nebenleitbahnen stagnieren. Hitze läßt das Blut sehr frei und schnell fließen. Übermäßige Hitze läßt Haupt- und Nebenleitbahnen anschwellen. Das alles können wir an den Pulsen an der Speichenschlagader feststellen. Ertasten wir einen großen Puls, dann ist das Pathogen im Übermaß vorhanden. Bei einem kleinen Puls wissen wir, daß das Pathogen passiv ist und abnimmt. Können wir durch die Pulstastung an der Speichenschlagader nicht herausfinden, ob ein Zustand *yin* oder *yang* ist, sollte man den nächsten Schritt tun: die neun Pulse in den drei Abschnitten prüfen. Sobald man herausgefunden hat, welcher Zustand vorliegt, muß man unverzüglich handeln, damit sich die Krankheit nicht weiterentwickeln kann.

Akupunktiert Ihr bei einem Überschuß-Zustand, so stecht die Nadel hinein, während der Patient einatmet. Achtet darauf, daß das Qi nicht seine Fließrichtung umkehrt oder rebelliert. Sobald die Nadel eingeführt ist, wartet geduldig, bis das Qi ankommt. Laßt die Nadel länger im Körper, damit der krankheitsauslösende Faktor sich nicht ausbreiten kann. Manipuliert Ihr die Nadel, um das Qi zu erreichen, dann laßt den Patienten einatmen. Bittet ihn auszuatmen, während Ihr die Nadel langsam herauszieht. Am Ende des Ausatmens sollte die Nadel vollkommen herausgezogen sein. Auf diese Weise wird das Pathogen gänzlich aus dem Körper vertrieben. Dies nennt man die Technik des Sedierens.»

Huangdi fragte: «Wie tonisiere ich nun Mangel-Zustände?»

Qi Bo erwiderte: «Wenn Ihr die Akupunktur zum Tonisieren benutzt, müßt Ihr zuerst den richtigen Punkt finden und die Haut an der entsprechenden Stelle reiben. Drückt den Punkt mit dem Finger, damit sich das Qi in der Leitbahn ausbreiten kann. Massiert den Punkt, um seine Energie zu aktivieren. Dann bittet den Patienten, sich zu konzentrieren. Drückt mit dem Finger auf diese Stelle, und führt die Nadel ein. Wartet, bis das Qi den Punkt erreicht hat; sobald es frei fließt, könnt Ihr die Nadel entfernen. Entfernt die Nadel mit Eurer rechten Hand, und schließt das Loch mit Eurer linken Hand, damit das Qi nicht entweichen kann. Beim Einführen der Nadel sollte der Patient ausatmen. Am Ende des Ausatmens sollte die Nadel vollständig eingeführt sein. Wartet achtsam auf das Qi. Sobald es ankommt, laßt den Patienten einatmen. Dann entfernt die Nadel. Auf diese Weise geht kein Qi verloren. Nach dem Entfernen der Nadel massiert die Gegend um den Punkt. So bleibt das Zhenqi, das wahre Qi, im Innern des Körpers. Dies nennt man die Technik des Tonisierens.»

Huangdi fragte: «Hat man die Anwesenheit eines Pathogens festgestellt, wie muß man dann vorgehen, um es zu entfernen?»

Qi Bo antwortete: «Wenn der krankheitsauslösende Faktor vom Luo/Sekundärgefäß in den Hauptkanal strömt und in den Blutgefäßen verweilt, findet ein Kampf zwischen Weiqi, dem antipathogenen Qi, und dem Pathogen statt. Der Patient leidet dann an Fieber oder Frösteln, und das Qi in den Gefäßen steigt auf und ab, je nach den Umständen des Kampfes. Das Pathogen beginnt dann, sich zu verteilen, statt an einem bestimmten Ort zu verweilen. Will der Arzt das Pathogen vertreiben, muß er es zuerst lokalisieren und dann verhindern, daß es sich weiter ausbreitet. In diesem Fall ist die Sedierungstechnik angezeigt. Greift aber nie direkt die pathogene Energie an, solange sie noch sehr stark ist, denn wenn das Pathogen in voller Blüte steht, ist das Zhengqi des Körpers geschwächt. Würde man unter diesen Umständen trotzdem die Methode des Sedierens anwenden, so käme dies einer weiteren Schwächung des Qi in den Leitbahnen gleich. Wartet Ihr jedoch, bis das Pathogen bereits den Ort passiert hat, könnt Ihr ebenfalls nichts ausrichten, denn dann würde nur das Zhengqi, das antipathogene Qi, entweichen und die Festung unbewacht zurücklassen und so die Niederlage geradezu herausfordern. Will man also das Pathogen auf seinem Weg stoppen, muß man Geduld walten lassen, beobachten und abwarten, bis es ankommt. Die Nadel muß unmittelbar bevor das Pathogen ankommt, eingeführt werden, denn nur so kann man es richtig vertreiben. Das ist eine heikle Angelegenheit. Wird die Nadel zu früh oder zu spät eingeführt, erreicht man das Pathogen nicht und verletzt außerdem den Körper. Meisterschaft in der Akupunktur ist wie Meisterschaft im Bogenschießen: Ihr müßt genau wissen, in welchem Augenblick der Pfeil abzuschießen ist. Mittelmäßige Akupunkteure sind wie jene, die einen hölzernen Nagel mit dem Hammer einschlagen: Sie sind stumpf und ungenau. Ihr müßt den rechten Moment abwarten können und dann, ohne zu zögern, aber mit großer Klarheit, die Nadel einstechen. So trefft Ihr das Ziel und vertreibt das Pathogen.»

Huangdi fragte: «Könnt Ihr mir mehr über Tonisieren und Sedieren berichten?»

Qi Bo antwortete: «Wenn wir davon sprechen, das Pathogen anzugreifen, dann hat das auch damit zu tun, daß wir zur rechten Zeit bluten lassen müssen. So können wir das Pathogen ableiten und dem Weiqi helfen, sich zu erholen. Wenn das Pathogen in den Körper eintritt, tendiert es in keine spezielle Richtung. Treibt man es an, bewegt es sich weiter. Mit dem entsprechenden Wissen kann man das Pathogen in einen Bereich lenken, wo ihm der Weg zu versperren ist. Man kann es auch angreifen und sedieren, indem man bluten läßt.»

Huangdi sagte: «Ich verstehe. Was aber, wenn das Pathogen das Zhengqi des Körpers als Geisel nimmt, die Pulse sich jedoch nicht verändern? Wie kann man dann seine Anwesenheit feststellen?»

Qi Bo erwiderte: «Ihr müßt die Pulse in den drei Positionen sorgfältig tasten. Achtet besonders auf rechts und links sowie oben und unten. Beobachtet die Veränderungen in Stärke und Schwäche. Dann werdet Ihr in der Lage sein, das Pathogen zu lokalisieren. Wartet ab, um es dann anzugreifen. Beherrscht man die neun Pulse der drei Positionen nicht, wird man nicht in der Lage sein, die Krankheit zu lokalisieren, man wird nicht herausfinden können, ob sie im oberen, im mittleren oder im unteren Bereich sitzt. Man wird auch nicht herausfinden können, ob beim Patienten überhaupt noch Magen-Qi vorhanden ist. Beherrscht ein Arzt die Pulsdiagnose der drei Positionen nicht, kann er Krankheiten nicht wirksam verhindern. Sediert er in einem Zustand des Mangels, führt das zu Chaos in den Leitbahnen, und das

Zhengqi, das antipathogene Qi, kann nicht wiederhergestellt werden. Tonisiert er hingegen bei einem Überschuß, dann verstärkt er dadurch die negative Wirkung des Pathogens und zerstört das Weiqi, das Abwehr-Qi. Dadurch kann aus einem normalen Verlauf ein gefährlicher Verlauf werden, was zu einer Tragödie, ja, zum Tode führen kann. Ein Arzt, der das nicht versteht, wird sich nicht halten können. Wer nicht weiß, wie er die Eigenschaften der Natur und des Menschen perfekt miteinander verbinden kann, und das Qi schädigt, statt das Pathogen zu vertreiben, ist nur eine flüchtige Erscheinung.

Wenn das Pathogen in den Körper eindringt, wandert es anfangs noch nicht in eine bestimmte Richtung. Man kann es dorthin locken, wo es aufzuhalten oder anzugreifen ist. Werden diese Techniken korrekt angewandt, läßt sich die Krankheit sofort heilen.»

28 Leere und Fülle

Huangdi fragte: «Was ist mit Leere beziehungsweise Mangel und Fülle beziehungsweise Überschuß gemeint?»

Qi Bo erwiderte: «Mangel und Überschuß beschreiben den Zustand des pathogenen und des antipathogenen Qi. Ist reichlich pathogenes Qi vorhanden, sprechen wir von einem Überschuß-Zustand. Ist nicht genug antipathogenes Qi vorhanden, sprechen wir von einem Mangel-Zustand.»

Huangdi fragte: «Was sind weitere Besonderheiten dieser Zustände?»

Qi Bo fuhr fort: «Ich nehme die Lunge als Beispiel. Die Lunge regiert das Qi. Ein Qi-Defizit rührt von einem Defizit der Lunge her. Rebelliert das Qi, besteht ein Überschuß im oberen Teil des Körpers, während im unteren ein Mangel besteht, der sich in einem Kältegefühl in den Füßen ausdrückt. Tritt dieser Zustand der Lunge in einer anderen Jahreszeit auf als in der, die dem die Lunge kontrollierenden Element Feuer entspricht – das wäre der Sommer –, wird der Patient überleben. Tritt er jedoch im Sommer auf, dann schwebt der Kranke in Lebensgefahr.»

Huangdi fragte: «Was ist mit Überlagerung von Überschuß-Zuständen gemeint?»

Qi Bo antwortete: «Bei einer Überlagerung von Überschuß-Zuständen leidet der Patient an hohem Fieber und Fülle sowie an einem Überschuß in den Pulsen.»

Huangdi fragte weiter: «Welche Methoden verwendet Ihr, wenn sich alle Haupt- und Nebenleitbahnen in Fülle befinden?»

Qi Bo antwortete: «Fülle in den Haupt- und Nebenleitbahnen bedeutet, daß der Puls der Speichenschlagader an der Cun-Position schnell ist, an der Chi-Position jedoch langsam. Die Behandlung muß auf die Luo, die Nebenleitbahnen, und die Meridiane abzielen. Ist der Puls schlüpfrig, nimmt eine Krankheit ihren normalen Verlauf. Ist der Puls rauh, dann nimmt die Krankheit einen abnormalen Verlauf. Ist genügend Qi vorhanden, dann wird der Puls schlüpfrig oder gleitend; steht der Tod bevor, dann ist der Puls welkend oder rauh. Wenn man alle Organe sowie Knochen und Fleisch durchlässig hält, ist sichergestellt, daß genügend Jing und Qi vorhanden sind. So kann man seine Gesundheit bewahren.»

Huangdi fragte: «Könnt Ihr jenen Zustand erklären, in dem in den Nebenleitbahnen nicht genügend Qi vorhanden ist, während es in den Hauptleitbahnen reichlich fließt?»

Qi Bo antwortete: «In diesem Fall ist der Puls an der Cun-Position schlüpfrig, die Haut über der Chi-Position jedoch kalt. Im Herbst und Winter ist dieser Zustand abnormal, im Frühling und Sommer hingegen normal. Behandelt man diesen Zustand, muß man also auch die jahreszeitlichen Entsprechungen der Krankheit berücksichtigen.»

Huangdi fragte: «Und im gegenteiligen Fall, wenn also die Hauptleitbahnen in Leere und die Nebenleitbahnen in Fülle sind?»

Qi Bo erwiderte: «In diesem Fall ist die Haut über der Chi-Position warm und der Puls voll, während der Puls an der Cun-Position rauh ist. Tritt dieser Zustand im Sommer oder Frühling auf, dann ist das kein gutes Zeichen, ja, der Patient kann sterben. Tritt dieser Zustand im Herbst oder Winter auf, ist er hingegen heilbar.»

Huangdi bohrte weiter: «Wie würdet Ihr diese beiden Zustände behandeln?»

Qi Bo erklärte: «Bei einer Fülle in den Nebenleitbahnen und einem Mangel in den Hauptleitbahnen sollte man die Yin-Leitbahnen mit Moxibustion behandeln und die Yang-Leitbahnen akupunktieren. Sind aber die Hauptleitbahnen in Fülle und die Nebenleitbahnen in Leere, sollte man die Yin-Leitbahnen akupunktieren und die Yang-Leitbahnen mit Moxibustion behandeln.»

Huangdi fragte: «Was ist eine Überlagerung von Leere-Zuständen?»

Qi Bo erwiderte: «Bei einer Überlagerung von Leere-Zuständen besteht ein Mangel in den Leitbahnen, ein Mangel an Qi und ein Mangel an der Chi-Position.»

Huangdi fragte: «Wie unterscheidet man diese verschiedenen Mangel-Zustände?»

Qi Bo antwortete: «Bei Qi-Mangel spricht der Patient mit schwacher Stimme. Das rührt von einem Defizit des Jingqi her. Ein Mangel an der Chi-Position bedeutet, daß Ying und Blut erschöpft sind. Kurz gesagt: Wenn bei einer Krankheit der Puls schlüpfrig bleibt, ist das ein gutes Zeichen. Wird er hingegen rauh, so ist es ein Zeichen des Todes.»

Huangdi fragte: «Welche Aussichten bestehen, wenn Kälte plötzlich nach oben strömt, so daß in der Leitbahn ein Überschuß entsteht?»

Qi Bo antwortete: «Ertastet Ihr einen vollen und übermäßigen Puls, der auch schlüpfrig ist, sind die Aussichten gut. Ist der Puls jedoch in Fülle und rauh, dann ist es ein schlechtes Zeichen.»

Huangdi fragte: «Was bedeutet es, wenn ein Patient einen starken, übermäßigen und vollen Puls aufweist und dabei zwar kalte Hände und Füße, aber ein fiebriges Gefühl im Kopf hat?»

Qi Bo antwortete: «Treten diese Symptome im Frühling oder Herbst auf, überlebt der Patient. Treten sie jedoch im Winter oder Sommer auf, stirbt er. Es gibt auch noch einen anderen Puls, der oberflächlich und rauh ist. Geht er mit Fieber einher, ist das ein Anzeichen des Todes.»

Huangdi sagte: «Bei einem anderen Typus von Patient ist der ganze Körper geschwollen und in Fülle. Was bedeutet das?»

Qi Bo antwortete: «In diesem Zustand weist der Patient wahrscheinlich einen schnellen, harten Cun-Puls auf, und die Haut über der Chi-Position fühlt sich stagnierend an. In einer derartigen Situation fehlt jede Übereinstimmung. Im günstigsten Fall bedeutet dieser Zustand, daß der Patient überlebt, im schlimmsten Fall, daß er stirbt. Ein gutes Zeichen ist es, wenn Hände und Füße warm sind. Ein schlechtes Zeichen ist es, wenn Hände und Füße kalt sind.»

Huangdi fragte: «Wenn eine stillende Mutter an einer fiebrigen Krankheit leidet und einen kleinen Puls aufweist, wie sind da die Aussichten?»

Qi Bo erwiderte: «Hat sie warme Hände und Füße, dann ist noch Magen-Qi vorhanden, und die Mutter wird überleben. Sind Hände und Füße aber kalt, dann ist das Magen-Qi erschöpft, und die Mutter wird sterben.»

Huangdi fragte weiter: «Was kann eine stillende Mutter erwarten, wenn bei ihr Symptome wie Wind-Hitze, Atemnot und eine beschleunigte Atmung mit offenem Mund und sehr gespannten Schultern auftreten? Welche Art von Puls entspricht diesem Zustand?»

Qi Bo antwortete: «In diesem Fall müßte der Puls voll und groß sein. Weist der Puls jedoch eine sanfte, leichte Qualität auf, dann ist das Magen-Qi unversehrt. Ist der Puls drahtig und schnell, steht der Tod bevor.»

Huangdi fragte: «Was bedeutet es, wenn bei ruhrartigen Erkrankungen Blut im Stuhl auftritt?»

Qi Bo erwiderte: «Findet man bei solchen Erkrankungen Blut im Stuhl und hat der Patient außerdem Fieber, stehen die Chancen schlecht. Fröstelt der Patient jedoch, so ist es ein gutes Zeichen.»

Huangdi fragte: «Wie ist die Prognose bei einer ruhrartigen Erkrankung mit schleimigem Stuhl?»

Qi Bo antwortete: «Ist der Puls in diesem Fall sinkend, überlebt der Patient. Bei einem oberflächlichen Puls hingegen wird er sterben.»

Huangdi fragte: «Was bedeutet es, wenn bei ruhrartigen Erkrankungen Blut und Schleim gleichzeitig auftreten?»

Qi Bo antwortete: «Ist der Puls entwurzelt und schwach, dann ist die Prognose ungünstig. Ist der Puls schlüpfrig und groß, dann ist die Prognose günstig.»

Huangdi fragte: «Wenn der Patient bei Durchfall fieberfrei und der Puls nicht entwurzelt ist, wie sind da die Aussichten zu beurteilen?»

Qi Bo antwortete: «Bei einem schlüpfrigen, großen Puls verfügt der Patient meist noch über reichlich Abwehrkraft. Bei einem rauhen, oberflächlichen Puls hingegen wird er sterben. Die Todesstunde hängt von den einzelnen wahren Zang-Pulsen ab.»

Huangdi fragte: «Was hat es mit dem Zustand der Epilepsie auf sich?»

Qi Bo erwiderte: «Bei schlüpfrigem, großen Puls kann die Krankheit höchstwahrscheinlich geheilt werden. Bei hartem, schnellem, kleinem Puls ist sie jedoch unheilbar.»

Huangdi fragte: «Was bedeutet es, wenn die Pulse voll oder leer sind?»

Qi Bo erwiderte: «Bei leerem Puls ist der Zustand heilbar, bei vollem Puls ist er unheilbar.»

Huangdi fragte: «Wie differenziert man die Pulse bei diabetischer Erschöpfung? Wie stellt man da die Prognose?»

Qi Bo antwortete: «Stellt man hier einen Überschuß im Puls fest, wird sich die Krankheit hinausziehen, aber grundsätzlich ist sie heilbar. Ist der Puls oberflächlich, klein und hart, dann sind die Aussichten um so schlechter, je länger der Zustand bereits besteht.»

Huangdi sagte: «Wenn man im Frühling einen Patienten mittels Akupunktur behandelt, sollte man die Luo-Punkte der verschiedenen Meridiane benützen. Im Sommer sollte man die Shu/Transportpunkte nadeln, im Herbst die *He*/Meer-Punkte der sechs Fu-Organe. Im Winter, also zu einer Zeit, in der man den Körper nach außen hin abschließen sollte, darf man Akupunktur nur sehr spärlich einsetzen und sollte bei der Behandlung eher auf Kräuter und spezielle Nahrungsmittel setzen.

Dies schließt aber die Anwendung von Akupunktur und anderen äußeren Techniken bei verschiedenen Arten von Abszessen und Tumoren, deren Behandlung keinen Aufschub duldet, nicht aus. Bei solchen Erkrankungen kann der Patient Schmerzen haben, muß es aber nicht. Manchmal kann man sie lokalisieren, manchmal nicht. In jedem Fall sollte man dreimal entlang dem Taiyin-Meridian der Hand sowie Punkte beidseits des Halses nadeln. Sitzt der Abszeß oder der Tumor in der Achselhöhle und fiebert der Patient, muß man fünfmal den Fuß-Shaoyang nadeln.

Verschwindet das Fieber nach dem Akupunktieren nicht, sollte man den Hand-Jueyin/Perikard dreimal nadeln. Zusätzlich kann man den Luo-Punkt *Lieque* (Lu 7) des Hand-Taiyin sowie den *Jianzhen*-Punkt (Dü 9) je dreimal nadeln. Akute Abszesse, die mit Kontraktionen der Gliedmaßen, großen Schmerzen und reichlichem Schwitzen einhergehen, sind auf unzureichendes Qi im Fuß-Taiyang/Blasen-Meridian zurückzuführen. Deswegen sollte der *Pangguanshu*-Punkt (B 28) der Fuß-Taiyang-Leitbahn genadelt werden.

Bläht sich der Bauch plötzlich und widersetzt er sich jedem Druck, sollte man den Luo-Punkt *Zhizheng* (Dü 7), *Shenshu* (B 23) der Hand-Taiyang-Leitbahn sowie den Alarmpunkt des Magens, *Zhongwan* (KG 12), akupunktieren.

Bei Cholera sollte man den Punkt *Zhishi* (B 52) seitlich des Shenshu (B 23) fünfmal nadeln. Außerdem kann man die Punkte *Weishu* (B 21) und *Weicang* (B 50) akupunktieren.

Bei der Behandlung von Angstzuständen sollte man Punkte auf den fünf Leitbahnen ansprechen. Zum Beispiel kann man fünfmal den Hand-Taiyin und den Hand-Taiyang, einmal Zhizheng (M 17), einmal *Jiexi* (M 41) am Yangming/Magen des Fußes und dreimal *Zhubin* (N 9) am Fuß-Shaoyin/Gallenblase nadeln.

Was die Behandlung von Erschöpfungszuständen betrifft, so haltet Euch immer vor Augen, daß plötzliche Ohnmachten, halbseitige Lähmung, eine Atrophie oder beschleunigte Atmung, die häufig bei solchen Patienten auftreten, in erster Linie auf zu reichhaltiges Essen zurückzuführen sind. Leiden Patienten an einer Blockade und Fülle in Brustkorb oder Oberbauch, dann liegt die Ursache meist in einem emotionalen Trauma. Setzt die Krankheit plötzlich ein und kommt es dabei zu Ohnmacht, Gehörverlust oder zu einer Blockade des Darms und der Harnwege, so ist dafür meist ein chaotischer Zustand des Qi und des Blutes im Innern verantwortlich. Manche dieser Syndrome gehen jedoch nicht auf innere Ursachen zurück, sondern eher auf den Einfluß eines äußeren Windes. Sie können dann stagnieren, verweilen, Hitze produzieren und das Fleisch erschöpfen. Andere Symptome wie Frösteln oder Schwierigkeiten beim Gehen können durch Wind-Kälte oder Feuchtigkeit hervorgerufen werden.»

Huangdi sagte: «Gelbsucht, plötzliche Schmerzen, Epilepsie und Hysterie werden durch emporrebellierendes Qi verursacht, also durch eine Disharmonie in den fünf Zang-Organen, die ihrerseits durch eine Blockade der sechs Fu-Organe ausgelöst wurde. Kopfschmerzen, Ohrensausen und eine Blockade der neun Öffnungen gehen für gewöhnlich auf Disharmonien in Magen und Eingeweiden zurück.»

29 Taiyin und Yangming

Huangdi sagte: «Der Fuß-Taiyin und der Fuß-Yangming sind miteinander verbunden, sie sind die Leitbahnen von Milz und Magen. Sie stehen für das Äußere und das Innere und weisen unterschiedliche Unausgewogenheiten und pathologische Formen auf. Warum?»

Qi Bo antwortete: «Der Taiyin ist ein Yin-Meridian, der Yangming ein Yang-Meridian. Daher zirkuliert die Energie nicht in gleicher Weise, und deswegen machen sie, in Übereinstimmung mit den Jahreszeiten, unterschiedliche Veränderungen durch. Unausgewogenheiten können durch innere oder äußere Faktoren hervorgerufen werden. Auch die Art und Weise, wie Krankheiten in ihnen entstehen, differiert, und aus diesem Grund unterscheiden sich auch die Manifestationen.»

Huangdi fragte: «Was für Unterschiede sind das?»

Qi Bo erwiderte: «Das Yang repräsentiert das Qi des Himmels. Es ist verantwortlich für die Verteidigung des Äußeren. Normalerweise ist es in Übermaß vorhanden und zäh. Das Yin repräsentiert das Qi der Erde. Es ist verantwortlich für das Nähren des Inneren. Es ist weich und tendiert zum Mangel. Greift ein bösartiger Wind an, trifft der auf das Yang-Qi. Sind Lebensstil und Ernährung unausgewogen, wird das Yin-Qi in Mitleidenschaft gezogen. Greift eine Krankheit von außen an, wandert sie durch die Yang-Teile des Körpers in die sechs Fu-Organe. Manifestiert sich eine Krankheit innerlich, wandert sie in die Yin-Teile des Körpers und in die fünf Zang-Organe. Sind die sechs Fu-Organe befallen, treten Fieber, Unruhe, Schlaflosigkeit und Atemnot auf.

Sind die fünf Zang-Organe betroffen, leidet man an Blähungen und Fülle, an einer Blockade des Darms und Durchfall. Vom Pathophysiologischen her entspricht die Kehle dem Qi des Himmels; das Regulieren der Atmung steht daher in Beziehung zum Äußeren. Der Speichel entspricht dem Qi der Erde, das Schlukken steht daher in Beziehung zum Inneren. Die Yang-Leitbahnen können leicht durch Wind geschädigt werden, die Yin-Leitbahnen hingegen werden in erster Linie von Feuchtigkeit befallen. Das Qi der drei Yin-Meridiane wandert vom Fuß zum Kopf und entlang den Armen in die Fingerspitzen. Das Qi der drei Yang-Leitbahnen beginnt an der Hand, wandert zum Kopf und von dort hinunter in die Füße. Ein Pathogen, das die sechs Yang-Leitbahnen angreift, wandert also zuerst hinauf und dann hinunter. Ein Pathogen, das die sechs Yin-Leitbahnen angreift, wandert zuerst hinunter und anschließend erst hinauf. Bei einem Angriff durch Wind ist der obere Teil des Körpers zuerst befallen. Bei einem Angriff durch Feuchtigkeit hingegen ist der untere Teil des Körpers zuerst befallen.»

Huangdi fragte: «Warum büßen bei einer Störung der Milz die vier Gliedmaßen ihre normale Funktionsfähigkeit ein?»

Qi Bo antwortete: «Damit die Extremitäten ihre Funktionen normal erfüllen können, müssen sie vom Magen genährt werden. Aber die Körperflüssigkeiten Jin und Ye können die Leitbahnen der Gliedmaßen nicht direkt vom Magen aus erreichen: Sie müssen zuerst in der Milz umgewandelt und dann im Körper verteilt werden. Das ist der normale physiologische Ablauf. Ist nun die Milz gestört, kann sie die Körperflüssigkeiten nicht richtig umwandeln und transportieren. Dann werden die Gliedmaßen nicht ausreichend genährt, das heißt, sie erhalten auch nicht genug *Guqi* oder Nahrungs-Qi. Nach und nach verkümmern dann die Muskeln und verlieren ihre Funktion.»

Huangdi fragte: «Warum entspricht der Milz keine eigene Jahreszeit? Manchmal wird sie mit dem Spätsommer assoziiert.»

Qi Bo antwortete: «Die Milz liegt in der Mitte. Sie ist die Erde. Innerhalb des Systems der jahreszeitlichen Entsprechungen ist ihr keine eigene Jahreszeit zugeordnet, sondern sie entspricht jeweils den letzten 18 Tagen einer Jahreszeit.

Die Aufgabe der Milz besteht darin, die Nahrungsessenzen und Flüssigkeiten des Magens umzuwandeln und zu transportieren. Die Erde nährt symbolisch alle Dinge der Natur, sie ist allumfassend. Sie ist dafür verantwortlich, jeden einzelnen Teil des Körpers zu nähren. Deswegen entspricht ihr keine bestimmte Zeit. Sie wirkt in jedes Element hinein.»

Huangdi fragte: «Es existiert eine Membran, die Milz und Magen verbindet. Wie kann dann die Milz die Körperflüssigkeiten in den Magen transportieren?»

Qi Bo antwortete: «Der Milzmeridian des Fuß-Taiyin heißt Großes Yin und umfaßt alle drei Yin. Diese Leitbahn ist mit Magen und Milz verbunden und zirkuliert durch die Speiseröhre. Deshalb ist der Taiyin in der Lage, die Körperflüssigkeiten aus dem Magen in die drei Yin-Leitbahnen von Hand und Fuß zu transportieren. Die Magen-Leitbahn des Fuß-Yangming ist das oberflächliche Pendant zur Milz-Leitbahn. Sie ist imstande, das Qi aus dem Taiyin in die Yang-Leitbahnen von Hand und Fuß im Körper zu transportieren. Alle Organe im Körper sind davon abhängig, wie gut die Milz-Leitbahn die nötigen Essenzen vom Magen wegtransportieren kann. Auf diese Weise also erfüllt der Milz-Meridian des Fuß-Taiyin seine Umwandlungs- und Transportfunktion. Empfangen die Gliedmaßen die benötigten Essenzen nicht, degenerieren sie nach und nach, bis sie schließlich ganz verkümmern.»

30 Störungen des Yangming

Huangdi sagte: «Ein Mensch, der an einer Störung des Fuß-Yangming-Meridians leidet, verspürt eine Abscheu gegenüber Menschenansammlungen und Hitze, er wird leicht von aufeinanderschlagendem Holz erschreckt, während metallische Geräusche beruhigend auf ihn wirken. Warum diese Abneigung gegen Holzgeräusche?»

Qi Bo antwortete: «Der Fuß-Yangming ist der Meridian des Magens, und der Magen entspricht der Erde. Die Abneigung gegen Holz rührt daher, daß Holz Erde kontrolliert.»

Huangdi fragte: «Warum die Abscheu vor Hitze und Feuer?»

Qi Bo erwiderte: «Der Fuß-Yangming durchquert einen guten Teil der großen Muskeln des Körpers. Er enthält reichlich Qi und Blut. Dringt ein Pathogen von außen ein, ruft es fiebrige Erkrankungen hervor. Deswegen entsteht eine Abneigung gegen Hitze.»

Huangdi fragte weiter: «Warum diese Abneigung gegen Menschen?»

Qi Bo erwiderte: «Stagniert das Qi im Fuß-Yangming und kann es nicht mehr abwärts fließen, kommt es zu Kurzatmigkeit mit Fülle in der Brust. Bei dieser Art von Fülle, Unruhe und Unbehagen wird die Persönlichkeit so verändert, daß eine Abneigung gegenüber Menschen entsteht.»

Huangdi sagte: «Manche Formen dieses durch eine Stagnation hervorgerufenen schnellen Atmens können zum Tod führen. Aber manche Patienten sterben nicht. Wie kommt das?»

Qi Bo antwortete: «Eine Stagnation des Qi in einer Leitbahn, die mit den fünf Zang-Organen in Beziehung steht, führt zum Tod. Beschränkt sich diese Stagnation jedoch auf äußere Leitbahnen, ist sie nur symptomatisch und nicht tödlich.»

Huangdi sagte: «Ich habe beobachtet, daß eine Person bei ernsten Störungen des Yangming ins Delirium verfallen kann. Das kann so weit gehen, daß sie nackt herumläuft, laut spricht und mehrere Tage lang keine Nahrung zu sich nimmt. Gleichzeitig sind die Kranken imstande, große Höhen zu erklimmen und ungewöhnliche Taten zu vollbringen, also Dinge, die sie unter normalen Umständen nie tun würden. Woher kommt das?»

Qi Bo erwiderte: «Die vier Gliedmaßen enthalten eine große Menge Yang-Qi. Bei einem Yang-Überschuß in den Leitbahnen verfügt der Mensch über ungewöhnliche Kraft und Ausdauer. Aus diesem Grund ist ein Mensch in der Lage, körperlich über sich selbst hinauszuwachsen.»

Huangdi fragte: «Wie kommt es, daß solche Patienten gerne nackt herumlaufen?»

Qi Bo antwortete: «Es ist nicht so, daß es ihnen Spaß machen würde, aber sie haben Fieber, und ihnen ist heiß. Sie wollen sich nicht in Kleider hüllen, um die Hitze nicht noch zu verstärken.»

Huangdi bohrte weiter: «Warum beschimpfen sie andere Menschen, warum singen und sprechen sie laut?»

Qi Bo antwortete: «Ein Überschuß an Yang-Pathogen greift den Geist an und verwirrt die Sinne. Deshalb scheinen diese Menschen verrückt und unverantwortlich zu sein und verlieren das Gefühl fürs Angemessene und auch ihren Appetit.»

31 Fiebrige Erkrankungen

Huangdi sagte: «Die Arten von fiebrigen Erkrankungen, die wir besprochen haben, gehören zum Typus der *Shanghan*, der kälteinduzierten infektiösen Krankheiten. Manche sind einer Behandlung zugänglich, andere verlaufen tödlich. Die Zeitspanne zwischen Ausbruch der Krankheit und Tod beträgt normalerweise sechs bis sieben Tage. Bei den Menschen, bei denen die Krankheit ausheilt, dauert dieser Prozeß meist zehn Tage. Was ist der Grund dafür?»

Qi Bo antwortete: «Die Taiyang/Blasen-Leitbahn kontrolliert die Oberfläche des Körpers. Diese Leitbahn verbindet sich mit dem *Du*/Lenkergefäß im Punkt *Fengfu* (LG 16), im Palast des Windes. Das Lenkergefäß kontrolliert das gesamte Yang-Qi des Körpers. Deswegen betrachtet man den Taiyang als Herrscher über das Yang-Qi. Wird eine Person nun zum Beispiel vom Pathogen Wind-Kälte angegriffen, dann verursacht der Kampf zwischen Pathogen und Yang-Qi Hitze, ähnlich wie beim Phänomen der Reibung. Obwohl die Hitze manchmal ziemlich groß ist, kann der Kranke, sofern sein antipathogenes Qi reichlich und stark ist, das Pathogen leicht vertreiben und die Krankheit überleben. Leidet der Patient aber an einem Yang-Defizit, kann das Wind-Kälte-Pathogen ins Innere des Körpers eindringen und die inneren Organe schädigen. In diesem Fall besteht eine Störung im Inneren und im Äußeren. Trifft ein schwaches antipathogenes Qi auf ein heftiges Pathogen, ist der Tod unausweichlich.»

Huangdi sagte: «Ich möchte mehr über den Zustand des Shanghan erfahren.»

Qi Bo erwiderte: «Ich werde die klinischen Manifestationen von Shanghan und dessen Verlauf beschreiben. Am ersten Tag von Shanghan ist die Fuß-Taiyang/Blasen-Leitbahn angegriffen. Da der Taiyang Haut und Körperbehaarung regiert, dringen die Krankheiten auch dort in den Körper ein. Er beginnt in der Nähe der Augen und geht über Stirn und Schädel zum Nacken und verläuft weiter über den Rücken. Ihre Luo/Nebenmeridiane sind mit der Niere verbunden. Sie führt weiter hinunter über Ober- und Unterschenkel bis in die kleine Zehe. Wenn also Wind-Kälte den Taiyang angreift und den Fluß des Qi zum Erliegen bringt, treten Kopfschmerzen sowie Steifheit und Schmerzen im Rücken auf.

Am zweiten Tag von Shanghan hat das Pathogen auf die Fuß-Yangming/Magen-Leitbahn übergegriffen. Diese Leitbahn kontrolliert die Muskulatur. Die Symptome treten entlang der Leitbahn auf, die in der Nähe der Augen beginnt und über Wangen, Kehle, Brust und Bauch zu den Oberschenkeln und weiter über die Knie in die Zehen führt. In diesem Fall zeigen sich die Symptome entlang des Meridians: Trockenheit in der Nase, Schmerzen in den Augen, Schwierigkeiten beim Liegen, egal, in welcher Lage, sowie Fieber.

Am dritten Tag des Shanghan schreitet die Krankheit zur Fuß-Shaoyang/Gallenblasen-Leitbahn fort. Diese Leitbahn beginnt in der Nähe der Augen, führt seitlich am Kopf hinunter und über die Schultern in die Flankengegend, wo sie sich mit der Nebenleitbahn der Leber trifft. Die Symptome sind unter anderem: Ohrenschmerzen, Taubheit und Schmerzen in den Rippen. Was ich gerade beschrieben habe, hat mit Wind-Kälte, die die drei Yang-Leitbahnen angreift, zu tun. In diesem Stadium ist die Krankheit noch relativ oberflächlich und kann geheilt werden, wenn man schweißtreibende Mittel verwendet.

Am vierten Tag von Shanghan greift die Krankheit auf die Fuß-Taiyin/Milz-Leitbahn über. Diese Leitbahn beginnt an der Innenseite der großen Zehe, führt an der Innenseite der Beine nach oben und über die seitliche Bauchpartie zu den Rippen. Da nun die Milz miteinbezogen ist, sind Umwandlung und Transport betroffen. Deswegen kommt es zu Blähungen und Fülle im Bauch sowie zu Schluckschwierigkeiten.

Am fünften Tag des Shanghan greift die Krankheit auf die Fuß-Shaoyin/Nieren-Leitbahn über. Sie entspringt an der Fußsohle, steigt über den inneren Knöchel an der Innenseite der Beine hinauf bis in die Mitte von Bauch und Brustkorb und endet schließlich im Schlüsselbein. Inzwischen hat das Pathogen die Körperflüssigkeiten erschöpft, und der Patient leidet an Mundtrockenheit und Durst.

Am sechsten Tag des Shanghan greift die Krankheit auf die Fuß-Jueyin/Leber-Leitbahn über. Diese Leitbahn beginnt an der Seite der großen Zehe, führt über den Rist und die Beininnenseite in die Schamgegend und weiter zu den Rippen. Die Krankheit beeinträchtigt nun die Leber, die das Qi nicht mehr mobilisieren kann. Dies ruft Irritationen und Kontraktionen des Hodensacks hervor.

Sechs Tage nach Ausbruch der Shanghan-Krankheit sind also alle drei Yin- und alle drei Yang-Leitbahnen befallen. Die fünf Zang- und sechs Fu-Organe sind ebenfalls in Mitleidenschaft gezogen. Es kommt zu einem extremen Mangel an antipathogenem Qi, der eine Stagnation des nährenden Ying-Qi und des Abwehr-Qi hervorruft, wodurch die fünf Zang-Organe nicht mehr ernährt und verteidigt werden können. Deshalb kann man innerhalb von sechs Tagen sterben.

Sind Körper und antipathogenes Qi aber stark und in der Lage, das Pathogen zu bekämpfen, wird die Krankheit nach und nach besiegt. Im allgemeinen setzt die Besserung um den siebenten Tag ein. Nach weiteren drei bis fünf Tagen ist der Patient vollkommen geheilt.

Sind die Yin- und Yang-Leitbahnen nicht gleichzeitig von Wind-Kälte betroffen, beginnt die Störung des Taiyang am siebenten Tag abzuklingen. Der Kopfschmerz nimmt ab. Am achten Tag werden die Yangming-Symptome schwächer. Am neunten Tag verlieren die Shaoyang-Symptome an Intensität, und der Patient hört wieder gut. Am zehnten Tag geht die Taiyin-Krankheit zurück. Die Blähungen und die Fülle verschwinden, und der Appetit stellt sich wieder ein. Am elften Tag heilt der Shaoyin, der Patient kann wieder niesen, und es vergehen Trockenheit und Durst. Am zwölften Tag ist der Jueyin wieder in der Lage, zu zerstreuen und sich zu entspannen. Der Hodensack ist nicht mehr kontrahiert, der Unterbauch hat sich beruhigt. Nun ist das Pathogen vollständig vertrieben.»

Huangdi fragte: «Könntet Ihr bitte beschreiben, welche Behandlungsmethoden Ihr in diesem Fall einsetzt?»

Qi Bo antwortete: «Besteht die Krankheit drei oder weniger Tage, dann kann man, in Übereinstimmung mit der Leitbahnen-Differenzierung, schweißtreibende Mittel verwenden, denn in diesem Stadium befindet sich das Pathogen noch auf relativ oberflächlicher Ebene. Nach drei Tagen, wenn also das Pathogen schon in die drei Yin-Leitbahnen vorgedrungen ist, sollte man ableiten, um das Pathogen zu sedieren und zu vertreiben. Diese Prinzipien müssen natürlich flexibel gehandhabt werden.»

Huangdi sagte: «In manchen Fällen fiebriger Erkrankung bleibt Resthitze zurück, auch wenn die Krankheit geheilt ist. Warum?»

Qi Bo antwortete: «Eine Resthitze bleibt meist bestehen, weil die Patienten während der ernsten Phase der Krankheit zur Nahrungsaufnahme gezwungen werden. Deswegen kann die Hitze nicht vollständig beseitigt werden. Das Pathogen muß aber vertrieben sein, bevor der Patient Nahrung zu sich nimmt, sonst bleibt die Nahrung unverdaut und produziert noch mehr Hitze.»

Huangdi fragte: «Wie kann man diese Resthitze eliminieren?»

Qi Bo antwortete: «Schätzt den relativen Gesundheitszustand des Patienten ab, stellt fest, ob er zu Leere oder Fülle neigt. Entscheidet Euch dann auf dieser Grundlage für eine Behandlungsstrategie, und vertreibt die Hitze vollständig.»

Huangdi wollte wissen: «Welche Art von Nahrung sollte man bei fiebrigen Erkrankungen vermeiden?»

Qi Bo erwiderte: «Wenn Kranke schwerverdauliche Nahrungsmittel tierischer Herkunft zu sich nehmen, erfolgt ein Rückschlag. Essen sie zu große Mengen, führt dies nur zu einer noch größeren Anhäufung. Deswegen sollte man bei fiebrigen Krankheiten auf große Mengen oder tierische Produkte verzichten.»

Huangdi sagte: «Ihr habt einen Typus von Shanghan erwähnt,

der sowohl den Yin- als auch den Yang-Aspekt des Körpers befällt und tödlich verläuft. Welcher Mechanismus kommt hier zum Tragen?»

Qi Bo erwiderte: «Bei dieser Art der Krankheit dringt das Wind-Kälte-Pathogen gleichzeitig in die Yin- und die Yang-Leitbahnen ein. Am ersten Tag sind Taiyang und Shaoyin betroffen. Das äußert sich in Kopfschmerzen, Durst, Reizbarkeit und Unruhe. Am zweiten Tag sind Yangming und Taiyin betroffen. Der Patient leidet an Blähungen des Bauches, Fieber, Appetitlosigkeit und Delirium. Am dritten Tag sind Shaoyang und Jueyin betroffen. Es kommt zu Taubheit, Hodensackkontraktionen sowie zu einem Kältegefühl in den Gliedmaßen. Kann der Patient in diesem Stadium der Krankheit keine Flüssigkeit zu sich nehmen und verfällt er ins Delirium, tritt der Tod ein.»

Huangdi sagte: «Ich habe auch bemerkt, daß Qi und Blut nicht mehr fließen, wenn einmal die fünf Zang-Organe betroffen sind und die sechs Fu-Organe stagnieren. Nach drei Tagen sind die Patienten verstorben.»

Qi Bo antwortete: «Die Yangming-Leitbahn ist diejenige Leitbahn, in der am meisten Qi und Blut vorhanden ist. Deswegen kommt es leicht zum Tod, wenn genau dieser Meridian erschöpft ist.»

Qi Bo fuhr fort: «Fiebrige Krankheiten, bei denen Kälte der auslösende Faktor ist, heißen *Wenbing*, wenn sie vor Sommerbeginn auftreten. Treten sie im oder nach dem Sommer auf, heißen sie *Shubing*. Ein Sommer-Pathogen ist mit schweißtreibenden Mitteln zu bekämpfen, wobei man die Schweißmenge nicht begrenzen sollte.»

32 Akupunktur bei der Behandlung fiebriger Erkrankungen

Qi Bo fuhr fort: «Bei fiebrigen Erkrankungen der Leber zeigt der Patient meist Symptome wie dunkelgelben Harn, Schmerzen im Unterbauch, Fieber und gesteigertes Schlafbedürfnis. Er kann an Kopfschmerzen, Benommenheit und Schwindel leiden, weil das Hitze-Pathogen durch den Leber-Meridian zum Kopf wandert und dort eine Stagnation und Blockade hervorruft. Sobald es zum Kampf zwischen antipathogenem Qi und Hitze-Pathogen kommt, treten manisches Verhalten, Blähungen, Völlegefühl oder Schmerzen in den Seiten, Unruhe in den Gliedern und Schlaflosigkeit auf. Am Gengxin-Tag verschlechtert sich der Zustand des Patienten mit Sicherheit. Am Jiayi-Tag jedoch schwitzt der Kranke, das Fieber sinkt. Ist das Pathogen so stark, daß es das Organ besiegt, verschlechtert sich der Zustand des Patienten; er stirbt am Gengxin-Tag. Man sollte die Fuß-Jueyin/Leber-Leitbahn und die Fuß-Shaoyin/Nieren-Leitbahn akupunktieren.

Bei fiebrigen Erkrankungen des Herzens leidet der Patient anfangs einige Tage lang an Unwohlsein, bis dann Fieber hinzukommt. Sobald es zum Kampf zwischen antipathogenem Qi und Hitze-Pathogen kommt, treten plötzliche Schmerzen in der Brust, Reizbarkeit, Übelkeit und Erbrechen sowie Röte im Gesicht auf, aber der Patient kann nicht schwitzen. Die Krankheit verschlimmert sich am Rengui-Tag, am Bingding-Tag sinkt das Fieber, und der Patient schwitzt wieder. Besiegt jedoch das Pathogen das Organ, stirbt der Patient am Rengui-Tag. Man sollte die Hand-Shaoyin/Herz-Leitbahn sowie die Hand-Taiyang/Dünndarm-Leitbahn akupunktieren.

Bei fiebrigen Erkrankungen der Milz kommt es zu einem Schweregefühl im Kopf, zu Schmerzen in der Wangengegend, zu Unruhe, zu einer bläulich-grünen Verfärbung auf der Stirn, zu Übelkeit und Fieber. Bei einem akuten Schub, wenn also Gut- und Bösartig einander bekämpfen, kann der Patient akute Rückenschmerzen verspüren und ist nicht in der Lage, den Oberkörper zu beugen. Außerdem leidet er an Blähungen und Völlegefühl im unteren Bauchbereich sowie an Durchfall. Am Jiayi-Tag verschlimmert sich der Zustand. Besiegt das Pathogen das Organ, stirbt der Patient noch am selben Tag. Andernfalls bessert sich sein Zustand am Wuji-Tag. Man sollte die Fuß-Taiyin/Milz- und die Fuß-Yangming/Magen-Leitbahn akupunktieren.

Bei fiebrigen Erkrankungen der Lunge leidet der Patient an plötzlichem Frösteln und Aufstoßen, an einer Abneigung gegen Wind und Kälte sowie an Fieber, außerdem hat er einen gelben Belag auf der Zunge. Während eines akuten Aufflammens der Krankheit kommt es zu Husten, Asthma, Atemnot, Schmerzen, die von der Brust in den Rücken ausstrahlen, zu Kurzatmigkeit, heftigen Kopfschmerzen, Schweißausbrüchen und zu einer Abneigung gegen Kälte. Am Bingding-Tag verschlimmert sich der Zustand. Besiegt das Pathogen das Organ, stirbt der Patient noch am selben Tag. Andernfalls ist eine Besserung am Gengxin-Tag zu erwarten. Man sollte die Hand-Taiyin/Lungen- und die Hand-Yangming/Dickdarm-Leitbahn akupunktieren. Laßt einen erbsengroßen Tropfen Blut entweichen. Das sollte die Heilung unterstützen.

Bei fiebrigen Erkrankungen der Niere kommt es zu Rückenschmerzen, Schmerzen in den Unterschenkeln, Durst, zu einem gesteigerten Bedürfnis zu trinken und zu Fieber. Während einer akuten Phase ist der Hals steif und schmerzt, der Kranke hat ein Kältegefühl in den Unterschenkeln, Fieber und Rötungen an den Fußsohlen, und er will nicht sprechen. Rebelliert das Nieren-Qi empor, leidet er an schweren Nackenschmerzen und Schwindel. Am Wuji-Tag tritt eine Verschlechterung ein. Besiegt das Pathogen das Organ, stirbt der Patient. Andernfalls erholt er sich am Rengui-Tag. Man sollte die Fuß-Shaoyin/Nieren- und die Fuß-Taiyang/Blasen-Leitbahn akupunktieren.

In allen obenerwähnten Fällen ist die Zirkulation der Energie im entsprechenden Organ an den Tagen am intensivsten, an denen der Kranke schwitzt und das Fieber sinkt. Es ist, als würde man einer geschwächten Armee unverbrauchte Soldaten schicken. Dann kann das Pathogen überwunden werden und der Patient gesunden.

Bei fiebrigen Erkrankungen der Leber bemerkt man zuallererst eine Rötung der linken Wange. Bei fiebrigen Erkrankungen des Herzens bemerkt man eine Rötung der Lippen. Bei fiebrigen Erkrankungen der Milz bemerkt man eine Rötung der Nase. Bei fiebrigen Erkrankungen der Lunge bemerkt man eine Rötung der rechten Wange. Bei fiebrigen Erkrankungen der Niere bemerkt man eine Rötung unmittelbar unterhalb der Wangen. In allen Fällen manifestiert sich diese Rötung noch vor dem Ausbruch der Krankheit. Der Patient kann sofort akupunktiert werden. In diesem Fall spricht man davon, daß die Krankheit behandelt wird, bevor sie überhaupt ausbricht.

Befindet sich die Krankheit im Anfangsstadium, manifestiert sie sich im entsprechenden Zang-Organ. Ist das eindringende Pathogen schwach und zeigen sich keine anderen Symptome, kann die Behandlung sofort eingeleitet werden. An dem Tag, der gemäß dem System der Entsprechungen der für das Organ günstigste ist, setzt Besserung ein. Bei falscher Behandlung, wenn zum Beispiel tonisiert statt sediert wird oder umgekehrt, verschleppt man die Krankheit und muß mehr als drei Wochen auf Besserung warten. Begeht Ihr dann noch einen Fehler, habt Ihr den Samen des Todes gesät. Im allgemeinen sollte man bei fiebrigen Krankheiten das Schwitzen fördern. Wendet das korrekte Prinzip an, wartet den rechten Tag und den rechten Augenblick ab. Der Patient wird dann vor Schweiß triefen, und Ihr werdet siegreich sein.

Verabreicht bei der Behandlung fiebriger Krankheiten zuerst kühlende Getränke, um das Innere zu kühlen, und beginnt dann mit der Akupunktur. Die Umgebung sollte nicht zu warm und der Patient nicht zu warm gekleidet sein. Auch das wird helfen, die Hitze nach außen zu befördern. Beginnt die fiebrige Erkrankung mit Schmerzen in der Brust oder in den Seiten oder mit Unruhe in den Gliedern, dann deswegen, weil sie ihren Ursprung im Shaoyang hat. Nadelt dann den Shaoyang, um die Hitze im Yang-Bereich zu vertreiben oder zu sedieren. Tonisiert auch die Fuß-Taiyin-Leitbahn, um das Pathogen in Schach zu halten. Bei sehr schwerer Krankheit wendet die 59-Punkte-Methode an.* All diese Maßnahmen helfen, das nach oben wandernde Hitze-Pathogen aus dem Körper abzuziehen.

Beginnt die fiebrige Erkrankung mit Schmerzen in den Armen, ist die Krankheit im oberen Bereich des Körpers angesiedelt und hat ihren Ursprung im Yang. Nadelt in diesem Fall die Hand-Yangming/Dickdarm-Leitbahn sowie die Hand-Taiyin/Lungen-Leitbahn. Fördert das Schwitzen, um das Fieber zu senken.

Fiebrige Erkrankungen, die im Kopf beginnen, sind ihrer Natur nach *taiyang*. Deswegen muß man zur Erleichterung als erstes diese Leitbahn nadeln. Ein fiebriger Zustand, der in den Oberschenkeln beginnt, hat seinen Ursprung im unteren Bereich des Körpers und ist von Natur aus *yang*. Nadelt die Fuß-Yangming/Magen-Leitbahn, um dem Patienten Linderung zu verschaffen. Eine fiebrige Erkrankung, die mit Schweregefühl im Körper, Gelenkschmerzen, Taubheit, Müdigkeit oder gesteigertem Schlafbedürfnis beginnt, hat ihren Ursprung im Yin. Nadelt die Fuß-Shaoyin-Leitbahn. In schweren Fällen wendet die 59-Punkte-Methode an. Beginnt eine fiebrige Erkrankung mit Benommenheit, Schwindel, Fieber und Völlegefühl im Brustkorb und den Seiten, hat sie ihren Ursprung in der Shaoyang/Gallenblasen-Leitbahn, und es handelt sich um einen halb inneren, halb äußeren Zustand, der sich nach innen bewegt. Nadelt die Fuß-Shaoyin/Nieren- und die Fuß-Shaoyang/Gallenblasen-Leitbahn, um das Pathogen wieder nach außen zu lenken.

Fiebrige Erkrankungen der Taiyang/Blasen-Leitbahn machen sich durch eine Rötung der Wangen bemerkbar. Ist die Röte nicht sehr intensiv, ist die Krankheit leicht. Bei adäquater Behandlung kann das Pathogen an dem Tag, an dem das Schwitzen beginnt, vertrieben werden. Ist die Shaoyin/Nieren-Leitbahn ebenfalls be-

* Die 59-Punkte-Methode, die bei fiebrigen Erkrankungen zur Anwendung kommt, wird in Kapitel 61 genauer behandelt.

troffen, stirbt der Patient nach drei Tagen, denn dann hat die pathogene Hitze die Niere geschädigt. Ist nur der Shaoyin betroffen, zeigt sich die Rötung unterhalb der Wangen. Bei einem leichten Verlauf setzt die Besserung gleichzeitig mit dem Schwitzen ein. Ist aber die Jueyin-Leitbahn ebenfalls in Mitleidenschaft gezogen, so ist die Leber geschädigt, und der Patient stirbt nach drei Tagen.

Es gibt einige wichtige Punkte, die man bei der Behandlung fiebriger Krankheiten berücksichtigen sollte. Der Punkt unterhalb des dritten Brustwirbels dient zur Behandlung von Hitze in der Brust. Der Punkt unterhalb des vierten Brustwirbels dient zur Behandlung von Hitze im Zwerchfell; der Punkt unterhalb des fünften Brustwirbels dient zur Behandlung von Leber-Hitze. Der Punkt unterhalb des sechsten Brustwirbels dient zur Behandlung von Milz-Hitze, und der Punkt unterhalb des siebenten Brustwirbels dient zur Behandlung von Nieren-Hitze.

Bei der Behandlung fiebriger Erkrankungen solltet Ihr Punkte in der oberen Körperhälfte nadeln, um das Yang-Pathogen auszuschalten. Wählt Punkte in der unteren Körperhälfte, um das Yin zu tonisieren. In der unteren Hälfte benützt vor allem Punkte in der Nähe des Steißbeins, zum Beispiel *Changqiang* (LG 1). Betrachtet die Gesichtsfarbe, um eine eventuelle Krankheit in den Baucheingeweiden zu entdecken. Wandert die Rötung der Wangen von der unteren Partie nach oben, spricht man von *Jiaxie*, einer bestimmten Form von Durchfall. Wandert die Rötung allerdings nach unten, ist das ein Hinweis auf Blähungen und Fülle im Bauchbereich. Eine Rötung hinter den Wangenknochen läßt auf Rippenschmerzen schließen. Jede Verfärbung oberhalb der Wangen ist ein Zeichen für eine Krankheit, die oberhalb des Zwerchfells sitzt.»

33 Über Wenbing

Huangdi sagte: «Bei *Wenbing* oder fiebrigen Erkrankungen sollte das Fieber sinken, der Puls sich beruhigen und der Körper abkühlen, sobald man schweißtreibende Maßnahmen anwendet. Aber in manchen Fällen steigt das Fieber, unmittelbar nachdem der Patient geschwitzt hat, wieder an, der Puls bleibt unverändert schnell, und der Patient ist weiter delirös und kann keine Nahrung zu sich nehmen. Wie heißt dieser Zustand?»

Qi Bo antwortete: «Diesen Zustand nennt man *Yinyangjiao*; das bedeutet, daß der krankheitsauslösende Faktor auf Yin-Ebene in den Körper eingedrungen ist und dort festsitzt. Dieser Zustand wird als tödlich betrachtet.»

Huangdi fragte weiter: «Warum?»

Qi Bo antwortete: «Diese Krankheit beginnt mit Schwitzen. Schweiß entsteht aus der Nahrung und der Flüssigkeit, die man zu sich nimmt. Ohne *Jingqi*, dem Leitbahn-Qi der Zang-Fu-Organe, können Nahrung und Flüssigkeit jedoch nicht umgewandelt und transportiert werden. Im Kampf mit einem Pathogen verläßt das Qi des Pathogens gemeinsam mit dem Schweiß den Körper. In diesem Fall nehmen Milz und Magen ihre normalen Funktionen wieder auf, der Appetit kommt wieder, und das Fieber ist besiegt. Kehrt das Fieber aber wieder zurück, bedeutet das, daß das pathogene Qi nicht vollständig eliminiert wurde. Um das antipathogene Qi zu unterstützen, muß man Nahrung und Flüssigkeit zu sich nehmen. Fehlt aber der Appetit, dann ist diese Funktion erschöpft – und je mehr man schwitzt, desto größer die Erschöpfung. Wenn jedoch das antipathogene Qi immer weiter geschwächt wird, während das pathogene Qi gleichzeitig an Kraft gewinnt, droht der Tod. Schwitzt der Patient, bleibt sein Puls aber übermäßig und irritierbar, dann ist das ebenfalls ein Todeszeichen. Es ist ein Hinweis darauf, daß das antipathogene Qi besiegt wurde und vor dem Zusammenbruch steht. Ein Delirium ist ein Zeichen dafür, daß der Geist gestört ist und nicht länger vom Herzen regiert wird. Das ist ein sehr ernster Zustand. Die Unfähigkeit, Nahrung zu sich zu nehmen, weist auf eine Erschöpfung des Magen-Qi hin, ebenfalls ein ernster Zustand. In allen drei Fällen sind die Aussichten äußerst schlecht. Auch wenn sich der Zustand zu bessern scheint – es ist nur eine Illusion.»

Huangdi sagte: «Bei Fieber sind die Menschen oft reizbar und haben ein Völlegefühl. Diese Reizbarkeit verschwindet aber nicht mit dem Schwitzen. Was für eine Krankheit ist das?»

Qi Bo erwiderte: «Fieber und Schwitzen sind Symptome für einen Taiyang-Zustand. Die Reizbarkeit nach dem Schwitzen wird von Kälte, die aus der Shaoyin-Leitbahn aufsteigt, hervorgerufen. Man spricht von *Fengjue*, also von einer von Wind verursachten Blockade.»

Huangdi fragte: «Könnt Ihr das etwas genauer erklären?»

Qi Bo erwiderte: «Taiyang regiert das Oberflächen-Qi des ganzen Körpers. Ein eindringendes Pathogen attackiert daher als erstes den Taiyang. Der Fuß-Shaoyin und der Fuß-Taiyang sind miteinander verbundene Leitbahnen. Wird der Taiyang von Wind angegriffen und führt dies zu Fieber und Schwitzen, so ist das ein Hinweis darauf, daß ein Mangel im Äußeren herrscht. In diesem Fall rebelliert die kalte Energie aus dem Shaoyin empor, füllt die Taiyang-Leitbahn und verursacht eine Stagnation und Fülle im Brustkorb.»

Huangdi fragte weiter: «Wie behandelt man eine solche Erkrankung?»

Qi Bo antwortete: «Nadelt die Taiyang- und Shaoyin-Punkte. Und kombiniert Akupunktur mit Kräutern.»

Huangdi fragte: «Könnt Ihr mir etwas über das *Laofeng*-Syndrom sagen?»

Qi Bo antwortete: «Laofeng ist ein Angriff des Windes bei gleichzeitiger übermäßiger körperlicher Beanspruchung. Dieses

Syndrom tritt im unteren Teil der Lunge auf. Der Patient hustet so stark, daß es scheint, als würden ihm dabei die Augäpfel aus den Höhlen fallen. Außerdem leidet er an verschwommenem Sehen, Fülle im Brustkorb, dickem, zähem Schleim, er hat Schwierigkeiten, auf dem Rücken zu liegen: Schlaflosigkeit, Frösteln, Fieber und eine Abneigung gegen Wind kommen hinzu. Ursache ist eine Erschöpfung aufgrund körperlicher Überbeanspruchung. Dadurch wird das antipathogene Qi verletzt, und Wind-Hitze kann angreifen. Sie stagniert und sammelt sich in den unteren Lungenteilen an.»

Huangdi fragte: «Wie behandelt man diesen Zustand?«

Qi Bo erwiderte: «Zuerst muß man die Schwierigkeiten beim Atmen beseitigen, indem man die Wind-Hitze aus dem Taiyang lockt. Junge Menschen können sich innerhalb von drei Tagen erholen und Menschen mittleren Alters innerhalb von fünf Tagen, während alte Menschen erst nach sieben Tagen genesen, weil das antipathogene Qi des Körpers mit zunehmendem Alter abnimmt. Kann der Patient Eiter und Schleim nicht aushusten, verbleiben sie in der Lunge und schädigen die Lungenflügel.»

Huangdi sagte: «Menschen mit *Shenfeng* oder Nieren-Wind leiden an Ödemen im Gesicht und einer so sehr geschwollenen Zunge, daß das Sprechen beeinträchtigt ist. Kann dieser Zustand mit Akupunktur behandelt werden?»

Qi Bo antwortete: «Leiden sie an einem großen Mangel, dann ist Akupunktur kontraindiziert. Sie würden dadurch nur noch erschöpfter. Wer unfachgemäß akupunktiert wird, wird innerhalb von fünf Tagen von krankheitsauslösendem Qi angegriffen.»

Huangdi fragte: «Wie äußert sich die Krankheit dann?»

Qi Bo antwortete: «Die Symptome sind Kurzatmigkeit, Fieber, Hitze, die vom Brustkorb und oberen Rücken in den Kopf ausstrahlt, Schwitzen, ein fiebriges Gefühl in den Handflächen, Mundtrockenheit, großer Durst, konzentrierter gelber Urin, geschwollene Augen, Magengeräusche, ein Gefühl der Schwere und des Aufgeblähtseins im ganzen Körper, eingeschränkte Beweglichkeit, Reizbarkeit, Appetitlosigkeit, Unfähigkeit, auf dem Rücken zu liegen, Husten und bei Frauen Amenorrhoe. Dieser Zustand heißt *Fengshui*.»

Huangdi: «Könntet Ihr diesen Zustand erklären?»

Qi Bo erwiderte: «Aufgrund der Schwäche des antipathogenen Qi kann das pathogene Qi den Körper angreifen. Bei einem Yin-Mangel kann ein Yang-Pathogen eindringen. Wenn die Hitze die Haut angreift, verursacht sie Fieber, Schwitzen und Kurzatmigkeit. Hitze, die den Taiyang angreift, führt zu gelbem Urin. Wenn man es nicht erträgt, auf dem Rücken zu liegen, dann aufgrund einer Wasserretention im Magen. Dieses Wasser drückt gegen die Lunge und verursacht Husten. Eine Wasserretention tritt zuerst in der oberen Hälfte des Körpers, vor allem in den Augen, auf.»

Huangdi fragte: «Warum?»

Qi Bo antwortete: «Wasser ist ein Yin-Faktor. Die Augen sind *yin*, auch der Bauch ist *yin*. Deswegen werden Augenhöhlen und Magen gleichzeitig von dieser Schwellung befallen. Die Niere, die durch das Wasser-Pathogen beeinträchtigt wird, kann ihr Yin nicht zerstreuen, um das Herz-Feuer auszugleichen. Deswegen kann das vom Wasser blockierte Herz-Feuer nicht abwärts sinken und das Nieren-Wasser harmonisieren. Der Patient leidet daher an einem trockenen Mund, ist durstig und hat einen bitteren Geschmack im Mund. Da das Wasser-Pathogen aufsteigt, schädigt es die Lunge und verursacht Husten mit reichlichem, klarem, wasserähnlichem Schleim. Liegt man auf dem Bauch, verstärken sich diese Symptome. Auch das Wasser bleibt in den Eingeweiden, wo es Gase erzeugt und zu Magengeräuschen führt. Das Wasser dringt aber auch in die Milz ein und beeinträchtigt deren Umwandlungs- und Transportfunktion. Der Patient ist reizbar und kann keine Nahrung zu sich nehmen, da der Magen mit Wasser gefüllt ist. Die Magen-Leitbahn führt entlang dem Bein nach unten, und das ist der Grund dafür, daß das hinabströmende Wasser ein Gefühl der Schwere, ja, sogar Bewegungsunfähigkeit hervorruft. Die Herzleitbahn ist mit der Gebärmutter verbunden und steht in Beziehung zu den menstruellen Funktionen. Da das Wasser-Pathogen Herz und Lunge blockiert, kann deren Energie nicht abwärts strömen. Deswegen kann auch das Herzblut nicht so, wie es sollte, in die Gebärmutter fließen. Da die Zirkulation von Blut, Qi und Wasser gestört ist, kommt es zu Amenorrhoe.»

34 Unausgewogenheiten

Huangdi sagte: «Unter gewissen Umständen werden fiebrige Erkrankungen nicht durch ein äußeres Hitze-Pathogen verursacht. Trotzdem entwickelt sich eine fiebrige Erkrankung. Warum?»

Qi Bo erwiderte: «Das kommt daher, daß im Körper ein Yin-Mangel besteht und sich daher ein relativer Yang-Überschuß entwickelt. Dieser Yang-Überschuß erzeugt eine Unausgewogenheit, die sich in Fieber und Unruhe manifestiert.»

Huangdi sagte: «In gewissen Fällen treten Frösteln und Erkältungen nicht deswegen auf, weil man äußerer Kälte ausgesetzt oder zu leicht bekleidet ist oder weil von Natur aus Kälte im Körper existiert. Diese Art von Kälte scheint vielmehr vom Körper selbst produziert zu werden. Was ist der Grund dafür?»

Qi Bo erwiderte: «Bei Patienten mit einem solchen Krankheitsbild liegen ein Bi-Zustand und eine generelle Yang-Schwäche vor, sie tendieren zu Stagnation. In Relation zum Yang besteht ein Yin-Überschuß, der dann Kälte hervorruft.»

Huangdi sagte: «Es gibt auch ein Fieber, das nur in den Extremitäten auftritt. Setzt man sich Wind-Kälte aus, dann erreicht das Fieber ein Ausmaß, daß man glaubt, zu brennen. Was ist der Grund dafür?»

Qi Bo antwortete: «In diesem Fall liegt ein Yin-Mangel bei gleichzeitigem Yang-Überschuß vor. Die Gliedmaßen sind *yang*. Sind sie Wind ausgesetzt, erschöpft sich das Yin-Qi und das Yang nimmt entsprechend zu. Der Mangel an Yin kann dann das Yang nicht ausbalancieren. Aufgrund dieses Yang-Überschusses ist das Wachstum vermindert, es entwickelt sich eine Atrophie.»

Huangdi sagte: «Ich bin Kranken begegnet, die es fröstelte, obwohl sie neben einem offenen Feuer in heißem Wasser badeten. Auch wenn sie sich wärmer kleideten als gewöhnlich, war ihnen immer noch kalt, allerdings zitterten sie nicht. Was ist das für ein Zustand?»

Qi Bo erwiderte: «Bei diesen Patienten tendiert das Nieren-Qi dazu, auf Stimulation zu reagieren. Sie neigen dazu, viel Zeit im Wasser zu verbringen, oder arbeiten in einer feuchten Umgebung. Manche führen auch ein übermäßig aktives Sexualleben oder trinken zuviel Alkohol oder Kaffee. Das alles erschöpft das Nieren-Wasser, also das Yin, das sich dann in unkontrolliertes Feuer verwandelt und Mark und Jing, die Essenz, austrocknet. Da die Knochen aufgrund des Defizits an Mark hohl sind, wird die Kälte auf Knochenebene empfunden, aufgrund des Feuers aber zittert man trotz der Kälte in den Knochen nicht. Dieser Zustand heißt *Gubi* oder Stagnation in den Knochen und führt zu Deformierungen und Unbeweglichkeit der Gelenke.»

Huangdi sagte: «Manche Menschen leiden an Unempfindlichkeit und Taubheitsgefühl. Was für eine Art von Krankheit ist das? Warum können sie nichts fühlen?»

Qi Bo antwortete: «Diesen Menschen fehlt es an Ying und Wei, an nährendem und Abwehr-Qi. Nährendes Qi und Blut sind erschöpft und nicht mehr in der Lage, Haut und Fleisch zu versorgen. Das Abwehr-Qi kann aufgrund dieses Mangels die Gliedmaßen nicht wärmen und bewegen. Diese Kombination wirkt sich in Form von Taubheit oder Lähmung aus, wobei die Extremitäten äußerlich nur sehr geringfügige Veränderungen aufweisen.»

Huangdi fragte weiter: «Ich habe gehört, daß manche Patienten sich im Stehen oder Sitzen wohl fühlen, aber pfeifende Atemgeräusche von sich geben, sobald sie auf dem Bauch liegen. Andere atmen schwer bei körperlicher Anstrengung, wiederum andere leiden an Schlafstörungen. Welche Organe sind da betroffen?»

Qi Bo antwortete: «Bei Menschen, die nicht schlafen können und deren Atem auch in der Nacht von einem pfeifenden Geräusch begleitet ist, rebelliert das Yangming- oder Magen-Qi empor. Normalerweise fließt das Qi der drei Yang-Leitbahnen des Fußes nach unten.

Da der Magen Nahrung und Flüssigkeit aufnimmt, sollte sich das Magen-Qi abwärts bewegen, um die anderen Organe zu versorgen. Aufgabe des Magens ist es, zu transportieren, nicht, zu speichern. Rebelliert jedoch das Magen-Qi empor, stagnieren die vom Magen umgewandelten Produkte und wandeln sich mit der Zeit in Schleim. Der Schleim zieht gemeinsam mit dem Magen-Qi aufwärts und blockiert Lunge und Herz. Daher kann der Patient nicht auf dem Bauch liegen und gibt pfeifende Geräusche von sich. Stört dieser Schleim nur das Herz und nicht die Lunge, kommt es zu Schlafschwierigkeiten, nicht aber zu Atemgeräuschen. Auch das *Xiajing* (‹Klassiker der Medizin›) behauptet, daß man bei gestörtem Magen-Qi nicht ruhig schlafen kann.

Führt man ein ganz normales Leben, pfeift aber beim Atmen, dann deswegen, weil das Qi in den Luo-Gefäßen emporrebelliert. Die Luo sind klein und queren den Körper als Verbindungsleitungen, sie fließen nicht wie die großen Gefäße. Deswegen sind die alltäglichen Aktivitäten und der Schlaf nicht beeinträchtigt.

Kann man nicht flach liegen, ohne Asthma zu bekommen, liegt eine Stagnation des Wassers vor. Wasser wird normalerweise zu Jinye verarbeitet und zirkuliert im Körper, bevor es über die Niere ausgeschieden wird. Ist die Niere erkrankt und die Blase in ihrer Ausscheidungsfunktion gestört, stagniert das Wasser. Dann strömt es aufwärts und gefährdet Lunge und Bronchien. Legt sich der Patient nieder, blockiert das Wasser die Bronchien, was zu Asthma führt. In diesem Fall kann die Niere das Wasser nicht transportieren, da es ihr an Yang fehlt. Das Yang erschöpft sich durch Bewegung, und deswegen ruft Bewegung auch Atemnot hervor. Die Lunge dominiert den Atem, während die Niere das Qi festhält. Bei einem Yang-Defizit der Niere wird das Qi nicht festgehalten und rebelliert empor, was sich als Asthma manifestiert.

Bei Menschen, die sowohl im Schlaf als auch in der Bewegung Atemgeräusche von sich geben, kann die Niere das Qi nicht festhalten; sie leiden also an einer Stagnation des Wassers. Um es zusammenzufassen: Sowohl bei Patienten, die nicht auf dem Bauch liegen können, ohne Asthma zu bekommen, als auch bei Patienten, die sich nicht bewegen können, ohne Asthma zu bekommen, spielt die Niere eine große Rolle.»

35 Malariaähnliche Krankheiten

Huangdi sagte: «Im allgemeinen werden malariaähnliche Krankheiten durch das Pathogen Wind hervorgerufen. Die Krankheiten selbst jedoch unterscheiden sich beträchtlich voneinander, was die Zeitspanne zwischen Ausbruch und Abklingen betrifft. Warum?»

Qi Bo antwortete: «Bei einem Malariaanfall bekommt der Patient zuerst Gänsehaut, die Haare stehen ihm zu Berge, und er verspürt ein unangenehmes Gefühl in den Gliedmaßen und das Bedürfnis, sich zu strecken. Es setzt ein unkontrollierbares Gähnen sowie Schüttelfrost ein, der Unterkiefer zittert, der Rücken schmerzt. Dann vergeht das Frösteln, dafür aber fiebert der Kranke nun, der Kopf schmerzt, als würde er zerspringen, und der Kranke hat Durst und das Bedürfnis, Kaltes zu trinken.»

Huangdi fragte: «Welche Art von Pathogen kann derart schlimme Zustände verursachen?»

Qi Bo erwiderte: «Diese Zustände entstehen durch den Kampf zwischen Pathogen und Körper. Außerdem schwankt der Körper zwischen Mangel und Überschuß. Wird das Yang des Körpers vom Pathogen besiegt, entsteht ein Ungleichgewicht durch exzessives Yin. Bei Yang-Mangel in den Yang-Leitbahnen kommt es zu Schüttelfrost, und der kann so intensiv sein, daß sogar der Unterkiefer zittert. Bei einem Mangel an Yang-Qi im Taiyang kommt es zu Kopf- und Rückenschmerzen. Herrscht ein Mangel in allen drei Leitbahnen, dominiert das Yin. Bei Yin-Überschuß treten Kältegefühl und Schmerzen in Knochen und Mark auf. Wird aber das Yin vom Pathogen besiegt, erzeugt dies einen

Yang-Überschuß; dann hat der Patient Fieber. Die Hitze ist in diesem Fall so extrem, daß man Atemnot, Durst und einen Drang nach kalten Getränken verspürt, um das Innere zu kühlen. Dieser Zustand wird zum Teil von Sommer-Hitze hervorgerufen, bei der das Pathogen latent vorhanden ist und sich direkt unter der Haut versteckt. Es umgibt Eingeweide und Magen, in denen sich das nährende Qi, das Yingqi, befindet. Innerlich ist man wie ein abgeschlossener Sumpf, abgestanden und stagnierend. Sobald die Kühle des Herbstes einsetzt, ist man dem Wetter mit seinen plötzlichen Wind-Attacken preisgegeben, vor allem nach einem Bad, bei dem sich die Poren des Körpers öffnen. Wind und Feuchtigkeit können eindringen und sich direkt unter der Haut einnisten, also auf der Ebene, auf der sich das Weiqi, das Abwehr-Qi, bewegt. Tagsüber bewegt sich das Abwehr-Qi auf der Yang-Ebene, in der Nacht auf Yin-Ebene. Handelt es sich um ein Yang-Pathogen, wird es sich wahrscheinlich im Äußeren manifestieren, während ein Yin-Pathogen eher im Inneren wirksam wird. Der Kampf zwischen Yin und Yang ist ein Kampf zwischen Innen und Außen, wodurch es zeitweilig zu Symptomschüben kommt, die diese Disharmonie zwischen Yin und Yang widerspiegeln.»

Huangdi fragte: «Manchmal tritt Malaria auf, dann folgen ein paar symptomfreie Tage, und dann flackert die Krankheit erneut auf. Wie kommt das?»

Qi Bo erwiderte: «Das Pathogen hat sich auf einer tieferen Ebene des Körpers angesiedelt, auf der Yin-Ebene. Dadurch hat sich der Kampf zwischen Yin und Yang auf eine so tiefe Ebene verlagert, daß davon außen nichts mehr zu bemerken ist. Der Patient wird alle paar Tage von einem Anfall geschüttelt, weil das Pathogen tief, nämlich in der Nähe der fünf Zang-Organe, sitzt. Es ist davon aber durch die Membranen der Bauchhöhle getrennt. Hier ist es weiter entfernt vom Abwehr-Qi, so daß es gar keinen Kontakt mit dem Pathogen geben kann. Nur alle paar Tage kommt es tatsächlich zu einem Kampf zwischen Abwehr-Qi und Pathogen.»

Huangdi fragte weiter: «Bei manchen malariaähnlichen Zuständen tritt die akute Phase mit jedem Tag, der vergeht, etwas später auf. Warum?»

Qi Bo antwortete: «Wenn das Pathogen am *Fengfu*-Punkt eintritt (LG 16), wandert es Wirbel um Wirbel die Wirbelsäule hinunter. Das Abwehr-Qi jedoch zirkuliert einmal pro Tag durch den ganzen Körper, bis es schließlich im Fengfu zusammenläuft. Da das Pathogen systematisch hinunterwandert, zeigt sich die äußere Wirkung mit jedem Tag etwas später. Nach 25 Tagen erreicht das Pathogen das Steißbein. Am 26. Tag dringt es tief in die Wirbelsäule ein, in das *Chong*/Durchdringungsgefäß. Neun Tage lang folgt es dessen aufwärts führender Bahn, bis es am zehnten Tag bei *Quepen* (M 12) wieder austritt. Während es in dieser Bahn aufwärts wandert, beginnen die episodischen Attacken nun mit jedem Tag früher.»

Huangdi sagte: «Ihr habt erwähnt, daß sich immer dann, wenn das Abwehr-Qi durch den Fengfu-Punkt (LG 16), den Palast des Windes, strömt, das Tor öffnet, das Pathogen eindringt und Anfälle hervorruft. Jetzt aber sagt Ihr, daß das Abwehr-Qi und das pathogene Qi an Punkten entlang der Wirbelsäule miteinander kämpfen, die unterhalb des Fengfu liegen, und dadurch einen Anfall hervorrufen. Ich verstehe nicht, warum Weiqi und pathogenes Qi nun an unterschiedlichen Stellen aufeinander treffen.»

Qi Bo erwiderte: «Das hat damit zu tun, daß das Pathogen durch Kopf und Hals in den Körper eindringt und von dort die Wirbelsäule hinunterwandert. Es bestehen Unterschiede in der Widerstandskraft einzelner Menschen, aber auch zwischen verschiedenen Punkten bei ein und demselben Menschen. Das Pathogen tritt nicht bei jedem durch den Fengfu-Punkt ein. Dringt es am Kopf oder am Hals ein und trifft es dort auf das Weiqi, kann es zu einer akuten Symptomatik kommen. Tritt das Pathogen am oberen Rücken ein, bleibt der Patient so lange symptomfrei, bis das Abwehr-Qi ebenfalls in diese Gegend gelangt ist. Das gilt auch für jene Fälle, bei denen das Pathogen durch den unteren Rücken oder Hände und Füße in den Körper eindringt. Es kommt immer dann zu einem akuten Anfall, wenn das Abwehr-Qi den Kampf mit dem Pathogen dort beginnt, wo dieses in den Körper gelangt ist. Beim Pathogen Wind kann man nicht voraussagen, an welcher Stelle es Eingang in den Körper findet. Der Wind nützt jenen Moment aus, in dem die Poren geöffnet sind, und der

Kampf zwischen Pathogen und Abwehr-Qi findet dort statt, wo die beiden aufeinandertreffen. An dieser Stelle manifestiert sich dann auch die Krankheit.»

Huangdi fragte: «Malaria und durch Wind ausgelöste Krankheiten scheinen einander sehr ähnlich zu sein. Warum besteht ein durch Wind verursachter Zustand aber ständig, während malariaähnliche Zustände mit Intervallen auftreten?»

Qi Bo erwiderte: «Das Wind-Pathogen verweilt an dem Ort, an dem es in den Körper eingedrungen ist, deswegen sind die Symptome immer da. Das Malaria-Pathogen aber fließt mit der Bewegung in den Haupt- und Nebenleitbahnen. Nur wenn es auf das Abwehr-Qi trifft, kommt es zu einem Ausbruch der Symptome.»

Huangdi sagte: «Bei manchen Formen von Malaria tritt im akuten Stadium Frösteln und Fieber auf. Warum?»

Qi Bo: «Im Sommer kann man sich eine schwere Sommer-Hitze mit starkem Schwitzen zuziehen. Kommt man beim Schwitzen mit Kälte und Feuchtigkeit in Kontakt, nisten sich diese im Körper, unter der Haut, ein. Zu Herbstbeginn ist man empfänglich für das Wind-Pathogen. Und da beginnt die Entwicklung von Malaria. Wir können also sagen, daß Kälte und Wasser Yin-Pathogene sind, Wind aber ein Yang-Pathogen. Kälte und Wasser erzeugen Frösteln, Wind erzeugt Fieber. Das nennen wir Kälte-Malaria.»

Huangdi fragte: «Könnt Ihr etwas zu jenem Malariatyp sagen, bei dem das Fieber vor dem Frösteln auftritt?»

Qi Bo sagte: «In diesem Fall kommt zuerst die Wind-Attacke. Die Angriffe durch Kälte und Feuchtigkeit erfolgen erst später. Das nennen wir Hitze-Malaria.»

Huangdi fragte: «Könnt Ihr mir auch etwas zu jener Form der Malaria sagen, bei der Fieber ohne Frösteln auftritt?»

Qi Bo antwortete: «Diese Form tritt immer dann auf, wenn der Patient an einem Yin-Mangel leidet. Da dieser Yin-Mangel einen Yang-Überschuß bedingt, kommt es bei Malariaanfällen zu Symptomen wie Kurzatmigkeit, Völlegefühl, Unruhe, einem fiebrigen Gefühl in den Gliedern und Übelkeit. Das ist eine sogenannte *Dan*-Malaria, eine Extremform der Hitze-Malaria.»

Huangdi sagte: «Die Klassiker sprechen davon, daß man bei Überschuß-Zuständen sedieren und bei Mangelzuständen stärken solle. In diesem Fall haben wir ein Fieber, also einen Überschuß-Zustand, mit gleichzeitigem Frösteln, was auf einen Mangel hinweist. Bei den Fröstelanfällen kommt es zu keiner Linderung, auch wenn der Kranke ein warmes Bad nimmt oder sich an einer Wärmequelle aufhält, während er beim Malariafieber das Gefühl hat, nicht einmal ein Bad in eiskaltem Wasser könnte kühlend wirken. Das deutet auf Überschuß und Mangel hin. Selbst ausgezeichnete Ärzte können während eines akuten Anfalls nichts ausrichten. Sie warten auf eine Besserung und greifen erst dann zu Akupunktur. Könnt Ihr dazu etwas mehr sagen?»

Qi Bo antwortete: «Die medizinischen Klassiker raten, bei sehr hohem Fieber auf Akupunktur zu verzichten. Das ist richtig, wenn der Puls chaotisch ist und der Patient stark schwitzt. Der Grund dafür liegt darin, daß die Energie des Körpers in umgekehrter Richtung fließt, wenn das Pathogen seine volle Stärke erreicht hat. Es ist wie im Krieg: Wenn der Gegner bestens gerüstet und in hervorragender Verfassung ist, sollte man keine Schlacht beginnen, sondern seine unausweichliche Schwächung abwarten.

Zu Beginn eines akuten Malariaanfalls dringt das Yang in die Ebene des Yin vor. Es besteht nun ein Yang-Defizit und ein Yin-Überschuß. Da dieser Yang-Mangel an der Oberfläche besteht, kommt es zu Schüttelfrost. Hat das Yin seinen Höhepunkt erreicht, taucht das Yang auf. Dann kommt es zu einem Yin-Defizit und einem Yang-Überschuß. Jetzt hat der Patient Fieber und Durst. Yin und Yang dominieren und erschöpfen sich also abwechselnd.

Malaria hat mit pathogenem Wind und pathogener Kälte zu tun. Yin und Yang sind jeweils extrem, sie kommen und gehen ununterbrochen, und mit jedem Mal fegen sie wie ein plötzlicher Sturm durch den Körper. Deswegen heißt es in den Klassikern: ‹Hat das Pathogen seine volle Stärke erreicht, greife nicht an, denn dadurch würdest du das Abwehr-Qi des Patienten schwächen. Warte vielmehr ab, bis das Pathogen selbst geschwächt ist. Das ist der Weg zum Erfolg.› Dieses Prinzip gilt auch für die Behandlung von Malaria.»

Huangdi sagte: «Ausgezeichnet! Könnt Ihr mir nun bitte sagen, wie man Malaria behandelt? Wie wendet man dabei das Prinzip an, in Einklang mit den verschiedenen Zeiten des Tages vorzugehen?»

Qi Bo antwortete: «Das erste Aufflackern von Malaria beginnt in den Gliedern. Ist die Yang-Energie bereits geschädigt, wird auch das Yin in Mitleidenschaft gezogen. Noch vor Ausbruch der Krankheit sollte man also die zehn Finger mit einer Schnur abbinden, damit das Pathogen nicht tiefer dringen und die Yin-Energie nicht entweichen kann. Wenn Ihr die Finger abgebunden habt, beobachtet die Luo-Gefäße. Verfärben sich die Kapillaren blaurot, laßt sie bluten. Man spricht davon, ‹den Feind in den Hinterhalt zu locken, bevor es zur Schlacht kommt›.»

Huangdi fragte: «Welche Symptome treten während der nichtakuten Phasen von Malaria auf?»

Qi Bo erwiderte: «Das Pathogen im Körper wird nach und nach Yin und Yang erschöpfen. Befindet es sich auf der Yang-Ebene, hat der Patient Fieber und einen schnellen, vollen Puls. Befindet es sich auf der Yin-Ebene, fröstelt der Patient und hat einen ruhigen Puls. Sind sowohl Yin als auch Yang erschöpft, trennen sich das pathogene und das antipathogene Qi, und es kommt zu einem Stillstand. Wenn aber das Abwehr-Qi das Pathogen wieder angreift, kommt es zu einem neuerlichen Aufflackern der Symptome.»

Huangdi fragte: «Könnt Ihr mir etwas über jenen Malaria-Zustand sagen, bei dem die akuten Phasen alle zwei Tage oder mit anderer Regelmäßigkeit auftreten? In diesem Fall verspüren manche Patienten großen Durst, andere wiederum nicht. Woran liegt das?»

Qi Bo antwortete: «Bei regelmäßigen Intervallen zwischen den Anfällen treffen Abwehr-Qi und Pathogen meist am Fengfu-Punkt aufeinander, und das meist nur alle zwei Tage. Dann kommt es zu einem Anfall. Ob der Patient Durst hat, hängt von der Schwere der Krankheit ab und davon, ab Yin oder Yang dominiert.»

Huangdi fragte: «In den alten medizinischen Büchern heißt es, daß man im Herbst an Malaria erkrankt, wenn man im Sommer von Sommer-Hitze angegriffen wurde. Manche Malariaformen folgen diesem Muster jedoch nicht. Könnt Ihr mir den Grund dafür nennen?»

Qi Bo erwiderte: «Manche Formen von Malaria folgen nicht diesem Muster, sondern gewissen jahreszeitlichen Unregelmäßigkeiten. Wenn die Krankheit zum Beispiel im Herbst ausbricht, ist das Frösteln weniger ausgeprägt. Bricht die Krankheit im Frühling aus, besteht eine starke Abneigung gegenüber Wind. Bricht die Krankheit im Sommer aus, kommt es zu starkem Schwitzen.»

Huangdi fragte: «Könnt Ihr bitte Wind-, Hitze- und Kälte-Malaria erklären?»

Qi Bo antwortete: «Der Hitze-Typ entspricht dem folgenden Schema: Im Winter zieht man sich Wind-Kälte zu, die im Mark wohnt. Im Frühling wird das Yang-Qi aktiv, aber das Pathogen wandert erst im Sommer, wenn die Hitze das Mark erschöpft und aufwühlt, nach außen. Die Poren öffnen sich und schwächen die Muskeln. Kommt es dann zu einer Überbeanspruchung, manifestiert sich das Pathogen als Schwitzen. Dieses Pathogen ist latent in der Niere vorhanden. Bei einem Anfall steigt es empor und geht gemeinsam mit dem Schweiß nach außen. Dieser Zustand tritt bei Yin-Mangel und Yang-Überschuß auf; es kommt zu Fieber. Hat das Pathogen seinen Höhepunkt erreicht, kehrt es wieder auf die Yin-Ebene zurück, wodurch es zu Frösteln kommt. Fieber und Frösteln sind also die Charakteristika von Hitze-Malaria.»

Huangdi fragte: «Und der extreme Hitze-Typ?»

Qi Bo antwortete: «Der resultiert daraus, daß die Lunge dazu tendiert, überschüssige Hitze anzusammeln, die dann stagniert. Überanstrengung öffnet die Poren, und Wind greift den Körper unter der Haut an, wodurch es zu einem Anfall kommt. In diesem Fall besteht ein Yang-Überschuß: Der Patient hat Fieber, aber das Frösteln fehlt. Bei diesem Zustand kann das Pathogen im Herzen verborgen sein. Manifestiert es sich, wandert es in Muskeln und Fleisch. Verweilt es dort, werden die Muskeln ausgemergelt. Das ist der Mechanismus von *Danji*, der Hitze-Malaria.»

36 Akupunktur bei der Behandlung von Malaria

Qi Bo sagte: «Malariaähnliche Erkrankungen, bei denen die Fuß-Taiyang/Blasen-Leitbahn in Mitleidenschaft gezogen ist, rufen Rückenschmerzen, Schweregefühl im Kopf, kalte Schauer im Rücken und schließlich hohes Fieber hervor. Verschwindet das Fieber wieder, beginnt der Kranke zu schwitzen. Dieser Typus von Malaria ist schwer zu heilen. Man sollte *Weizhong* (B 40) akupunktieren und bluten lassen.

Erkrankungen, bei denen die Fuß-Shaoyang/Gallenblasen-Leitbahn befallen ist, verursachen extreme Müdigkeit. Fieber und Frösteln sind nicht sehr heftig, aber der Patient hat eine Abneigung gegenüber Menschen, ja, sie machen ihm angst. Das Fieber dauert länger als das Frösteln. Außerdem schwitzt der Patient stark. Man sollte Punkte am Fuß-Shaoyang akupunktieren.

Ist der Fuß-Yangming/Magen-Meridian betroffen, besteht anfänglich eine Abneigung gegenüber Kälte, gefolgt von heftigem Frösteln. Das Frösteln dauert in solchen Fällen länger, anschließend bekommt der Patient Fieber. Beim Abklingen des Fiebers schwitzt er. Er bevorzugt Licht und Wärme, denn das verschafft ihm vorläufige Linderung. Man sollte den *Chongyang*-Punkt (M 42) nadeln.

Ist die Fuß-Taiyin/Milz-Leitbahn betroffen, leidet der Patient an einem Völlegefühl im Brustkorb, an Depressionen, Appetitlosigkeit, abwechselndem Fieber und Frösteln und starkem Schwitzen. Während der akuten Phase erbricht sich der Patient wahrscheinlich, was ihm Erleichterung verschafft. Man sollte die Punkte am Fuß-Taiyin nadeln.

Bei jenen Formen, bei denen die Fuß-Shaoyin/Gallenblasen-Leitbahn in Mitleidenschaft gezogen ist, erbricht sich der Patient im Strahl, Fieber und Frösteln wechseln einander ab, wobei das Fieber heftiger ist als das Frösteln. Der Kranke hat eine Abneigung gegen Wind und will Fenster und Türen fest verschlossen haben. Das ist eine nur schwer heilbare Form von Malaria.

Bei Malaria-Zuständen, bei denen die Fuß-Jueyin/Leber-Leitbahn involviert ist, leidet der Patient an Rückenschmerzen, Blähungen im Unterbauch, häufigem, aber schwierigem Harnlassen sowie Angstgefühlen. Man sollte Punkte am Fuß-Jueyin akupunktieren.

Bei Lungen-Malaria wird der Patient von heftigen Angstgefühlen und Kälte geplagt, wobei die Kälte so intensiv ist, daß sie sich in Fieber verwandelt. Nadelt die Hand-Taiyin/Lungen- und die Hand-Yangming/Dickdarm-Leitbahn.

Bei Herz-Malaria fühlt sich der Kranke rastlos und heiß, er verlangt nach kaltem Wasser. Das Frösteln ist heftiger als das Fieber. Man sollte die Hand-Shaoyin/Herz-Leitbahn akupunktieren.

Bei Leber-Malaria weist das Gesicht des Patienten eine bläulich-grüne Verfärbung auf. Der Anfall ist so heftig, daß der Patient im Sterben zu liegen scheint. Nadelt die Fuß-Jueyin/Leber-Leitbahn, und laßt bluten.

Bei Milz-Malaria fröstelt es den Patienten, und er hat Schmerzen im Bauch, er schwitzt stark, und es treten Magengeräusche auf. Nadelt Fuß-Taiyin/Milz-Punkte.

Bei Nieren-Malaria wirkt der Patient wie erfroren. Er leidet an heftigen Rückenschmerzen, Bewegungsproblemen, Verstopfung, Schwindel, verschwommenem Sehen und kalten Extremitäten. Akupunktiert die Fuß-Shaoyin/Nieren- und die Fuß-Taiyang/Blasen-Leitbahn.

Bei Magen-Malaria ist der Patient vor Anfällen sehr hungrig, kann aber nichts essen. Nach dem Essen treten Völlegefühl und Blähungen auf. Nadelt Punkte auf der Fuß-Yangming/Magen- und der Fuß-Taiyin/Milz-Leitbahn, und laßt vor allem die Luo-Punkte bluten.

Bei der Behandlung von Malaria muß die Behandlung unmittelbar vor den Fieberattacken erfolgen. Man sollte die Arterie auf der Oberseite des Fußes nadeln und bluten lassen. Dadurch sinkt das Fieber sofort. Vor den Schüttelfrostanfällen sollte man Punkte auf Hand-Yangming/Dickdarm, Hand-Taiyin/Lunge, Fuß-Yangming/Magen und Fuß-Taiyin/Milz akupunktieren. Ist der Puls des Patienten voll, groß und schnell, sollte man die Shu-Punkte aller Zang-Organe am Rücken akupunktieren. Laßt folgende Punkte bluten: *Pohu* (B 42), *Shentang* (B 44), *Hunmen* (B 47), *Yishe* (B 49) und *Zhishi* (B 52). Ist der Puls stark, aber klein und schnell, sollte man die Punkte auf der Fuß-Shaoyin-Leitbahn mit Moxibustion behandeln.

Bei Malaria sollte die Behandlung im allgemeinen 30 Minuten vor dem Anfall erfolgen. Versäumt man diesen Zeitpunkt, dann hat man die Gelegenheit verpaßt. Kann man bei Malariaerkrankungen keinen Puls ertasten, muß man sofort die *Jing*/Brunnen-Punkte an den Fingerspitzen bluten lassen. Das wird den Patienten wieder ins Leben zurückholen. Vor der Behandlung sollte man Ausschau nach kleinen roten Erhebungen halten, an denen akupunktiert werden kann.

Wir haben zwölf verschiedene Formen der Malaria beschrieben. Sie unterscheiden sich hinsichtlich ihres äußeren Erscheinungsbildes und des zeitlichen Ablaufs. Der Arzt muß den Patienten sehr genau beobachten, um feststellen zu können, um welchen Typus es sich handelt, denn nur so kann er den richtigen Zeitpunkt für die Behandlung finden. Ergebnisse sind bereits nach der ersten Behandlung zu erwarten, nach zwei Behandlungen stellt sich eine substantielle Besserung ein; mit der dritten Behandlung kann die Krankheit geheilt sein. Andernfalls sollte man die Gefäße an der Unterseite der Zunge am *Lianquan* (Extrapunkt) bluten lassen. Bringt das auch keine Besserung, sollte man Weizhong (B 40) bluten lassen. Außerdem kann man die Shu/Transportpunkte am Rücken unterhalb des Nackens nadeln, zum Beispiel *Dashu* (B 11) und *Fengmen* (B 12). Das wird sicherlich Besserung bringen.

Der Arzt muß immer genau feststellen, wo bei einem Anfall die ersten Symptome auftreten, denn diese Stellen sollten als erste behandelt werden. Wenn die Erkrankung zum Beispiel mit Kopfschmerzen und einem Schweregefühl im Kopf beginnt, sollte man die Punkte an Kopf und Nacken und zwischen den Augenbrauen nadeln. Beginnt sie am Hals und im oberen Bereich des Rückens, sollte man ebenfalls lokale Punkte akupunktieren. Beginnt sie am unteren Teil des Rückens, dann sollte man Weizhong (B 40) bluten lassen. Beginnt sie in den Armen, dann sollte man Punkte wie *Shaochong* (H 9) am Hand-Shaoyin und Shangyang (Di 1) am Hand-Yangming/Dickdarm nadeln. Beginnt die Erkrankung in den Füßen, dann akupunktiert *Lidui* (M 45) an der Spitze der dritten Zehe auf der Fuß-Yangming/Magen-Leitbahn.

Malaria, die mit Schwitzen und einer Abneigung gegen den geringsten Luftzug beginnt, heißt Wind-Malaria. In diesem Fall sollte man die Shu/Transportpunkte der Yang-Leitbahnen am Rücken nadeln. Reagieren die Unterschenkel sehr empfindlich auf Berührungen – in diesem Fall spricht man von *Fushuibing* oder marktiefem Pathogen –, dann laßt den *Yangfu*-Punkt (G 38) bluten. Das kann den Schmerz ausschalten. Hat der Patient Schmerzen am ganzen Körper, benutzt Punkte auf der Milz-Leitbahn. Achtet beim Akupunktieren der Jing/Brunnen-Punkte darauf, daß sie nicht ausbluten. Die Behandlungen sollten jeden zweiten Tag stattfinden. Bei Malariaformen, bei denen die Anfälle alle zwei Tage auftreten und bei denen der Patient keinen Durst verspürt, akupunktiert Punkte auf der Fuß-Taiyang/Blasen-Leitbahn. Hat der Patient Durst, akupunktiert Punkte auf der Fuß-Shaoyang/Gallenblasen-Leitbahn. Bei fiebriger Malaria ohne Schwitzen setzt die 59-Punkte-Methode ein.*»

* Diese Punkte werden in Kapitel 61 besprochen.

37 Pathologische Störungen von Hitze und Kälte

Huangdi fragte: «Wie bewegen sich Hitze und Kälte zwischen den fünf Zang- und den sechs Fu-Organen?»

Qi Bo antwortete: «Kälte wandert von der Niere zur Milz. In diesem Fall treten Ödeme, Schwellungen und Qi-Mangel auf. Anschließend greift Kälte von der Milz auf die Leber über. Hier kommt es zu Schwellungen und Krämpfen in den Sehnen. Dann greift Kälte von der Leber aufs Herz über. Der Patient leidet an Verwirrung und einem Gefühl der Beklemmung in der Brust. Vom Herzen wandert die Kälte weiter in die Lunge und manifestiert sich als Erschöpfung und unstillbarer Durst. Dies wird *Feixiao* oder Erschöpfung der Lunge genannt. In diesem Zustand scheidet der Patient doppelt soviel Wasser aus, wie er zu sich nimmt, was letztlich zum Tod durch Austrocknen führt. Wandert die Kälte von der Lunge zur Niere, kommt es zu starken Schwellungen des Bauches, wie dies bei Bauchwassersucht der Fall ist, begleitet von gurgelnden Geräuschen.

Greift Hitze von der Milz auf die Leber über, leidet der Patient an Angstzuständen, Ängstlichkeit und Nasenbluten. Wandert die Hitze von der Leber ins Herz, stirbt er. Wandert sie vom Herzen zur Lunge, kommt es zu *Gexiao*, einer Erschöpfung des Zwerchfells; dies ist eine Form der Austrockung. Geht die Hitze von der Lunge auf die Niere über, manifestiert sie sich als *Rouchi* oder Schüttelkrampf, das heißt, als Steifheit und Unbeweglichkeit der Wirbelsäule. Greift die Hitze von der Niere auf die Milz über, erschöpft und leert sie die Milz. Zieht sich der Kranke Ruhr zu, kann das zum Tode führen. Greift die Hitze im Herzbeutel auf die

Blase über, leidet der Patient an schmerzhaften Störungen bei der Harnentleerung und hat Blut im Harn. Greift die Hitze in der Blase auf den Dünndarm über, verursacht sie Verstopfung. Diese Hitze steigt dann auf und ruft Geschwüre im Mund hervor. Greift die Hitze im Dünndarm auf den Dickdarm über, kommt es zu *Fujia*, zu einer ‹Kugel› im Dickdarm. Außerdem können Hämorrhoiden auftreten. Wandert die Hitze im Dickdarm weiter in den Magen, hat der Patient gesteigerten Appetit, der mit Gewichtsverlust und einem Verfall der Kräfte einhergeht. Greift die Hitze im Magen auf die Gallenblase über, kommt es zu ähnlichen Erscheinungen wie bei Hitze im Magen. Wandert die Hitze in der Gallenblase weiter ins Gehirn, kommt es zu Nebenhöhlenentzündungen mit Brennen in den Nebenhöhlen und ständigen Absonderungen, zu leichtem Bluten und tränenden, geröteten Augen.

Die eben beschriebenen Zustände werden alle durch eine abnormale Verlagerung des pathogenen Qi, der pathogenen Hitze und Kälte innerhalb des Zang-Fu-Systems hervorgerufen.»

38 Ursache, Diagnose und Behandlung von Husten

Huangdi sagte: «Bei einer Erkrankung der Lunge hustet man. Warum?»

Qi Bo antwortete «Bei einem Ungleichgewicht in einem der Zang- oder Fu-Organe ist es möglich, daß man zu husten beginnt. Husten tritt nicht nur bei Erkrankungen der Lunge auf.»

Huangdi fragte: «Könnt Ihr die verschiedenen Arten von Husten und deren Entwicklung beschreiben?»

Qi Bo erwiderte: «Haut und Körperbehaarung sind die äußeren Entsprechungen der Lunge. Sie sind die erste Verteidigungslinie des Körpers gegenüber äußeren Krankheitsauslösern. Dringt ein Pathogen ein und verursacht es eine Stagnation des unterhalb der Haut strömenden Abwehr-Qi, so wirkt sich das auf die zerstreuende Funktion der Lunge aus. Kann die Lunge ihre zerstreuende Funktion nicht mehr wahrnehmen, kommt es zu Husten. Wenn man reichlich kalte oder rohe Nahrung zu sich nimmt, kann es zu den gleichen Phänomenen kommen, denn die Kälte verursacht eine Stagnation des Magen-Qi. Die Kälte steigt dann mit dem nährenden Qi und dem Milz-Qi in die Lunge, wo sie Kälte, Stagnation und Husten hervorruft.

Husten, der von einer Unausgewogenheit eines der anderen Zang-Fu-Organe ausgelöst wird, tritt normalerweise zu einer ganz bestimmten Zeit auf. In solchen Fällen ist die Lunge meist gar nicht von äußeren Krankheitsauslösern befallen. Da der Mensch in einem so hohen Maße mit seiner Umwelt verknüpft ist, kommt es zu Krankheiten, sobald die Zang-Organe von einem Kälte-Pathogen angegriffen werden. In leichten Fällen hustet der

Patient, in schwereren dringt der Krankheitsauslöser ins Innere vor und ruft Bauchschmerzen und Durchfall hervor.

Dringt im Herbst Kälte in den Körper ein, zieht sie zuerst die Lunge in Mitleidenschaft. Im Frühling ist als erstes die Leber befallen, im Sommer das Herz, im Spätsommer die Milz und im Winter die Niere. In jedem Fall kann die Kälte auf die Lunge übergreifen und Husten hervorrufen.»

Huangdi fragte: «Wie unterscheidet man die verschiedenen Arten von Husten?»

Qi Bo antwortete: «Ein durch Lungenprobleme hervorgerufener Husten wird von Atemnot und gelegentlichem blutigem Auswurf begleitet. Der Patient hat eine verstopfte Nase und gibt beim Atmen entsprechende Geräusche von sich. Ein durch Herzprobleme verursachter Husten geht einher mit Schmerzen im Brustkorb und einer Beengtheit in der Kehle. Ein durch Leberprobleme verursachter Husten geht einher mit Schmerzen in den Seiten, mit Unbeweglichkeit sowie mit Blähungen oder Völlegefühl. Ein durch Störungen der Milz hervorgerufener Husten verursacht Schmerzen unterhalb des rechten Rippenbogens, die bis ins Schulterblatt ausstrahlen. Dadurch ist der Patient in seiner Beweglichkeit eingeschränkt, außerdem verschlimmert Bewegung den Husten. Ein durch Nierenprobleme verursachter Husten geht einher mit Rückenschmerzen, und der Patient hustet Schleim und Speichel.»

Huangdi fragte: «Wie differenziert man die Husten der sechs Fu-Organe?»

Qi Bo antwortete: «Wird ein Husten, der mit den fünf Zang-Organen in Beziehung steht, chronisch, greift er auf die sechs Fu-Organe über. Ein länger bestehender Milz-Husten greift auf den Magen über, was sich in Form von Übelkeit, Erbrechen oder Erbrechen von Würmern manifestiert. Ein chronischer Leber-Husten geht auf die Gallenblase über, und der Patient hustet und erbricht Galle. Ein chronischer Lungen-Husten greift auf den Dickdarm über, der Patient kann den Stuhl nicht zurückhalten. Ein chronischer Herz-Husten greift auf den Dünndarm über und zieht Blähungen nach sich. Ein chronischer Nieren-Husten greift auf die Blase über und manifestiert sich als Inkontinenz der

Harnwege. Bleiben diese Husten der Fu-Organe bestehen, können sie in den Sanjiao, in die drei ‹Höhlen›, weiterwandern. In diesem Fall kommt es zu einem Husten, der von Blähungen, Völlegefühl und Appetitmangel begleitet wird. Bei allen Formen von Husten, egal, wie sie entstanden sind, erstarrt der Krankheitsauslöser und häuft sich im Magen an. Daraufhin wandert er durch die Meridiane in die Lunge, wo er Husten mit rebellierendem Qi, Gesichtsödeme sowie reichliche Schleimbildung hervorruft.»

Huangdi fragte: «Welche Behandlungsmethoden kommen hier zur Anwendung?»

Qi Bo erwiderte: «Einen durch eine Störung der fünf Zang-Organe hervorgerufenen Husten behandelt man durch Akupunktieren der Shu/Bach- und Shu/Transportpunkte am Rücken. Ein durch eine Störung der Fu-Organe hervorgerufener Husten muß über die niedrigeren He/Meer-Punkte behandelt werden. Bei Schwellungen muß man herausfinden, in welchem Organ sie ihre Ursache haben, und dann Punkte wählen, die auf der dem Organ zugeordneten Leitbahn liegen.»

39 Die Unterscheidung von Schmerzen

Huangdi sagte: «Ich habe gehört, daß Menschen, die in den Gesetzen des Universums bewandert sind, auch Einsicht in die Vorgänge im Innern des Körpers haben. Ich weiß auch, daß Menschen, die die alten Heilmethoden beherrschen, dieses Wissen mit der aktuellen Entwicklung in der Heilkunst verbinden können und dadurch zu einem klaren, präzisen Verständnis der Zang- und Fu-Organe sowie der verschiedenen Körperfunktionen gelangen. Ein Mensch mit all diesen Fähigkeiten könnte auf seiner Suche nach Wahrheit Einsicht in alle Dinge im Universum gewinnen. Könnt Ihr mir von derartigen Fällen berichten, denn ich möchte Euer Wissen teilen und mein Nichtwissen abbauen.»

Qi Bo erwiderte: «Was wollt Ihr genau wissen?»

Huangdi antwortete: «Ich möchte verstehen, wie Schmerzen entstehen.»

Qi Bo sagte: «Werden Qi und Blut, die gleichmäßig durch die Leitbahnen im Körper strömen, von einem Kälte-Pathogen angegriffen, stagnieren sie. Greift das Pathogen außerhalb der Leitbahnen, an der Peripherie, an, verringert es einfach den Blutfluß. Greift es aber innerhalb der Leitbahnen an, blockiert es den Fluß des Qi und ruft Schmerzen hervor.»

Huangdi sagte: «Manchmal leidet ein Mensch an Schmerzen im Bauch, die von selbst wieder verschwinden. Manchmal jedoch bleibt der Schmerz bestehen. Manche Schmerzen verstärken sich durch Berührung, andere bessern sich dadurch. Manche wiederum reagieren überhaupt nicht auf Berührung. Manche Bauchschmerzen strahlen in die Arme aus. Manche Schmerzen beginnen im Oberbauch und dringen in den Rücken vor. Manche Schmerzen sind in den Seiten lokalisiert und strahlen in den Unterbauch aus. Andere Bauchschmerzen wiederum strahlen ins Becken, in die Genitalien oder ins Gesäß aus. Manche Schmerzen bestehen so lange, bis sie eine ‹Kugel› bilden. Mancher Schmerz ist so heftig, daß der Kranke bewußtlos wird. Andere Schmerzen führen zu Durchfall oder Erbrechen. Manche Bauchschmerzen rufen Verstopfung hervor. Wie kann man all diese verschiedenen Arten von Schmerzen differenzieren?»

Qi Bo erwiderte: «Dringt die pathogene Kälte in die Peripherie der Leitbahnen ein, kommt es zu einer Kontraktion der Leitbahnen. Diese Kontraktionen setzen sich in den Nebenleitbahnen fort, und das ist es, was den Schmerz verursacht. Bei Hitzeeinwirkung oder bei Aktivierung des Yang-Qi des Körpers entspannen sich die Nebenleitbahnen, und der Schmerz wird gelindert. Ist ein Mensch immer wieder Kälte-Pathogenen ausgesetzt, dann verharrt der Schmerz im Körper und wird chronisch.

Greift eine pathogene Kälte in den Leitbahnen an und bekämpft sie das Yang-Qi des Körpers, ruft sie eine Fülle in den Meridianen hervor. Diese Fülle ist ein Hinweis auf Überschuß. Diese Art von Schmerz ist heftig und beständig. Es ist diese Fülle in den Leitbahnen, die den Patienten empfindlich gegenüber Berührungen macht.

Greift das Kälte-Pathogen zwischen Eingeweiden und Magen an, verursacht es eine Stagnation von Qi und Blut, woraufhin sich die kleinen Nebenleitbahnen zusammenziehen und Schmerzen hervorrufen. In diesem Fall zerstreut Druck in Form von Massagen das stagnierende Qi und Blut und verschafft Erleichterung. Hitze strömt durch die Hand des Arztes und läßt das Yang-Qi in diese Körpergegend fließen. Die Hitze und das Yang-Qi zerstreuen die stagnierende Kälte.

Greift ein Krankheitsauslöser in der Tiefe an und dringt er in die Leitbahnen am Rücken ein, dann sind auch Massage und Druckanwendung wirkungslos. Greift er entlang dem Chong/Durchdringungsgefäß, einer der acht Sonderleitbahnen, an, ruft er Schmerzen im Bauch hervor, die in darüberliegende Bereiche und in die Arme ausstrahlen, und zwar deswegen, weil das Durchdringungsgefäß im Punkt *Guanyuan* (KG 4) im Bauch beginnt und von dort aufsteigt. In diesem Fall ist der Blutstrom im Durchdringungsgefäß gestaut und verursacht einen bis in die Arme ausstrahlenden Schmerz.

Greift die Kälte die Leitbahnen am Rücken an, verursacht sie eine Stagnation des Blutes, die sich als Blutarmut manifestiert. Die Schmerzen sind dann ein Resultat dieser Blutarmut. Der mittlere Rückenbereich steht in Beziehung zum Oberbauch. In diesem Fall kann sich ein Schmerz zwischen diesen beiden Bereichen entwickeln.

Dringt Kälte in die Jueyin- oder Leber-Leitbahn ein, treten durch Kontraktionen bedingte Schmerzen in den Seiten und im Unterbauch auf. Da diese Leitbahn aber auch durch die Geschlechtsorgane und die Innenseiten der Oberschenkel verläuft, kann es auch hier zu Schmerzen kommen.

Bleibt die Kälte im Bereich zwischen Bauchfell und Dünndarm, kommt es zu einem Stau des Blutes in den Nebenleitbahnen, wodurch das Blut nicht in der Lage ist, in die großen Leitbahnen zu fließen. So akkumuliert es sich und bildet eine ‹Kugel›.

Dringt die Kälte in die fünf Zang-Organe ein, verursacht sie einen Stau des Qi-Flusses in den fünf Zang-Organen, wodurch die Kommunikation zwischen den Zang-Organen blockiert oder sogar völlig unterbrochen ist. Das Yin-Qi in den einzelnen Organen erstarrt und erschöpft sich, da es aufgrund des fehlenden Flusses nicht genährt wird. Da auch das Yang-Qi nicht in die Organe eindringen kann, trennen sich Yin und Yang. Wenn es so weit kommt, ruft der Schmerz Bewußtlosigkeit hervor. Sobald das Yang-Qi wieder durchbricht, in die Organe gelangt und sich dabei wieder mit dem Yin-Qi verbindet, erwacht der Patient aus der Bewußtlosigkeit.

Greift die Kälte den Magen an, rebelliert das Magen-Qi empor und ruft Erbrechen und Schmerzen hervor. Attackiert die Kälte den Dünndarm, kann sich dessen Qi nicht richtig zusammenziehen; das darauffolgende Loslassen führt zu Durchfall. Kann sich pathogene Hitze aufgrund eines Staus im Dünndarm anhäufen, stellen sich ebenfalls Schmerzen ein. Außerdem kommen Fieber, Durst, ein unstillbarer Appetit sowie trockener, harter Stuhl und Verstopfung hinzu.»

Huangdi sagte: «Diese Differenzierung kann durch Befragen des Patienten erfolgen. Aber wie unterscheidet man diese Arten von Schmerzen durch reines Beobachten?»

Qi Bo antwortete: «Die einzelnen Zang-Fu-Organe korrespondieren mit verschiedenen Regionen des Gesichts. Sobald man feststellen kann, welcher Teil des Gesichts eine Färbung aufweist und welcher nicht, weiß man, welches Organ betroffen ist. Eine Gelbfärbung der Lederhaut des Auges und rote Flecken auf der Stirn weisen zum Beispiel auf Hitze in Leber und Gallenblase hin; weiße Lippen sind ein Zeichen für Kälte in Magen und Milz; eine bläulich-grüne oder schwarze Verfärbung irgendeines Teils des Gesichts ist ein sicheres Zeichen für Schmerz und Stagnation.»

Huangdi sagte: «Und wie steht es mit der Methode des Fühlens?»

Qi Bo erwiderte: «Zuerst muß man feststellen, in welchem Bereich der Schmerz auftritt. Dann ertastet man den primären Puls. Dieser Puls gibt an, welche der drei Jiao oder ‹Höhlen› betroffen ist. Ist dieser Puls stark, voll und vibrierend, dann herrscht ein durch ein äußeres Pathogen verursachter Blutstau, also ein Überschuß- oder Yang-Zustand. Ist der Puls jedoch sinkend, besteht ein Qi- und Blutdefizit, also ein Yin-Zustand. All das kann durch Fühlen herausgefunden werden.»

Huangdi sagte: «Mir ist klar, daß viele Krankheiten durch eine Disharmonie des Qi bedingt sind. Oft kommt auch eine emotionale Disharmonie dazu. Ist ein Mensch zum Beispiel zornig, steigt das Qi empor; empfindet ein Mensch große Freude, zerstreut sich das Qi; Traurigkeit schwächt das Qi; bei Angst sinkt das Qi nach unten; bei Frösteln zieht sich das Qi zusammen; ist einem heiß, entweicht das Qi. Bei Furcht zerstreut sich das Qi und wird chaotisch; bei Überbelastung erschöpft es sich; Grübeln und Nachdenken lassen das Qi steckenbleiben. Zu welchen Krankheiten führen diese neun Arten von Disharmonien?»

Qi Bo antwortete: «Zorn kann in schweren Fällen blutiges

Erbrechen und Durchfall hervorrufen. Bei Freude fließt das Qi ganz frei und zerstreut sich, wodurch Yingqi und Weiqi, also Nähr- und Abwehr-Qi, alles durchströmen können. Aufgrund von Kummer und Traurigkeit dehnt sich die Lunge übermäßig aus und drückt nach oben; das ruft einen Stau im oberen Jiao, in der oberen Höhle, hervor. In diesem Fall können Yingqi und Weiqi nicht frei fließen. Dadurch entsteht Hitze, die in der Brust zurückgehalten wird. Diese Hitze verbraucht nach und nach Flüssigkeit, was Durst, gesteigerten Appetit und Müdigkeit hervorruft. Bei Angst steigt das Qi in den Leitbahnen hinab und führt zu einem Stau im unteren Jiao. Durch Kühle zieht sich das Qi zusammen, wodurch Nähr- und Abwehr-Qi zurückgehalten werden. Hitze läßt alles schneller fließen und öffnet die Poren, durch die Nähr- und Abwehr-Qi gemeinsam mit dem Schweiß entweichen können. Bei Furcht und Erschrecken hat Shen keine Behausung, das Qi ist chaotisch und verwirrt. Überarbeitung führt zu Kurzatmigkeit, Schwäche und Schwitzen und damit zu Erschöpfung. Grübelt man über viele verschiedene Dinge nach oder muß man immer an ein und dieselbe Sache denken, wird zuviel Qi in den Geist geleitet, wodurch das Qi sich nicht in die anderen Teile des Körpers zerstreuen kann. Dies resultiert dann in einem Stau des Qi.»

40 Die verschiedenen Erkrankungen des Bauches

Huangdi sagte: «Es gibt eine Art von Fülle im Bauch, bei der der Patient am Morgen Nahrung zu sich nimmt, am Abend jedoch unfähig ist, etwas zu essen. Könnt Ihr diese Krankheit und ihre Behandlung erläutern?»

Qi Bo erwiderte: «Dieser Zustand heißt *Guzhang* oder Tympanitis und ist eine Ansammlung von Gasen im Bauch, die auf Parasitenbefall zurückzuführen ist. Man sollte einen starken Kräuterwein verabreichen, der bei einmaliger Gabe Erleichterung verschafft und bei einer zweiten den Patienten völlig wiederherstellt.»

Huangdi sagte: «Diese Krankheit neigt aber dazu, wiederzukehren. Warum?»

Qi Bo antwortete: «Weil der Patient nicht auf seine Ernährung achtet. Auch wenn die Behandlung erfolgreich abgeschlossen zu sein scheint, bleibt oft die Wurzel bestehen. Sobald man dann von der rechten Diät abkommt, kann der Krankheitsauslöser wiederkommen und sich von neuem im Bauch einnisten.»

Huangdi sagte: «Es gibt eine Form von Schwellung der Brust und der Seiten, die eine Interferenz mit dem Yin herbeiführt. Im akuten Zustand erbricht der Kranke Blut und klare Flüssigkeit, wenn er Fisch oder Fleisch riecht. Nach und nach stellt sich Kälte in den Gliedern ein, Schwindel und Benommenheit kommen hinzu, und im Urin findet man Blutspuren. Was ist die Ursache dieser Krankheit?»

Qi Bo antwortete: «Dieser Zustand ist als *Kexu*, als ‹Verwelken› des Blutes, bekannt. Oft wurzelt er in einem massiven

Blutverlust in jungen Jahren. Außerdem kann er durch exzessiven Sex im Zustand der Trunkenheit verursacht werden, denn das erschöpft Jing, die Essenz, und schädigt die Leber. Frauen leiden in solchen Fällen oft an Amenorrhoe.»

Huangdi fragte weiter: «Wie behandelt man diese Krankheit? Wie wird der Kranke wieder vollkommen gesund?»

Qi Bo erwiderte: «Nehmt vier Zehntel *Qian** von *Haipiaoxiao* (Os Sepiellaeseu sepiae) und ein Zehntel Qian von *Qiancao* (Rx Rubia cordifolia), und vermischt sie. Rollt sie mit Spatzeneiern zu Pillen von der Größe einer Adzuki-Bohne. Vor jeder Mahlzeit, die eine Fischsuppe enthält, nehmt fünf Pillen. Das wird die geschädigte Leber wiederherstellen und die Därme offenhalten.»

Huangdi fragte: «Es gibt eine Krankheit, bei der ein Völle- und Härtegefühl im Unterbauch auftritt und bei der man die Größe der ‹Kugel› tatsächlich tasten kann. Was ist das für eine Krankheit? Spricht sie auf eine Behandlung an?»

Qi Bo antwortete: «Diese Krankheit heißt *Fuliang* oder versteckte Kugel. Dieser Zustand wird durch Eiter und Blut, die sich im Unterbauch, außerhalb von Eingeweiden und Magen, anhäufen, hervorgerufen. Dieser Zustand ist unheilbar. Seid beim Diagnostizieren sehr vorsichtig, damit Ihr nicht zu fest drückt, denn dies könnte die Kugeln zum Platzen bringen und den sofortigen Tod herbeiführen.»

Huangdi fragte: «Wie kommt es dazu?»

Qi Bo sagte: «Durch starken Druck können Blut und Eiter durch Harnröhre oder After ausgeschieden werden, aber der Inhalt kann auch hinauf zu Oberbauch und Zwerchfell gedrückt werden, wo sich dann ein Furunkel bildet. Kommt dies oberhalb des Nabels zu liegen, ist es tödlich; liegt es unterhalb des Nabels, ist die Prognose etwas besser. Aber in keinem Fall darf man zu großen Druck ausüben. Ich habe dies bei unseren Gesprächen über Akupunktur erklärt.»

Huangdi fragte: «Worum handelt es sich, wenn jemand

* Qian ist das Standardmaß in der chinesischen Pharmakologie; es entspricht 3,3 Gramm.

Schmerzen in den großen Gelenken und auch rund um den Nabel hat?»

Qi Bo erwiderte: «Auch dabei handelt es sich um Fuliang. Diese Form wird dadurch hervorgerufen, daß der Kranke während des Schlafs einem Wind-Angriff ausgesetzt war. Die Wind-Kälte dringt in den Dickdarm ein, wodurch sich dieser um den Nabel wickelt und unerträgliche Schmerzen hervorruft. In diesem Fall sollte man keine abführenden Kräuter verabreichen, sonst kommt es zu einer Blockade des Harns.»

Huangdi sagte: «Ihr habt früher erwähnt, daß man bei fiebrigen Erkrankungen oder bei diabetischer Erschöpfung auf fette, süße oder reichhaltige Speisen verzichten und der Arzt keine aromatischen Kräuter oder schweren Mineralien verschreiben sollte. Duftende Kräuter können manische Reaktionen hervorrufen und schwere Mineralien Epilepsie. Die an diesen Krankheiten leidenden Patienten sind oft sehr begütert. Ihr haltet sie dazu an, auf eine reichhaltige Ernährung zu verzichten, wogegen sie sich vielleicht sträuben. Ihr verwendet auch keine aromatischen oder mineralischen Kräuter. Was tut Ihr dann?»

Qi Bo antwortete: «Aromatische Kräuter hätten eine zu stark zerstreuende Wirkung, das Pathogen könnte in die Öffnungen vordringen. Schwere Mineralien sind zu stark, ihre Wirkung setzt sehr schnell ein, und sie haben eine herbe Qualität. Wenn der Patient nicht von Natur aus ruhig ist, sollte man sie nicht verschreiben.»

Huangdi fragte: «Könnt Ihr das genauer erklären?»

Qi Bo fuhr fort: «Hitzezustände sind an sich schon heftige Zustände. Verwendet man dann auch noch intensiv wirkende Kräuter, verletzt man das Milz-Qi. Die Milz korrespondiert mit der Erde und will nicht von Holz dominiert werden. Verabreicht man solche Kräuter an Jiayi-Tagen, verschlechtert sich der Zustand mit Sicherheit.»

Huangdi sagte: «Es gibt eine Krankheit, bei der es zu Schmerzen und Schwellungen im Halsbereich sowie zu Völlegefühl oder Blähungen kommt. Was ist der Grund dafür, und welche Behandlung ist angezeigt?»

Qi Bo erwiderte: «Dieser Zustand heißt *Jueni*, es ist ein extrem kalter, krankhafter Zustand. Setzt man hier Moxibustion ein, kann es zu Stimmverlust kommen. Akupunktiert man, kann der Patient manisch werden. Deswegen muß man warten, bis sich Yin und Yang vereinen und wieder ins Gleichgewicht kommen. Dann erst darf man mit der Behandlung beginnen.»

Huangdi fragte: «Warum?»

Qi Bo antwortete: «Diese Krankheit zeichnet sich durch einen übermäßigen Aufwärtsfluß des Yang aus, das sich dann im oberen Jiao staut. Moxa verschlimmert den Yang-Zustand, denn das Yang würde dadurch das Yin nur noch stärker dominieren. Durch Akupunktur wird dieses Yang-Qi nach außen gelenkt, was zu einer Störung von Shen führt. Deswegen muß man abwarten, bis sich Yang und Yin verbunden haben, denn dann sollte das Yang-Qi eigentlich absinken. Dann könnt Ihr mit der Behandlung beginnen.»

Huangdi fragte: «Wie wißt Ihr, ob eine Frau schwanger ist oder ob sie an einer Bauchkrankheit leidet?»

Qi Bo erwiderte: «Ihr müßt genau auf die Symptome achten. Der Körper scheint krank oder gestört zu sein, aber die Pulse sind nicht pathologisch.»

Huangdi sagte: «Es gibt eine Krankheit, die sich in Form von Fieber und Schmerzen manifestiert. Könnt Ihr dies erklären?»

Qi Bo antwortete: «Alle fiebrigen Erkrankungen sind *yang* und weisen Yang-Pulse auf. Ihr müßt die drei Yang-Leitbahnen des Körpers am *Renying* (M 9) untersuchen. Sind die Pulse an diesem Punkt zweimal so groß wie die Pulse an der Speichenschlagader, liegt ein Shaoyang-Zustand vor. Sind die Pulse am Renying dreimal so groß wie an der Speichenschlagader, dann liegt ein Taiyang-Zustand vor, ist er viermal so groß, dann handelt es sich um einen Yangming-Zustand. Wenn der Zustand in die Yin-Phase übergeht, sind auch Kopf und Bauch betroffen. Der Kranke leidet dann an Kopf- und Bauchschmerzen oder Blähungen.»

41 Akupunktur bei der Behandlung von Rückenschmerzen

Qi Bo sagte: «Bei Rückenschmerzen, die ihren Ursprung in der Fuß-Taiyang/Blasen-Leitbahn haben, strahlt der Schmerz vom Hals in die Wirbelsäule aus. Der Patient fühlt sich, als trage er eine schwere Last. Man sollte Weizhong (B 40) nadeln und bluten lassen. Im Frühling allerdings sollte kein Blut austreten.

Bei Rückenschmerzen, die von der Fuß-Shaoyang/Gallenblasen-Leitbahn ausgehen, ist es, als würde man mit einer Nadel gestochen. Der Patient hat Schwierigkeiten, sich zu bewegen, er kann den Rücken nicht beugen und den Kopf nicht drehen, um nach hinten zu schauen. In diesem Fall sollte man *Yanglingquan* (G 34) nadeln und etwas bluten lassen. Im Sommer jedoch darf kein Blut entweichen.

Bei Rückenschmerzen, die von der Fuß-Yangming/Magen-Leitbahn ausgehen, leidet der Patient an heftigen Schmerzen. Er kann den Kopf nicht drehen, um nach hinten zu blicken. Tut er es, dann wird ihm schwindlig und er sieht nur verschwommen. Außerdem tendiert er zu Traurigkeit. Der Arzt sollte dreimal *Zusanli* (M 36) nadeln, um den Energiefluß zwischen oberer und unterer Körperhälfte zu regulieren. Außer im Herbst sollte man bluten lassen.

Bei Rückenschmerzen, die ihren Ursprung in der Fuß-Shaoyin/Nieren-Leitbahn haben, strahlt der Schmerz in die Wirbelsäule aus. Der Arzt sollte *Fuliu* (N 7) am inneren Knöchel akupunktieren und bluten lassen. Im Frühling ist Blutenlassen allerdings nicht angezeigt. Blutet der Patient, ist der Zustand schwer zu kurieren.

Bei Rückenschmerzen, die ihren Ursprung in der Fuß-Jueyin/Leber-Leitbahn haben, ist der untere Rücken sehr steif, gespannt und ähnelt in seiner Gestalt einem Bogen, bevor er aufschnellt. Man sollte die Innenseite der Unterschenkel oberhalb des Knöchelgelenks beim Punkt *Ligou* (Le 5) abtasten, dort, wo weiche Knötchen oder kleine Klumpen zu tasten sind. An dieser Stelle sollte man nadeln. Neigt der Patient zu übermäßiger Gesprächigkeit oder Mattigkeit, dann sollte man dreimal nadeln.

Bei Rückenschmerzen, die ihren Ursprung in der Fuß-Taiyang/Blasen-Leitbahn haben, strahlt der Schmerz manchmal in die Schultern aus. Der Patient sieht nur verschwommen und näßt in der Nacht ein. Man sollte die dunkel gefärbte Vene unmittelbar neben Weizhong (B 40) an der Rückseite des Knies akupunktieren und solange bluten lassen, bis das dunkelrote Blut hellrot wird. Bei einem Schmerz, der von der Fuß-Taiyang-Leitbahn im unteren Rücken verursacht ist, hat der Patient das Gefühl, der untere Rücken sei gebrochen. Das führt zu Angst. In diesem Fall sollte man *Weiyang* (B 39) neben Weizhong (B 40) dort nadeln, wo sich die Nebenleitbahn wie ein Maiskorn anfühlt. Dabei wird sehr dunkles Blut ausströmen, das man stillen sollte, wenn es rot wird.

Bei einer Erkrankung des *Tongyinmai*, der Luo-Nebenleitbahn der Fuß-Shaoyang-Leitbahn, die Rückenschmerzen hervorruft, fühlt sich der Patient, als habe man ihn mit einem Hammer geschlagen. Dadurch schwellen die Sehnen und das weiche Gewebe plötzlich an. In diesem Fall ist eine dreimalige Nadelung des Fuß-Shaoyang beim Punkt *Yangfu* (G 38) angezeigt.

Rückenschmerzen, die auf eine Störung des *Yangweimai*, des Yang-Verbindungsgefäßes, zurückgehen, rufen ebenfalls plötzliche Schwellungen hervor. Wenn Punkte auf diesem Gefäß akupunktiert werden, ergibt sich eine Konvergenz mit der Fuß-Taiyang-Leitbahn im Unterschenkelbereich. Die Nadelung findet dann im *Chengshan*-Punkt (B 57) statt.

Bei einer Erkrankung des Dai/Gürtelgefäßes, die mit Rückenschmerzen einhergeht, kann der Patient den Rücken nicht beugen. Versucht er es, fällt er hin. Diese Krankheit kommt meist vom Heben schwerer Gegenstände, wodurch die horizontalen Nebenleitbahnen mit Blut verstopft werden. In diesen Fällen muß man Weiyang (B 39) und *Yinmen* (B 37) je zweimal nadeln und leicht bluten lassen.

Erkrankungen des Ren/Konzeptionsgefäßes, die Rückenschmerzen hervorrufen, gehen einher mit starkem Schwitzen. Hört das Schwitzen auf, verspürt der Patient großen Durst, nimmt er jedoch Flüssigkeit zu sich, fühlt er sich unwohl, sobald er rastet. In diesem Fall sollte man den *Chengjin*-Punkt (B 56) dreimal akupunktieren.

Krankheiten des Fuß-Taiyang, die Rückenschmerzen verursachen, manifestieren sich in plötzlichen Schwellungen und Entzündungen der Sehnen und Bänder. Dabei empfindet der Patient Kummer oder größte Angst. In einem solchen Fall müssen die konvergierenden Punkte des Fuß-Taiyang und des Fuß-Shaoyin im Punkt *Zhubin* (N 9) genadelt werden.

Bei Erkrankungen des Fuß-Shaoyin, die Rückenschmerzen verursachen, kommt es zu Schmerzen, die in den Brustbereich ausstrahlen, außerdem sieht der Patient nur verschwommen. In ernsten Fällen kann er sich nicht aufrichten, seine Zunge ist kontrahiert, und er hat Schwierigkeiten beim Sprechen. Hier sollte man *Jiaoxin* (N 8) nadeln, einen Punkt, der in Verbindung zum *Yinqiaomai*/Yin-Fersengefäß steht.

Rückenschmerzen, die von Erkrankungen des Luo der Fuß-Taiyin/Milz-Leitbahn herrühren, rufen Fieber hervor. In schweren Fällen deliriert der Patient oder ist zumindest reizbar. Manchmal kommt auch Bettnässen dazu. Der Kranke hat das Gefühl, man klopfe mit einem Stück Holz auf den Rücken unterhalb der Taille. Bei diesen Symptomen solltet Ihr den *Diji*-Punkt (MP 8) dreimal nadeln, er liegt in der inneren Kniegegend zwischen Knochen und Fleisch, dort, wo die Sehnen sichtbar sind.

Rückenschmerzen, die von Erkrankungen des Fuß-Shaoyang herrühren, können so heftig sein, daß sich beim Husten alle Sehnen des Körpers verkrampfen. Hier ist zweimalige Akupunktur des Yangfu-Punktes (G 38) angezeigt.

Strahlt der Rückenschmerz in Wirbelsäule und Hals aus, so daß der Patient an Steifheit, unscharfem Sehen und Benommenheit leidet, dann akupunktiert Weizhong (B 40) am Fuß-Taiyang, und laßt bluten. Geht der Schmerz mit Frösteln einher, nadelt Fuß-Taiyang und Fuß-Yangming. Geht der Schmerz mit Fieber einher, nadelt den Fuß-Jueyin. Kann der Patient nicht flach liegen, akupunktiert den Fuß-Shaoyang. Bei Fieber und Atemnot nadelt den Fuß-Shaoyin und laßt Weizhong (B 40) bluten. Leidet der Kranke, abgesehen vom Schmerz, auch an Frösteln in der oberen Körperhälfte und hat er einen steifen, schmerzenden Nacken und kann er den Kopf nicht drehen, dann solltet Ihr die Fuß-Yangming-Leitbahn akupunktieren. Bei Fieber in der oberen Körperhälfte nadelt den Fuß-Taiyin. Bei Fieber und Atemnot nadelt den Fuß-Shaoyin. Bei Verstopfung nadelt Punkte am Fuß-Shaoyin. Leidet der Patient an Blähungen des Bauches und Völlegefühl, nadelt den Fuß-Jueyin. Hat der Kranke das Gefühl, der Rücken sei gebrochen, und kann er weder flach liegen noch sich bewegen, akupunktiert den Fuß-Taiyang. Strahlt der Schmerz in die Wirbel aus, nadelt den Fuß-Shaoyin. Strahlt der Schmerz in den Unterbauch aus und kann der Kranke kaum auf dem Rücken liegen, dann akupunktiert die unteren *Baliao*-Punkte, das sind acht Punkte auf der Fuß-Taiyang/Blasen-Leitbahn im Kreuzbeinloch.

Behandelt Ihr Rückenschmerzen mittels Akupunktur, richtet sich die Anzahl der Behandlungen nach dem Mondkalender. Während der Phase des zunehmenden Mondes sollte die Behandlungsfrequenz steigen und in der Phase des abnehmenden Mondes abnehmen. Am vierten Tag nach Neumond akupunktiert viermal; am 15. Tag nadelt 15mal, am 16. Tag 14mal, am 20. Tag zehnmal. Geht nach dem Prinzip der gegenüberliegenden Seite vor, nadelt also bei Schmerzen auf der linken Körperseite die Punkte auf der rechten Seite und umgekehrt.

Folgt Ihr diesem Prinzip, stellt sich oft eine unmittelbare Linderung der Schmerzen ein.»

42 Die Pathologie des Windes

Huangdi sagte: «Greift Wind den Körper an, dann treten bei manchen Menschen Fieber und Frostgefühl auf, bei anderen wiederum nur Fieber oder nur Frostgefühl. In manchen Fällen geht dies mit *Lifeng*, mit Lepra, oder mit *Pianku*, einer halbseitigen Lähmung, einher. Bei anderen Patienten hingegen tritt eine Windkrankheit auf. Manchmal dringt der krank machende Faktor tief in das Innere des Körpers ein und schädigt die inneren Organe. Ich verstehe den Mechanismus dahinter nicht ganz.»

Qi Bo antwortete: «Wenn der Wind den Körper auf oberflächlicher Ebene an der Haut angreift und die Kommunikation der inneren mit den äußeren Kanälen unterbindet, wenn der Körper auf oberflächlichem Niveau nicht zerstreuend wirken kann oder der Wind Merkmale wie eine bestimmte Geschwindigkeit oder abrupte Veränderungen aufweist, dann kommt es zu Frösteln. Frösteln entsteht auch dann, wenn die Poren geöffnet bleiben. Sind die Poren jedoch verschlossen, wird man steif und fiebrig. Leidet der Patient an Kälte, hat er auch keinen Appetit; hat er Fieber, leidet er an einer Auszehrung der Muskeln.

Bewegt sich der Wind von der Yangming/Magen-Leitbahn in den Magen, so wandert er in der Folge entlang der Leitbahn weiter hinauf bis zu den Augen. Bei einer fettleibigen Person kann der Wind nicht entkommen und verweilt im Körper. Dadurch baut sich Hitze auf und ruft Fieber hervor, was zu einer Gelbfärbung der Augen führt. Bei einem mageren Patienten zerstreut sich das Yang-Qi im Äußeren. Das führt zu einem Gefühl der Kälte und zu ständigem Tränen der Augen.

Dringt der Wind über den Taiyang/Blasenkanal in den Körper ein und zerstreut er sich im Fleisch, kommt es zu einem Kampf mit dem Weiqi. Daraus resultiert eine Blockade in den Leitbahnen, die ihrerseits zu Muskelschwellungen, Beulen und Furunkeln führt. Dies ist eine Folge der Stagnation des Abwehr-Qi, die oft mit einem prickelnden oder tauben Gefühl einhergeht. Der Zustand des Lifeng tritt dann ein, wenn der Wind die Kanäle angreift und das Ying- oder nährende Qi aufheizt. Das nährende Qi verfällt dann, das Blut wird trübe, und überall verbreiten sich Giftstoffe. Das Septum entzündet sich, auf der Nasenschleimhaut bilden sich Geschwüre, und es kommt zu Hautverletzungen. Alle diese Symptome beginnen damit, daß der Wind in den Körper eindringt und in den Leitbahnen verweilt.

Die Jahreszeit des Frühlings und die Jiayi-Tage gehören zum Element Holz. Ist man sorglos, kann der Wind einen leicht angreifen; dann spricht man von Leber-Wind. Der Sommer und die Bingding-Tage zählen zum Element Feuer. Greift der Wind zu dieser Zeit an, spricht man von Herz-Wind. Der Spätsommer und die Wuji-Tage werden dem Element Erde zugerechnet; eine Wind-Attacke während dieser Zeit ist als Lungen-Wind bekannt. Der Herbst und die Gengxin-Tage entsprechen dem Element Metall; greift der Wind zu dieser Zeit an, so handelt es sich um Lungen-Wind. Der Winter und die Rengui-Tage zählen zum Element Wasser; greift der Wind zu dieser Zeit an, so spricht man von Lungen-Wind. Greift der Wind die Shu-Punkte der Zangfu, der Eingeweide, an und dringt er tief ins Körperinnere, dann spricht man von Zangfu-Wind. Da der Körper geschwächt ist, vermag der Wind ins Körperinnere einzudringen. Typischerweise ist eine Körperhälfte oder ein Punkt des Körpers geschwächt. Dann spricht man von *Pianfeng*, von einseitigem Wind.

Dringt der Wind bei einer Attacke durch den Fengfu-Punkt (LG 16) ein, dann folgt er der Leitbahn bis ins Gehirn. In diesem Fall spricht man von *Naofeng* oder Gehirn-Wind. Dringt der Wind durch die Augen in den Kopf ein, dann handelt es sich um *Mufeng*, Augen-Wind. Die Augen reagieren in so einem Fall überempfindlich auf Wind und Kälte. Dringt der Wind bei einem Menschen ein, der Alkohol zu sich genommen hat, dann wird er

Luofeng genannt. Schwitzt man während des Geschlechtsverkehrs und kommt es dann zu einem Wind-Angriff, so spricht man von *Neifeng. Toufeng* tritt dann auf, wenn der Wind nach dem Haarewaschen angreift. Verweilt der Wind auf der Ebene des Fleisches und dringt er dann in die Eingeweide ein und verursacht er Durchfall, sprechen wir von *Chongfeng*. Befindet sich der Wind zwischen Innen und Außen und tritt spontanes Schwitzen auf, so handelt es sich um *Xiefeng*.

Wie Ihr seht, verursacht der Wind eine ganze Reihe von Krankheiten. Ist er einmal in den Körper eingedrungen, entwickelt er eine Dynamik der ständigen Veränderung und ruft die verschiedensten pathologischen Erscheinungen hervor. Aber die Ursache ist immer ein und dieselbe: Krank machender Wind greift den Körper an.»

Huangdi fragte: «Könnt Ihr mir sagen, welche Symptome und Anzeichen mit den Winden der einzelnen Zang-Organe einhergehen? Wie unterscheiden sie sich, und was sind die Schlüssel zur Diagnose?»

Qi Bo antwortete: «Lungen-Wind verursacht oft eine Abneigung gegen Wind und wird von spontanem Schwitzen begleitet. Das Gesicht ist blaß, und es kann zu Husten und Kurzatmigkeit kommen. Während des Tages bessert sich der Zustand, in der Nacht verschlechtert er sich. Die Blässe zeigt sich vor allem oberhalb der Augenbrauen.

Herz-Wind manifestiert sich in Form einer Abneigung gegen Wind und in übermäßigem Schwitzen. Lippen und Zunge sind trocken und rissig. Die Körperflüssigkeiten sind erschöpft. Der Patient hat ein rotes Gesicht und wird leicht zornig. Bei heftigem Herz-Wind spricht der Patient nur undeutlich. Man sollte nach leuchtendroten Stellen im Mund oder auf den Lippen Ausschau halten.

Leber-Wind ruft reichliches Schwitzen und eine Abneigung gegen Wind hervor. Der Patient ist traurig und bekümmert, sein Gesicht ist leicht grünlich-blau, die Kehle trocken, der Kranke gerät leicht in Zorn. Unter Umständen besteht auch eine Abneigung gegenüber provokanten Menschen. Ein Anzeichen für Leber-Wind sind grünlich-blaue Verfärbungen unter den Augen.

Milz-Wind äußert sich in übermäßigem Schwitzen, einer Abneigung gegenüber Wind, Müdigkeit, Gliederschwere, einer dunkelgelben Gesichtsfarbe und Appetitmangel. Man sollte auf eine Gelbfärbung, vor allem der Nase, achten.

Nieren-Wind manifestiert sich als übermäßiges Schwitzen und als Abneigung gegenüber Wind. Das Gesicht weist eine gräuliche Färbung auf, die Augen sind geschwollen. Das Gesicht kann aber sogar eine Färbung wie Kohle haben. Der Patient leidet an Rükkenschmerzen und kann sich nicht aufrichten. Darüber hinaus kann es auch zu einer Blockade von Harnblase und Harnleiter kommen. Man sollte nach einer schwärzlichen Verfärbung im Gesicht oder Fleisch suchen.

Bei Magen-Wind kommt es zu übermäßigem Schwitzen in der Halsgegend, zu einer Abneigung gegen Wind, zu Appetitmangel und einer Stagnation in der Oberbauchgegend und im Zwerchfell sowie zu Blähungen. Nimmt der Patient kalte Nahrung zu sich, tritt Durchfall auf. Unter Umständen kommt es auch zu einer Auszehrung des Körpers, wobei der Bauch aber gebläht ist.

Bei Toufeng oder Kopf-Wind kommt es zu übermäßigem Schwitzen am Kopf und im Gesicht. Der Patient verspürt eine Abneigung gegen Zugluft. Vor einem Wetterumschwung leidet er an heftigen Kopfschmerzen und ist nicht in der Lage, das Haus zu verlassen. An windigen Tagen nimmt der Schmerz ab.

Bei Luofeng kommt es zu periodischem übermäßigem Schwitzen und zu einer Abneigung gegen Zugluft. Das Schwitzen tritt vor allem nach dem Essen auf. Bei starkem Luofeng ist der Patient immer schweißgebadet. Er hat einen trockenen Mund und leidet an einem Mangel an Ausdauer.

Bei Xiefeng kommt es zu übermäßigem Schwitzen, der Mund ist trocken, die Haut feucht. Dem Patienten fehlt es an Kraft, er fröstelt, und der ganze Körper schmerzt.»

Huangdi antwortete: «Ich danke Euch für diese Unterweisung.»

43 Das Bi-Syndrom

Huangdi fragte: «Wie kommt es zu *Bi*, zu einem schmerzhaften Obstruktionssyndrom, das sich in Gelenkschmerzen äußert?»

Qi Bo antwortete: «Eine Kombination dreier krankheitsauslösender Faktoren – Wind, Kälte und Feuchtigkeit – dringt in den Körper ein und führt zu einer Obstruktion und damit zu Bi. Dominiert der Wind, sprechen wir von *Xingbi*, von bewegendem Bi; dominiert die Kälte, sprechen wir von *Tongbi*, von schmerzhaftem Bi; dominiert die Feuchtigkeit, dann handelt es sich um *Zhubi* oder hartnäckiges Bi.»

Huangdi fragte: «Wie unterscheiden sich die fünf Typen des Bi-Zustandes voneinander?»

Qi Bo erwiderte: «Um die verschiedenen Typen zu unterscheiden, müssen wir in erster Linie feststellen, welche Körperstellen betroffen sind. Im Winter sprechen wir von *Gubi*; Gu bedeutet Knochen. Im Frühling sprechen wir von *Jinbi*; Jin sind die Sehnen. Im Sommer heißt es *Maibi*; Mai sind die Pulse oder Leitbahnen. Im Spätsommer sprechen wir von *Jibi*; Ji ist das Fleisch. Im Herbst nennen wir es *Pibi*; Pi ist die Haut.»

Huangdi sagte: «Ich habe gehört, daß beim Bi-Syndrom das Pathogen die inneren Organe attackiert und dann dort stagniert. Wie kommt es dazu?»

Qi Bo erwiderte: «Die fünf Zang-Organe sind äußerlich mit ihren jeweiligen Leitbahnen verbunden. Wenn sich der krankheitsauslösende Faktor an der Oberfläche aufhält, sinkt er langsam in die inneren Organe ein. Dringt das Pathogen bei anhaltendem Gubi weiter in den Körper des Patienten ein, dann befällt es die Niere. Bei anhaltendem Jinbi attackiert es schließlich die Leber. Bei anhaltendem Maibi greift es das Herz an. Bei anhaltendem Jibi greift es die Milz an. Bei anhaltendem Pibi greift es die Lunge an. Die einzelnen Bi-Zustände kommen also zu unterschiedlichen Jahreszeiten zum Tragen und befallen unterschiedliche Körperteile und unterschiedliche Organe.

Je nachdem, welches Organ befallen ist, manifestiert sich ein spezieller Zustand. Lungen-Bi zum Beispiel geht einher mit Rastlosigkeit, Reizbarkeit und einem Völlegefühl im Brustkorb. Dazu kommen Atemnot und Erbrechen. Herz-Bi wiederum äußert sich als Undurchlässigkeit der Blutgefäße, Reizbarkeit, einem Pulsieren in der Oberbauchgegend, Atemnot, Trockenheit der Kehle, Seufzen und Angst. Leber-Bi manifestiert sich in Angst während des Schlafes, plötzlichem Aufschrecken aus dem Schlaf, gesteigertem Durstgefühl, häufigem Urinieren sowie in Schmerzen, die von den Rippen bis in den Unterbauch ausstrahlen. Der Bauch schwillt dabei an, als wäre man schwanger. Nieren-Bi zeigt sich in einem aufgeblähten Bauch und schwachen Knochen. Der Patient kann nur unter großen Mühen oder überhaupt nicht gehen. Sein Körper ist gekrümmt, er kann ihn nicht aufrichten, so daß die Wirbelsäule sogar höher liegt als der Kopf. Milz-Bi äußert sich als Müdigkeit und Schwäche in den Gliedmaßen, als Husten, Erbrechen einer klaren Flüssigkeit und als Blockade oberhalb des Zwerchfells. Bi der Eingeweide, *Chongbi*, zeigt sich in gesteigertem Durstgefühl, Schwierigkeiten beim Harnlassen und Magengeräuschen. Das Yang-Qi des Magens und der Eingeweide kämpft mit dem krank machenden Qi, und es kommt zu Durchfall mit unverdauten Speiseresten. Blasen-Bi äußert sich in einem weichen Unterbauch und einem Brennen beim Harnlassen; es ist, als sei die Blase mit heißer Suppe gefüllt. Außerdem sondert die Nase eine klare Flüssigkeit ab.

Wenn alles seine Ordnung hat, dann werden die Geister der fünf Zang-Organe angemessen genährt und gepflegt. Besteht jedoch eine Unordnung, zerstreuen sich die Geister oder gehen verloren. Überißt man sich, werden Magen und Eingeweide geschädigt. Geht die Atmung schnell und mühsam, ist das Pathogen bereits eingedrungen und hat ein Lungen-Bi hervorgerufen.

Macht man sich übermäßige Sorgen, dann hat das Pathogen das Herz angegriffen und dort Bi hervorgerufen. Bettnässen ist eine Folge von Nieren-Bi. Extreme Erschöpfung deutet auf Leber-Bi hin. Eine Auszehrung des Fleisches wird von Milz-Bi hervorgerufen. Diese verschiedenen Arten von Bi sind schwer zu heilen, denn sie neigen dazu, chronisch zu werden. Oft beginnen sie im Äußeren, bevor sie ins Innere weiterwandern. Jene Bi-Zustände, die in erster Linie von Wind hervorgerufen werden, sind leichter zu heilen.

Huangdi sagte: «Manche Menschen, die von Bi betroffen sind, leiden an chronischen Schmerzen. Manche können schnell geheilt werden, andere hingegen erkranken schwer und sterben sogar. Wie lassen sich derart große Unterschiede erklären?»

Qi Bo antwortete: «Wenn Bi bis in die Zang-Organe vorgedrungen ist, stirbt der Patient. Wenn Bi aber in den Knochen und Sehnen weilt, verharrt es dort für sehr lange Zeit. Bleibt Bi aber in Haut und Muskeln, ist es leicht zu heilen.»

Huangdi fragte: «Was geschieht, wenn Bi die sechs Fu-Organe befällt?»

Qi Bo erwiderte: «Daß Bi die sechs Fu befällt, hat normalerweise mit der Ernährung zu tun, kann aber auch auf einen äußeren Angriff zurückzuführen sein. Außerdem stehen alle sechs Fu mit den ihnen entsprechenden Shu-Punkten in Beziehung, durch die Wind, Kälte oder Feuchtigkeit eindringen und Verdauungsprobleme hervorrufen können. Dieses Eindringen von außen kann auch durch dietätische Faktoren begünstigt werden.»

Huangdi fragte: «Wie setzt Ihr Akupunktur bei der Behandlung des Bi-Syndroms ein?»

Qi Bo antwortete: «Was die fünf Zang betrifft, so akupunktiert die Shu-Punkte. Bei den sechs Fu akupunktiert die He-Punkte. Folgt den betroffenen Leitbahnen, und behandelt die ihnen entsprechenden Punkte.»

Huangdi fragte: «Kann eine Stagnation von Yingqi und Weiqi ebenfalls Bi hervorrufen?»

Qi Bo erwiderte: «Ying ist die aus der Nahrung extrahierte Essenz. Die Aktivität der fünf Zang transportiert diese Essenz durch die sechs Fu und die Leitbahnen. Sie nährt die Zang und verbindet sich mit den Fu. Das Abwehr-Qi wird aus denselben Nahrungsstoffen erzeugt; dieses Qi weist jedoch eine Besonderheit auf: Es ist schnell und geschmeidig und kann nicht in den Blutgefäßen zirkulieren, sondern fließt zwischen Haut und Muskeln. Es wandert durch den Brustkorb und bleibt außerhalb der Leitbahnen und Gefäße.

Wenn Ying und Wei in Unordnung geraten, leidet man an Ungleichgewicht und Krankheit. Die Krankheit kann dadurch geheilt werden, daß man den ordentlichen Fluß von Ying und Wei wiederherstellt. Verbinden sich nährendes und Abwehr-Qi nicht mit Wind, Feuchtigkeit oder Kälte, kann sich auch kein Bi-Syndrom herausbilden.»

Huangdi fragte: «Manche Bi-Zustände sind schmerzvoll, andere wiederum nicht. Manche führen zu einem tauben Gefühl, zu Frösteln, Fieber, trockener oder feuchtkalter Haut. Warum?»

Qi Bo erwiderte: «Wenn Schmerzen auftreten, dominiert die Kälte. Kommt es statt zu Schmerzen zu einem Taubheitsgefühl, ist der Zustand chronisch geworden; das Pathogen ist dann so weit eingedrungen, daß der Fluß von Ying und Wei gehemmt ist und die Leitbahnen leer sind. Die Haut wird gefühllos, weil sie nicht genügend genährt und geschützt ist. Dominiert Trockenheit, dann sind nährendes und Abwehr-Qi blockiert und können die Haut nicht nähren. Bei Frösteln besteht ein Mangel an Yang-Qi und ein Überschuß an Yin-Qi. Bei Fieber herrscht ein Übermaß an Yang und ein Mangel an Yin. Dominiert die Feuchtigkeit, dann fühlt sich der Patient klamm oder feucht.»

Huangdi fragte: «Was geschieht bei einem nicht schmerzhaften Bi-Zustand?»

Qi Bo antwortete: «Wenn Bi die Knochen befallen hat, fühlt sich der Körper schwer an. Wenn Bi die Blutgefäße befallen hat, kann das Blut nicht ordentlich fließen. Wenn Bi die Sehnen befallen hat, hält sich der Patient gebeugt und kann sich nicht aufrichten. Wenn Bi die Haut befallen hat, stellt sich Frösteln ein. Bei allen diesen Zuständen leidet der Patient nicht unbedingt an Schmerzen. Allgemein gilt, daß durch Kälte hervorgerufene Bi-Zustände in akuten Schüben auftreten, während durch Hitze ausgelöste Bi-Zustände eine verminderte Intensität aufweisen.»

44 Wei-Zustände

Huangdi fragte: «Wie kommt es, daß eine Störung eines der fünf Zang-Organe einen *Wei*-Zustand, also einen allgemeinen Kräfteverfall und Muskelschwund, herbeiführen kann?»

Qi Bo antwortete: «Die Lunge regiert Haut und Körperbehaarung. Wird sie von einem Pathogen angegriffen, kommt es zu einer Erschöpfung der Körpersäfte, und die Lungenflügel verkümmern – das ist ein trockener Wei-Zustand. Haut und Körperbehaarung werden brüchig und spröde. Wenn die Hitze chronisch wird, kommt es zu einer Lähmung der Gliedmaßen.

Das Herz ist verantwortlich für den Blutfluß. Wird das Herz von Hitze in Mitleidenschaft gezogen, strömt das Blut aufwärts. Dadurch kommt es zu einem Überschuß in der oberen und zu einem Mangel in der unteren Körperhälfte. Der Mangel im unteren Bereich läßt die Gefäße hohl werden und führt zu einer schlechten Zirkulation in den Gelenken, die dann steif werden. Die Sehnen an den Füßen werden schlaff und locker, und der Patient ist nicht mehr in der Lage zu gehen.

Die Leber herrscht über die Sehnen und Bänder des Körpers. Greift Hitze die Leber an, dann fließt die Galle aufwärts und ruft einen bitteren Geschmack im Mund hervor. Die Sehnen vertrocknen, was zu Kontraktionen und Atrophie führt. Das ist der Wei-Zustand der Sehnen.

Die Milz ist verantwortlich für Fleisch und Muskeln. Greift Hitze die Milz an, dann äußert sich dies in Form von Durst, Mangel an Körpersäften sowie Taubheit der Muskeln und des Fleisches.

Die Niere steuert Knochen und Knochenmark. Wird die Niere durch Hitze beeinträchtigt, dann erschöpft sich Jing, die Essenz, und das Knochenmark schwindet. Dies führt zu trockenen Knochen und einer Schwäche der Wirbelsäule. Der Rücken wird so schwach, daß der Patient sich nicht mehr in einer aufrechten Position halten kann. Dabei handelt es sich um einen Wei-Zustand der Knochen.»

Huangdi fragte: «Wie kommt es überhaupt zu einem Wei-Zustand?»

Qi Bo antwortete: «Alles beginnt in der Lunge. Die Lunge ist das höchstgelegene Organ des Körpers und daher ein Verteilungszentrum. Sie steht in enger Beziehung zum Herzen. Eine Störung der Lunge führt zu einem Wei-Zustand in den Gliedmaßen, weil die Lunge nicht mehr in der Lage ist, Nährstoffe und Qi im Körper zu verteilen.

Übermäßige Traurigkeit schädigt den Herzbeutel, und Herz-Qi kann nicht mehr frei fließen. Dies resultiert in einer unsteten Bewegung des Yang-Qi und führt zum Austritt von Blut, das sich in der unteren Körperhöhle ansammelt. Blut im Urin ist die Folge.

Nach dem alten medizinischen Klassiker *Benbing* (‹Ursachen der Krankheiten›) kommt es zu einem Bi-Zustand der Muskeln, wenn die großen Meridiane leer sind, was letztendlich zu einer Atrophie der Meridiane selbst führt.

Wenn man sich in übermäßigen Grübeleien ergeht und sich frustriert fühlt, weil man seine Wünsche nicht verwirklichen kann, oder wenn man ein exzessives Sexualleben führt, dann resultiert dies beim Mann in einem Wei-Zustand des *Zongjin*, des reproduktiven Gewebes, also in Impotenz. Bei Frauen kommt es zu Logorrhoe. Gemäß dem *Xiajing* (‹Klassiker der Medizin›) wird dieser Lähmungszustand des Gewebes durch eine Leberstörung hervorgerufen, eine Folge übermäßiger sexueller Aktivität und einer Erschöpfung von Jing, der Essenz.

Ist man über lange Zeit dem Pathogen Feuchtigkeit ausgesetzt, werden Muskeln und Fleisch davon befallen. Dies führt zu Taubheitsgefühl und *Rouwei*, einem Wei-Zustand des Fleisches. Nach dem *Xiajing* ist dieser Zustand immer auf äußere Feuchtigkeit zurückzuführen.

Übermüdung aufgrund von Reisen durch heiße Gebiete führt zu Durst, zu einer exzessiven inneren Hitze. Diese Hitze kann das Wasserorgan, die Niere, in Mitleidenschaft ziehen. Die Niere kann dieses Feuer nicht ausbalancieren, und so trocknet Jing aus. Dann welken Knochen und Knochenmark, und sie können das Gewicht des Körpers nicht mehr länger tragen. Im *Xiajing* heißt es, daß *Guwei*, der Wei-Zustand der Knochen, auf übermäßige Hitze, die die Nieren angreift, zurückzuführen ist.»

Huangdi fragte: «Wie unterscheidet man die fünf Wei-Zustände?»

Qi Bo erwiderte: «Bei Hitze in der Lunge wird das Gesicht blaß, und die Körperhaare fallen aus. Greift die Hitze das Herz an, wird das Gesicht rot und man kann die Kapillargefäße erkennen. Greift die Hitze die Leber an, färbt sich das Gesicht grünlichblau, die Nägel trocknen aus und werden spröde. Greift die Hitze die Milz an, wird der Teint gelb und es kommt zu Muskelzukkungen. Greift die Hitze die Niere an, nimmt das Gesicht eine schwarze Färbung an und die Zähne altern vorzeitig.»

Huangdi sagte: «Nach Eurer Beschreibung der Wei-Zustände kann man die betroffenen Meridiane behandeln. Aber traditionelle medizinische Texte behaupten, daß die Behandlung von Wei-Zuständen in erster Linie an den Yangming-Kanälen ansetzen sollen. Wie erklärt Ihr dies?»

Qi Bo antwortete: «Yangming ist die Nahrungsquelle aller Zangfu-Organe. Nur hiermit können Sehnen, Knochen und Gelenke geschmiert werden. Das Chong/Durchdringungsgefäß gilt als das Reservoir der zwölf Hauptmeridiane und ist verantwortlich dafür, daß die Nährstoffe den ganzen Körper und alle Muskeln erreichen. In dieser Hinsicht arbeitet es mit dem Yangming zusammen. Vor allem der Yangming/Magen-Meridian erfüllt diese Funktion. An der Verteilung der Nährstoffe sind auch das Dai/Gürtel- und das Du/Lenkergefäß beteiligt. Herrscht nun ein Mangel im Yangming, werden die Sehnen schlaff. Dann kann das Gürtelgefäß nicht alle Systeme mit einbeziehen, was sich in einer Lähmung der Füße manifestiert.»

Huangdi sagte: «Wie behandelt man nun tatsächlich solche Wei-Zustände?»

Qi Bo erwiderte: «Man muß die Ying/Quellen-Punkte tonisieren und den Energiefluß in den Shu/Bach-Punkten fördern. Dadurch werden die Bereiche, in denen Mangel herrscht, gestärkt und Ordnung dort wiederhergestellt, wo Unordnung herrscht. Es ist nicht wichtig, ob es sich um Sehnen, Muskeln, Knochen, Gefäße oder Fleisch handelt, denn sie alle haben auch ihre jahreszeitlich bedingten Vorteile. Der Behandlungsplan muß diese Faktoren berücksichtigen, um Wei-Zustände bessern zu können.»

45 Jue-Zustände: Die Trennung von Yin und Yang

Huangdi fragte: «Bei Jue- oder Ohnmachtszuständen finden wir sowohl heiße als auch kalte Zustände. Wie kommt dies?»

Qi Bo antwortete: «Wenn das Yang-Qi nach unten kollabiert, spricht man von Kälte-Jue. Wenn das Yin-Qi erschöpft ist, spricht man von Hitze-Jue.»

Huangdi sagte: «Bei Hitze-Jue leidet der Patient an Fieber, das an der Fußsohle beginnt. Warum?»

Qi Bo erwiderte: «Die Yang-Leitbahnen beginnen an der Außenseite der fünf Zehen. Die Yin-Leitbahnen konvergieren an der Unterseite des Fußes. Im Fall von Hitze-Jue ist das Yin-Qi erschöpft, deswegen entströmt die dominierende Hitze an der Unterseite des Fußes.»

Huangdi fragte: «Bei Kälte-Jue tritt heftiges Frösteln auf, das an den fünf Zehen beginnt und aufwärts zum Knie steigt. Was ist der Grund dafür?»

Qi Bo antwortete: «Das Yin-Qi hat seinen Ursprung an der Innenseite der fünf Zehen. Bei Kälte-Jue kollabiert das Yang-Qi nach unten. Aufgrund des Yang-Defizits wird das Yin zum dominierenden Faktor und bewegt sich aufwärts zum Knie. Diese Art des Fortschreitens der Kälte ist nicht typisch für einen exogenen Kälteangriff, der sich abwärts bewegt. Kälte-Jue dagegen beginnt unten und bewegt sich aufwärts, es ist das Resultat eines internen Kollapses des Yang.»

Huangdi fragte: «Könntet Ihr bitte jene Mechanismen erklären, die die kalten Jue-Zustände bestimmen?»

Qi Bo antwortete: «Die Genitalien sind der Treffpunkt von

Milz- und Magen-Leitbahn. Im Sommer und Frühling dominiert das Yang-Qi, während das Yin-Qi sich zurückzieht. Im Herbst und im Winter verhält es sich genau umgekehrt. Man muß sich dieser natürlichen energetischen Veränderungen bewußt sein. Wenn man im Herbst und im Winter, also zu einer Zeit, in der sich das Yang-Qi zurückzieht, nicht sorgsam mit sich umgeht und die Essenz der Nieren erschöpft, wird sich ein Defizit an Nieren-Qi und an Yang einstellen. Das Resultat ist ein Yang-Mangel, aufgrund dessen übermäßiges Yin gemeinsam mit Kälte-Pathogenen aufwärts in den Rumpf steigen kann.

Das Qi der Zangfu-Organe und Leitbahnen stammt gänzlich aus Milz und Magen. Bei exzessivem, mißbräuchlichem und ausschweifendem Verhalten stellt sich Kälte im mittleren Jiao ein. Diese Kälte löscht das Feuer der Verdauung und stört den Transformations- und Transportprozeß. Dadurch kommt es zu einer weiteren Erschöpfung des Yang-Qi, wodurch das Yin die Oberhand gewinnt. Dann werden die Gliedmaßen sehr kalt.»

Huangdi fragte: «Könntet Ihr mir die Ursachen und die Wirkungsweise von Hitze-Jue erklären?»

Qi Bo erwiderte: «Wenn man Wein trinkt, gelangt er in den Magen. Er wandert nicht durch die Milz, um in die Kanäle einzutreten, sondern direkt durch den Magen in die Haupt- und Nebenleitbahnen der Haut. Deswegen geht nach Alkoholgenuß der Fluß des Blutes zu den Nebenleitbahnen in Fülle, während die tiefer liegenden Hauptleitbahnen leer sind. Die Milz sollte den Magen dabei unterstützen, die Körpersäfte, Jinye, zu transformieren und zu transportieren, aber aufgrund des Alkoholgenusses fehlt es dem Magen an Körpersäften. Deswegen kann die Milz ihrer Aufgabe nicht nachkommen. Dies führt zu einem Mangel an Yin-Qi, der es Yang-Pathogenen ermöglicht, einzudringen und eine Disharmonie im Magen hervorzurufen. Ein gestörter Magen erschöpft die Quelle der Nahrung. Dadurch können die Extremitäten nicht mehr mit Jing und Nahrung versorgt werden. Patienten, die derartige Symptome aufweisen, geben sich oft nach dem Essen übermäßigem Alkoholgenuß und Geschlechtsverkehr hin. Diese Kombination führt zu einer Erschöpfung des Yin-Qi, wodurch die Yang-Pathogene sich in der Milz sammeln können.

Wein und Speisen stagnieren im mittleren Jiao, und mit der Zeit entsteht daraus Hitze. Diese übermäßige Hitze im mittleren Jiao strömt durch den ganzen Körper aus. Dunkler Urin oder Blut im Urin sind eines der Symptome. Wein hat eine starke Yang-Energie, die die Niere schädigt und zu einem Yin-Mangel führt. Dadurch werden die Gliedmaßen fiebrig und heiß.»

Huangdi sagte: «Bei Jue-Zuständen treten bei manchen Patienten Schwellungen und Blähungen des Bauches auf. Andere hingegen sind einen ganzen Tag lang bewußtlos. Wie kommt es dazu?»

Qi Bo antwortete: «Wenn in der oberen Körperhälfte ein Überschuß an Yin-Qi besteht, dann herrscht ein Mangel in der unteren Körperhälfte. Dieser Mangel führt zu Schwellungen des Bauches. Wenn in der oberen Körperhälfte ein Überschuß an Yang-Qi herrscht und in der unteren ein Mangel, dann kann das aufwärts steigende Yang-Qi Ungleichgewicht und Chaos hervorrufen. Die obere Körperhälfte beherbergt den Geist, und diese Disharmonie kann den Verlust des Bewußtseins nach sich ziehen.»

Huangdi sagte: «Ich würde gerne wissen, wie sich der Jue-Zustand in den sechs Leitbahnen manifestiert.»

Qi Bo erwiderte: «Bei einem Jue-Zustand in der Taiyang-Leitbahn kann man eine Schwellung des Kopfes und ein Schweregefühl feststellen, außerdem ist der Patient unfähig zu gehen, er ist benommen und fällt in Ohnmacht. Ist die Yangming-Leitbahn betroffen, so kommt es zu Epilepsie, manischem Verhalten, Blähungen und Schwellungen des Bauches, Schlaflosigkeit, zu einem roten Gesicht, Fieber, Delirium und zusammenhanglosem Sprechen. Ist die Shaoyang-Leitbahn betroffen, kommt es zu plötzlicher Taubheit, einem Anschwellen der Wangen, Fieber, Schmerzen in den Seiten und Schwierigkeiten beim Bewegen der Beine. Bei einem Jue-Zustand im Taiyin kann man ein Völlegefühl und Blähungen des Bauches konstatieren, außerdem hat der Patient schweren oder unvollständigen Stuhlgang, er leidet an Appetitlosigkeit, Erbrechen nach dem Essen und Schlaflosigkeit. Ist der Shaoyin betroffen, diagnostiziert man Mundtrockenheit, dunklen rötlichen Urin, Bauchfülle und Schmerzen im Oberbauch oder am Herzen. Bei der Jueyin-Leitbahn kommt es zu

Schwellungen und Schmerzen im Unterbauch, zu Blähungen und Schwellungen des gesamten Bauchbereichs, zu schmerzhaften Störungen der Harnentleerung sowie Schwierigkeiten beim Stuhlgang. Außerdem nimmt der Patient mit Vorliebe eine eingerollte Haltung ein, die Genitalien ziehen sich zusammen und schrumpfen, und in den Schenkeln hat er ein fiebriges Gefühl. Bei Jue-Zuständen sollte man ganz allgemein das, was im Übermaß vorhanden ist, sedieren und das, woran Mangel herrscht, tonisieren, denn dieser Zustand resultiert aus einer Störung jedes einzelnen Meridians und wird von Störungen in anderen Leitbahnen nicht beeinflußt. Es gibt also keine Übertragung. Daher kann man die Shu-Punkte der betroffenen Leitbahn akupunktieren.

Bei einem Taiyin-Jue-Zustand kommt es zu Wadenkrämpfen und Schmerzen im Oberbauch, die bis in den Unterbauch ausstrahlen. In diesem Fall sollte man die Punkte der betroffenen Leitbahn behandeln. Bei einem Shaoyin-Jue-Zustand kann man ein Völlegefühl und Blähungen im Bauch, Erbrechen, Durchfall und wäßrigen Stuhl feststellen. Auch hier sollte man die Punkte auf der betroffenen Leitbahn behandeln. Bei einem Jueyin-Jue-Zustand kommt es zu Rückenschmerzen, Spasmen, Kontraktionen, Völlegefühl im Bauch, Schwierigkeiten beim Harnlassen und Delirium. Auch hier sollte die betroffene Leitbahn behandelt werden. Wenn jedoch Taiyin, Shaoyin und Jueyin gleichzeitig betroffen sind, kommt es zu einer Blockade der Stuhl- und Harnentleerung sowie zu Kälte in Händen und Füßen. In diesem Fall wird der Patient den dritten Tag nicht überleben.

Bei einem Taiyin-Jue-Zustand wird der Patient extrem steif und kalt; er erbricht Blut und leidet an Nasenbluten. Auch hier sollten die betroffenen Leitbahnen behandelt werden. Bei einem Shaoyang-Jue-Zustand tritt Steifheit in Sehnen und Gelenken auf, der Patient ist unfähig, sich in der Taillengegend zu drehen oder überhaupt zu bewegen, und sein Hals ist so steif, daß er den Kopf nicht wenden kann. Kommen Komplikationen wie Abszesse in den Eingeweiden oder eine Blinddarmentzündung hinzu, so ist der Zustand äußerst ernst und unheilbar. Leidet der Patient an heftigen Angstgefühlen, wird er plötzlich sterben. Bei einem

Yangming-Jue-Zustand kommt es zu Atembeschwerden, Husten, Fieber, Schüchternheit, Nasenbluten und Erbrechen von Blut.

Im Fall von Hand-Taiyin-Jue, wenn sich also Yin und Yang trennen, kommt es zu einer Fülle in Brustkorb und Bauch sowie zu Husten und Erbrechen von klarer Flüssigkeit. Behandelt in diesem Fall die entsprechende Leitbahn. Im Fall von Hand-Shaoyin-Jue wird man Schmerzen in der Brust feststellen, die bis in die Kehle ausstrahlen und von Fieber begleitet werden. Dabei handelt es sich um eine unheilbare Variante der Krankheit. Bei Hand-Taiyang-Jue leidet der Patient an Taubheit oder einer Verminderung des Hörvermögens, an Tränenfluß sowie an einer Steifheit von Hals und Rücken. Behandelt die betroffene Leitbahn. Tritt der Jue-Zustand sowohl im Hand-Yangming als auch im Hand-Shaoyang auf, dann kommt es zu einer Blockade der Kehle, zu Schwellungen und Halssteifheit. Behandelt auch hier die betroffenen Leitbahnen.»

46 Normaler und abnormaler Krankheitsverlauf

Huangdi fragte: «Welche Methode benutzt Ihr, um festzustellen, ob Patienten an Magengeschwüren leiden?»

Qi Bo antwortete: «Um das herauszufinden, müßt Ihr zuerst den Magenpuls tasten. Ein sinkender, dünner Puls zeigt an, daß das Magen-Qi aufwärts rebelliert. In diesem Fall ist der an der Halsschlagader getastete Puls in Fülle und läßt auf Hitze schließen. Da der Karotispuls dem Magen entspricht, wissen wir nun, daß die Hitze im Magen gefangen ist und sich nicht zerstreuen kann. Dies ist die Ursache für ein Geschwür.»

Huangdi sagte: «Danke für Eure Erklärung. Menschen leiden oft an Schlaflosigkeit. Könnt Ihr mir bitte sagen, warum?»

Qi Bo erwiderte: «Weil die Zang-Organe durch emotionale Belastung und Übermüdung in Mitleidenschaft gezogen wurden. Der Patient muß sich von dieser Erschöpfung erholen, denn nur so kann Shen, der Geist, angemessen genährt und bewahrt werden. Wenn dies gelingt, wird sich der Schlaf von selbst einstellen.»

Huangdi fragte: «Warum können manche Menschen nicht auf dem Rücken liegen?»

Qi Bo antwortete: «Die Lunge ist das höchstgelegene Organ des Rumpfes. Sie wirkt wie ein Schirm für die übrigen Organe. Ist sie mit pathogenem Qi gefüllt, dann dehnen sich Haupt- und Nebenleitbahnen aus. Dadurch kann man nicht mehr auf dem Rücken liegen. Dies wird im Klassiker *Qiheng yinyang* (‹Geheimnisse von Yin und Yang›) genauer erklärt.»

Huangdi meinte: «Manche Menschen erkranken, weil das Qi

rebelliert. Wenn ich einen Patienten untersuche, stelle ich fest, daß der Puls der rechten Hand tief und gespannt ist, während der der linken Hand oberflächlich und langsam ist. Wie finde ich heraus, wo die Hauptkrankheit lokalisiert ist?»

Qi Bo erwiderte: «Im Winter ist der rechte Puls von Natur aus tief und gespannt. Dies entspricht der Natur. Der oberflächliche, langsame linke Puls steht im Gegensatz zur Jahreszeit. Dies ist ein Hinweis darauf, daß die Niere erkrankt ist. Auch die Lunge ist betroffen. Deswegen treten Schmerzen im unteren Rücken auf.»

Huangdi fragte weiter: «Wie findet Ihr das heraus?»

Qi Bo sagte: «Die Fuß-Shaoyin-Leitbahn steht in Beziehung zu Niere und Lunge. Ist der Lungenpuls oberflächlich und langsam, zeigt dies, daß in der Niere ein Mangel herrscht und sie nicht imstande ist, den Lungenpuls zu unterstützen. Bei einer Nierenkrankheit leidet der Patient an Rückenschmerzen.»

Huangdi sagte: «Bei Patienten, die an Abszessen des Halses leiden, kann man Akupunktur, Moxibustion oder Aderlaß einsetzen. Könnt Ihr erläutern, welche Mechanismen in diesen Fällen wirksam werden?»

Qi Bo antwortete: «Bei diesem Krankheitsbild gibt es verschiedene Abstufungen des pathogenen Einflusses und verschiedene Ausprägungen. Sie alle sind auf eine Stagnation des Qi im Halsbereich zurückzuführen, und Akupunktur dient dazu, diese Blockade aufzulösen. Wird der Abszeß durch eine Stagnation von Qi und Blut hervorgerufen, sollte man bluten lassen. Hier spricht man von ‹eine Krankheit, verschiedene Behandlungsmethoden›.»

Huangdi fragte: «Wie entstehen Zustände wie zum Beispiel Manie?»

Qi Bo sagte: «Eine Manie rührt daher, daß das Yang-Qi unvermittelt stimuliert wird und seine normale Richtung verläßt. Der Patient neigt zu Zornesausbrüchen, und man spricht von *Yangjue*, von chaotischem Yang.»

Huangdi fragte: «Wie diagnostiziert Ihr diese Krankheit?»

Qi Bo antwortete: «Bei gesunden Menschen ist der Yangming-Puls deutlich, während Taiyang- und Shaoyang-Puls weniger deutlich sind. Wenn diese Pulse erregt und sehr schnell werden, dann ist das ein Zeichen für Yangjue.»

Huangdi fragte: «Wie behandelt Ihr diese Krankheit?»

Qi Bo sagte: «Fasten kann diese Krankheit heilen. Wenn Speisen und Getränke in Magen und Eingeweide gelangen, kommt es durch den Transformations- und Absorptionsprozeß zu einer Zunahme des Yang-Qi. Beseitigt also die Ursache, und es wird sich Besserung einstellen. Anschließend verabreicht dem Patienten einen Tee aus Eisenspänen. Die Eisenspäne bewirken, daß das Qi absinkt und Knoten sich auflösen.»

Huangdi sagte: «Danke. Um welche Art von Krankheit handelt es sich, wenn man Fieber hat, müde und schweißgebadet ist, eine Aversion gegen Wind und Luftzug hat, der Atem kurz ist und schwer geht?»

Qi Bo erwiderte: «Das wird *Jiufeng*, trunkener Wind, genannt. Verabreicht Kräuter wie zum Beispiel *Zexie* (Alismatis) und *Baizhu* (Atractylodes), und zwar jeweils ein Qian, also 3,3 Gramm. Kombiniert sie mit einem Heilkraut namens *Luxiancao* (Herba pyrola), von dem Ihr ein halbes Qian nehmt, zerreibt alles zu einem Puder, und nehmt eine Prise vor jeder Mahlzeit.»

Nach dieser Abschweifung kehrte Qi Bo wieder zur Erörterung der Pulse zurück: «Manchmal ist der Puls auch in der Tiefe dünn und klein und fühlt sich wie eine Nadel an. Wenn sich der Puls auch nach einer Massage nicht zerstreut, spricht man von hartem Puls. Springt der Puls aus der Haut heraus, handelt es sich um einen großen Puls.»

Zum Schluß verwies Qi Bo auf die Klassiker: «Das *Shangjing* (‹Klassiker der Medizin›, Bd. 1) beschreibt die Aktivitäten der Menschen und ihre Beziehungen zur Natur. Das *Xiajing* (‹Klassiker der Medizin›, Bd. 2) behandelt Ätiologie und Pathologie. Das *Jingui* (‹Die Goldene Kammer›) bespricht Diagnose und Prognose von Krankheiten. Ein vierter Klassiker, das *Zedu* (‹Medizinische Bewertungen›) diskutiert die Pulsdiagnose. *Ze* bedeutet, den Puls zu tasten und zu erkennen, wo die Krankheit lokalisiert ist und wovon sie bestimmt wird. *Du* bedeutet, aus dem Puls Informationen herauszulesen und sie mit der Wirkung der vier Jahreszeiten in Beziehung zu setzen, um den Verlauf einer Krankheit zu bestimmen. Ein fünfter Klassiker, *Qiheng* (‹Außergewöhnliche Krankheiten›) behandelt außergewöhnliche und seltene Krankheiten. Krankheiten, die zum Tode führen und nicht von den vier Jahreszeiten beeinflußt werden, nennen wir außergewöhnlich. Krankheiten, die zum Tode führen, aber der Ordnung der vier Jahreszeiten folgen, werden als gewöhnlich betrachtet.»

47 Ungewöhnliche Krankheiten

Huangdi sagte: «Eine im neunten Monat schwangere Frau verliert die Stimme. Was ist der Grund dafür?»

Qi Bo antwortete: «Die Nebenleitbahnen der Gebärmutter werden vom Fötus eingeklemmt.»

Huangdi fragte: «Warum hat das solche Folgen?»

Qi Bo erwiderte: «Die Nebenleitbahnen der Gebärmutter stehen in Verbindung mit der Niere. Die Nieren-Leitbahn ist mit der Niere verbunden, führt von dort weiter aufwärts und endet an der Unterseite der Zunge. Wenn also diese Nebenleitbahnen blockiert sind, ist die Verbindung zur Zunge unterbrochen und somit das Sprechvermögen behindert.»

Huangdi fragte: «Wie behandelt man diesen Zustand?»

Qi Bo antwortete: «Eine Behandlung ist nicht notwendig. Nach der Geburt des Babys ist die Mutter wieder gesund. Im Klassiker der Akupunktur, *Cifa* (‹Akupunkturtechniken›), heißt es, daß Akupunktur bei einem gravierenden Mangel nicht angezeigt ist. Bei einem Übermaß hingegen, wenn also ein Fötus im Mutterleib heranwächst, muß man vorsichtig sein und Akupunktur nur sehr maßvoll einsetzen, um den Fötus nicht zu verletzen. Die Lösung in diesem Fall ist die Entbindung.»

Huangdi sagte: «Es gibt einen Zustand, bei dem man ein Gefühl der Fülle und Schwellung in Brustkorb und Rippen hat und rasch kurzatmig wird. Dieser Zustand kann zwei bis drei Tage andauern. Wie nennt man ihn?»

Qi Bo erwiderte: «Das ist *Xishi*, eine Stagnation des Atems, wobei jedoch keine Schwierigkeiten beim Essen oder Trinken auftreten. Man sollte aber weder Moxibustion noch Akupunktur einsetzen. Die einzige indizierte Behandlungsmethode ist Daoyin, denn dadurch kommt Bewegung in die Blockade. Anschließend können auch Heilkräuter verabreicht werden.»

Huangdi wollte wissen: «Es gibt auch einen Zustand, bei dem Hüften und Beine geschwollen sind und der Patient rund um den Nabel Schmerzen verspürt. Was ist das für ein Zustand?»

Qi Bo antwortete: «In diesem Fall spricht man von *Fuliang*, von einer versteckten ‹Kugel›. Das ist auf eine chronische Stagnation des Wind-Kälte-Pathogens im Körper zurückzuführen. Die krankheitsauslösende Kälte verweilt in den Eingeweiden unterhalb des Nabels und ruft Schmerzen rund um den Nabel hervor. In diesem Fall darf man nicht aufs Geratewohl massieren, weil dies das Urinieren behindern würde.»

Huangdi sagte: «Es gibt auch einen Zustand, bei dem der Chi-Puls des Patienten sich sehr schnell bewegt. Gleichzeitig besteht eine Kontraktion der Muskeln und Sehnen. Was ist das für eine Krankheit?»

Qi Bo erwiderte: «In diesem Fall spricht man von *Zhenjin* oder tendomuskulärer Störung. Dabei ist der Bauch extrem aufgebläht. Wenn die Haut fast schwarz oder aber weiß erscheint, ist die Prognose schlecht.»

Huangdi fragte weiter: «Worum handelt es sich, wenn ein Patient über nicht enden wollende Kopfschmerzen klagt?»

Qi Bo antwortete: «Normalerweise werden derartige Schmerzen durch einen Angriff eines starken Kälte-Pathogens ausgelöst. Die Kälte dringt tief ins Knochenmark ein. Da das Gehirn eine Verlängerung des Meers des Markes ist, wandert die Kälte durch das Mark und ruft Kopf- und Zahnschmerzen hervor. Man spricht in diesem Fall von *Jueni* oder extremer Kälte, einem krankhaften Zustand.»

Huangdi sagte: «Manche Menschen haben oft einen süßen Geschmack im Mund. Warum?»

Qi Bo sagte: «Dieser Zustand rührt daher, daß die Essenz der fünf Aromen nach oben drängt. Er heißt *Pidan* oder Verdauungshitze. Der Magen nimmt die Nahrung auf, und die Milz extrahiert die Essenz der Nahrung. Dann sollte die Milz die Essenz im ganzen Körper verteilen. In diesem speziellen Fall jedoch hält die Hitze die Essenz in der Milz zurück. Da zwischen Milz und Mund eine Verbindung besteht, dringt diese Essenz aufwärts. Dieser Zustand wird oft durch fetthaltige Ernährung hervorgerufen, die innere Hitze erzeugt. Auch zu süße Ernährung schwächt die Milz und führt zu Fülle in Brustkorb und Bauch. Dann spricht man von *Xiaoke*, von diabetischer Erschöpfung. In diesem Fall ist *Liancai* (Euphorbia) angezeigt.»

Huangdi fragte weiter: «Was ist der Grund für einen bitteren Geschmack im Mund, der gemildert wird, sobald man den Gallenblasen-Punkt *Yanglingquan* (G 34) akupunktiert?»

Qi Bo antwortete: «Dieser Zustand wird *Dandan* oder Gallenblasen-Hitze genannt. Der Patient ist meist sehr unentschlossen und grüblerisch veranlagt. Dies hemmt die Funktion der Gallenblase. Dadurch kann die Galle nicht normal verteilt werden, sondern strömt aufwärts und erzeugt diesen bitteren Geschmack. Bei der Behandlung sollte man den vorderen *Mu*/Alarm-Punkt und den hinteren Shu/Transportpunkt der Gallenblase akupunktieren. Diese Frage wird auch in dem alten Klassiker *Yinyang shierguan xianshi* (‹Das Zusammenspiel der zwölf Yin-Yang-Beamten›) erörtert.»

Huangdi fragte: «Wie nennt man eine Störung der Harnentleerung, die mit häufigem Wasserlassen, Fieber, einem Engegefühl oder einer Verengung der Kehle, mit einem schnellen, übermäßigen Karotispuls, einem Gefühl des Nach-oben-Schiebens des Zwerchfells und Atemnot einhergeht? Und wo ist dieser Überschuß-Zustand lokalisiert? Bei einer anderen Variante ist der Puls der Cun-Position am Handgelenk dünn, weist also auf einen Mangel-Zustand hin.»

Qi Bo erwiderte: «Die Zustände gehen von der Taiyin-Ebene aus. Da im Magen übermäßige, nach oben ausstrahlende Hitze vorhanden ist, bewegt sich dieser Zustand zur Lunge hin. In diesem Fall spricht man von einem unheilbaren Jue-Zustand.

Traditionellerweise wird dies als ‹Syndrom der fünf Überschüsse und zwei Unzulänglichkeiten› beschrieben. Die fünf Überschüsse sind die Symptome Fieber, Atemnot durch verengte Kehle, exzessiver Karotispuls, Zwerchfellobstruktion und Atemnot. Die zwei Unzulänglichkeiten sind häufiges Harnlassen und mangelhafter Puls. Man kann den krankheitsauslösenden Faktor nicht ableiten oder sedieren, weil dadurch der Körper geschwächt würde, aber man kann auch nicht tonisieren, weil dadurch das Pathogen vielleicht noch gestärkt würde.»

Huangdi fragte: «Manche Menschen leiden von Geburt an an Epilepsie. Wie kommt das?»

Qi Bo erwiderte: «Man spricht in diesem Zusammenhang von *Taibing*, von einer Krankheit des Fötus. Als sich der Fötus noch im Mutterleib befand, hatte die Mutter Angst oder einen Schock. Dadurch bewegte sich das Qi aufwärts statt abwärts. Die Essenz, Jing, koagulierte daraufhin und war nicht mehr in der Lage, sich zu verteilen. Dadurch wurde der Fötus nicht richtig mit Nährstoffen versorgt und kam bereits mit einem Fehler auf die Welt.»

Huangdi fragte: «Worum handelt es sich, wenn Gesicht und Augen eines Patienten geschwollen sind, sein Puls groß, aber gespannt ist, wenn er ausgezehrt ist und weder essen noch trinken will, aber keine Schmerzen empfindet?»

Qi Bo antwortete: «Das ist ein Nierenzustand, der als *Shenfeng*, als Nieren-Wind, bekannt ist. Wenn der Patient nicht mehr essen kann oder Angst und Schrecken empfindet, versagt das Herz-Qi, und der Tod wird eintreten.»

48 Außergewöhnliche Krankheiten

Qi Bo sagte: «Wenn der Puls von Leber, Niere und Lunge aufgrund einer Stagnation des pathogenen Qi voll und übermäßig ist, sollte man eigentlich schwere Schwellungen erwarten. Fühlt sich der Lungenpuls stagnierend und voll an, treten Symptome wie Atemnot und Rippendehnung auf. Ist der Leberpuls stagnierend und voll, so leidet der Patient an einer Distension in der Lebergegend, an Schlaflosigkeit, Angstgefühlen und hat Schwierigkeiten beim Urinieren. Ist der Nierenpuls stagnierend und voll, kommt es zu Schwellungen an den Füßen und im Unterbauch. Die Unterschenkel haben dann unterschiedliche Form und Größe, wobei die Schwellung sich bis zu den Oberschenkeln oder Hüften erstrecken und Schwierigkeiten beim Gehen verursachen kann. Daraus wiederum kann sich eine halbseitige Lähmung entwikkeln.

Ist der Herzpuls voll und groß und leidet der Patient an Fieber, dann wird der Arzt Krämpfe in den Sehnen, Zuckungen und Anfälle feststellen. Ist der Leberpuls klein und schnell, dann besteht eine Mangelkälte in der Leber. Auch in diesem Fall wird der Patient an Anfällen und Krämpfen leiden. Ist der Leberpuls jagend oder kann er nicht ertastet werden, weil er so schnell schlägt, dann kommt es zu einem plötzlichen Verlust der Stimme, vielleicht aufgrund eines Angsterlebnisses. In diesem Fall ist eine Behandlung nicht notwendig, der Patient wird ohne therapeutische Maßnahmen gesunden.

Ist der Puls von Niere, Leber und Herz fadenförmig, klein und schnell und kann ihn der Arzt nicht an der Oberfläche feststellen, dann weist dies auf einen Stau des Qi im Bauch hin. Tatsächlich handelt es sich wahrscheinlich um einen Tumor im Bauch. Ein tiefer Leber- und Nierenpuls ist ein Zeichen für Wasser im Bauch. Sind beide Pulse oberflächlich, handelt es sich um Wind-Wasser. Ist sowohl der Leber- als auch der Nierenpuls leer, steht der Tod bevor. Sind sie beide klein und drahtig, werden beim Patient hysterische Symptome und Angstattacken auftreten. Ist der Nieren- oder Leberpuls groß, schnell und tief, ist dies ein Hinweis auf eine Hernie. Ist der Herzpuls schnell und schlüpfrig, besteht eine Hernie des Herzens. Ist der Lungenpuls tief, dann ist das ein Anzeichen für eine Hernie der Lunge.

Sind die Pulse von Blase und Dünndarm extrem schnell, dann ist das Blut erstarrt und hat einen Tumor gebildet. Sind Milz- und Lungenpuls extrem schnell, ist es zu einer Anhäufung und Stagnation eines Kälte-Pathogens und damit zu einer Hernie gekommen. Sind Herz- und Nierenpuls extrem schnell, dann ist eine Ohnmacht wahrscheinlich. Sind Magen- und Dickdarmpuls groß und schnell, zeigt dies, daß der Patient einen Schock erlitten hat. Ist der Milzpuls tief und neigt er dazu, sich nach außen auszubeulen, dann leidet der Patient an einer Ruhrerkrankung, wird sich aber langsam erholen. Ist der Leberpuls klein und langsam, ist dies ebenfalls ein Zeichen für Ruhr. Dies ist relativ leicht zu behandeln. Ist der Nierenpuls bei einer Ruhrerkrankung klein und sinkend und findet man Blut im Stuhl, Hitze im Blut und Fieber, dann sind die Aussichten schlecht, während eine Ruhrerkrankung, bei der Blut im Stuhl auftritt und die von einer kombinierten Leber- und Herzstörung hervorgerufen wird, die Prognose im allgemeinen gut ist. Ist der Puls unter den gleichen Umständen klein, sinkend und rauh und hat der Patient Fieber, dann ist die Prognose äußerst ungünstig. Besteht das Fieber an sieben aufeinanderfolgenden Tagen, wird der Patient sterben. Ist der Magenpuls sinkend und rauh oder aber oberflächlich und groß, während der Herzpuls gleichzeitig klein, schnell und hart ist, so zeigt dies an, daß Qi und Blut stagnieren und das Zwerchfell nicht passieren können. Dies führt zu halbseitiger Lähmung, die bei einem Mann auf der linken, bei einer Frau auf der rechten Seite auftritt. Wenn das Sprechen nicht gestört ist, ist der Zustand heilbar, und die

Genesung wird nach ungefähr 30 Tagen eintreten. Ist bei einem Mann die linke und bei einer Frau die rechte Seite betroffen und leiden sie außerdem an Störungen beim Sprechen, wird eine Heilung erst nach drei Jahren erfolgen. Patienten, die jünger als 20 Jahre sind, werden innerhalb von drei Jahren sterben. Im Fall von Blutungen und Nasenbluten besteht Lebensgefahr, wenn der Puls groß ist und der Patient fiebert. Ist der Puls oberflächlich und hohl, dann besteht wahrscheinlich eine Blutung oder Blutverlust.

Bei plötzlicher Bewußtlosigkeit geht der Puls normalerweise sehr schnell. Vermutlich hat der Patient Schwierigkeiten beim Sprechen. Hat der Kranke eben erst einen Schrecken erlitten, scheint sich der Puls zu beschleunigen, aber nach drei Tagen wird er wieder zur normalen Frequenz zurückgefunden haben.

Kommt der Puls schnell und ist er oberflächlich, wie die Blasen im kochenden Wasser oder die Wellen eines Flusses, und schlägt er im Zuge eines vollen Atmens zehn- oder mehrmal, dann ist das ein Zeichen dafür, daß das Jingqi in den zwölf Meridianen fast erschöpft ist und der Tod nach 90 Tagen eintritt. Kommt ein Puls wie ein eben entzündetes Feuer, das heftig lodert und brennt, dann zeigt dies, daß das Jingqi des Herzens verlorengegangen ist. Der Patient wird gegen Ende des Herbstes, wenn das wilde Gras auf den Feldern verwelkt ist, sterben. Kommt der Puls wie Wind, der die Blätter aufwirbelt, so ist das Jingqi der Leber erschöpft. Wenn die Blätter im Herbst fallen, wird der Patient sterben. Ist der Puls wie ein Gast, der grundlos kommt und geht, oder fühlt sich der Puls wie erstarrt an oder ist er manchmal kaum wahrnehmbar und dann wieder erstaunlich stark, so ist das Jingqi der Nieren erschöpft. Ähnelt der Puls einer winzigen Murmel aus Ton, die rund, aber nicht ganz glatt ist, dann ist das ein Hinweis darauf, daß das Jingqi des Magens erschöpft ist und der Patient gegen Ende des Frühlings oder am Anfang des Sommers sterben wird, wenn die Rinde der Ulmen sich schält. Ist der Puls lang und hart, als würde ein Gegenstand über die Finger gespannt, dann ist das Jingqi der Gallenblase erschöpft, und der Patient wird zur Zeit der Herbsternte sterben.

Ein gespannter, drahtiger, fadenförmiger Puls ist ein Zeichen für eine Erschöpfung des Jingqi der Gebärmutter. Die Patientin redet unablässig und stirbt, wenn der erste Frost kommt. Ist die Patientin dagegen still, besteht noch Hoffnung. Fühlt sich der Puls wie verschüttete Farbe an und zerfließt er in alle Richtungen, dauert es noch 30 Tage, bis der Patient stirbt. Gleicht der Puls einem Brunnen, steigt er auf, ohne abzusinken, und fehlt ihm oberflächlich jede Stärke, dann ist das Jingqi des Taiyang erschöpft, was mit rasch eintretender Kurzatmigkeit und Atembeschwerden einhergeht. Der Patient wird sterben, wenn man im Frühling den ersten chinesischen Schnittlauch essen kann. Fühlt sich der Puls wie die alten Schlacken einer verlassenen Mine an, groß, aber leer und bei festem Druck nachgebend, dann ist das Jingqi der Muskeln erschöpft. Der Kranke hat einen aschfahlenen Teint. Das ist wie ein Damm, der bricht und die Wasser über die Ufer treten läßt. Im Frühling, wenn der wilde Wein zu wachsen beginnt und das Holz stark und die Erde schwach ist, wird der Patient sterben. Fühlt sich der Puls wie der Kehldeckel an, oben groß und unten klein, und ist er auf oberflächlichem Niveau groß, dann ist das Jingqi der zwölf Shu/Bach-Punkte erschöpft, und der Tod tritt mit dem ersten Frost ein.

Fühlt sich der Puls an wie eine offene Klinge, oberflächlich klein, schnell und hart, ist er jedoch bei festem Druck groß und stark, dann weist dies auf stagnierende Hitze in den fünf Zang-Organen hin. Kälte und Hitze haben gemeinsam die Niere angegriffen. Der Patient ist zwar imstande zu liegen, kann sich aber nicht aufsetzen. Am ersten Frühlingstag, wenn das Yang stark und das Yin schwach ist, stirbt er. Kommt der Puls wie eine Kugel an, schlüpfrig, klein und wurzellos, dann ist dies ein Anzeichen für eine Erschöpfung des Jingqi des Dickdarms. Der Patient wird bei Sommerbeginn, wenn die Jujube neue Blätter treibt, sterben, also zu einem Zeitpunkt, an dem das Feuer stark und das Metall schwach ist. Ist der Puls oberflächlich, leicht, weich und leer, wie eine Blume, fühlt sich der Patient beim Sitzen und Liegen unwohl. Er neigt außerdem dazu, überängstlich und mißtrauisch zu reagieren, er bewegt sich vorsichtig und horcht heimlich, was die anderen sagen. Das kommt daher, daß das Jingqi des Dünndarms erschöpft ist. Er wird ungefähr zur Herbstmitte sterben.»

49 Pathologie der Leitbahnen und deren Entsprechungen im energetischen Kalender

Qi Bo sagte: «Wenn während des ersten Monats des chinesischen Kalenderjahres das Yang-Qi sich zu regen beginnt, aber die kalte Energie des Yin noch vorherrscht und das Yang abhält, seinen normalen Verlauf zu nehmen, dann kommt es zu Symptomen entlang der Taiyang-Leitbahn – der ersten Yang-Leitbahn –, nämlich zu Schmerzen und Schwellungen im unteren Rücken und in den Oberschenkeln. Gemäß dem energetischen Kalender wird dieser Monat vom Symbol *Yin* (der dritte irdische Zweig) repräsentiert.

Tendiert ein Patient zu einem Yang-Mangel, wird er oder sie Schwierigkeiten beim Gehen haben, weil während des ersten Monats des chinesischen Jahres das Yang-Qi das kalte Qi von der gefrorenen Erde verdrängt. Der Mangel an Yang-Qi beeinträchtigt die Beweglichkeit der Beine; sie sind fast gelähmt. Der Kranke wird außerdem an Kopfschmerzen sowie an Steifheit und Schmerzen im Halsbereich, die bis in die Wirbelsäule ausstrahlen, leiden. Wenn das Yang-Qi darum kämpft, im Körper emporsteigen zu können, und dadurch eine Stagnation verursacht, leiden manche Patienten an Ohrensausen, weil nun das Yang-Qi lebendig wird, wie Vögel und Tiere, die aus dem Winterschlaf erwachen. Ist das Yang-Qi in diesem Stadium in Fülle, dann führt dies zu Verrücktsein. Das Yang läuft im Kopf zusammen, das Yin hingegen im Unterkörper. Yin und Yang trennen sich dann, was zu einem Überschuß in der oberen und einem Mangel in der unteren Körperhälfte führt. Rebelliert das Qi aufwärts und löst es Taubheit aus, so hat der Körper auf der Ebene des Qi seine regulierende Funktion verloren. Manche Patienten verlieren auch ihre Stimme, weil das Yang-Qi die Artikulation nicht mehr gewährleisten kann. Erschöpft man außerdem sein Jing durch übermäßige sexuelle Aktivität, dann tritt ein Jue-Zustand, eine Ohnmacht, auf, die zu Aphasie und einer Schwächung der Gliedmaßen führt. Das kommt daher, daß die Niere leer ist und die Shaoyin-Leitbahn das Qi nicht in den Gliedmaßen verteilen kann.

Die Symptome, die entlang der Shaoyang-Leitbahn auftreten, sind Schmerzen in der Brust- und Rippengegend, die durch krankheitsauslösende Faktoren hervorgerufen werden, vor allem durch solche, die in der Gallenblase ihren Ursprung haben. Dieser Zustand kann die Herz-Leitbahn in Mitleidenschaft ziehen und tritt vor allem im neunten Monat des chinesischen Jahres auf. Dann ist das Yang-Qi gerade im Begriff abzusteigen, während das Yin-Qi aufzusteigen beginnt. Solche Patienten können nicht auf der Seite liegen. Alles bereitet sich nun auf den Winterschlaf vor. Es ist eine Zeit, in der wir uns ruhig und passiv verhalten sollten. Manche Menschen sind jetzt in ihrer Beweglichkeit eingeschränkt. Da die Fülle in dieser Leitbahn zunimmt, hat man Schwierigkeiten, körperliche Aktivitäten durchzuführen. Zu dieser Zeit entspricht es der Natur der Vegetation zu welken, und so bewegt sich auch das Yang-Qi des Menschen von der Oberfläche weg ins Innere, während das Yin-Qi an Stärke gewinnt: Das Yang-Qi steigt ab, das Yin-Qi steigt auf. Beim Menschen ruft dies Krämpfe in den Füßen hervor.

Was die Pathologie der Yangming-Leitbahn betrifft, so kommt es zu Frösteln und Zittern. Die Yangming-Leitbahn entspricht dem fünften Monat des chinesischen Jahres und wird im energetischen Kalender durch das Symbol *Wu* repräsentiert. Zu diesem Zeitpunkt hat das Yang bereits seinen Höhepunkt erreicht, während das Yin sich gerade erst zu regen beginnt. Die Yangming-Leitbahn enthält jetzt reichlich Yang-Qi. Während das Yin-Qi aufsteigt, kommt es immer wieder zu Phasen, in denen man an Frösteln leidet. Deswegen entstehen Schwellungen an Beinen und Füßen und eine Schwäche in Hüften und Oberschenkeln. Asthma und Atemnot treten verstärkt auf, weil sich Wasseransammlungen bilden, denn das Wasser-Pathogen folgt dem Aufsteigen des Yin. Schmerzen im Brustkorb, Kurzatmigkeit und flaches Atmen sind die Folge. Dieser Zustand kann sich so weit verschlimmern, daß die Aussichten für den Kranken sehr schlecht sind. Der Patient zieht es vor, sich an einem ruhigen, stillen Platz aufzuhalten, er hat Angst vor anderen Menschen, er liebt das Dunkle, verspürt eine Abneigung gegen Lärm, vor allem gegen den Lärm aufeinanderschlagenden Holzes. Yin und Yang kämpfen miteinander; Wasser und Feuer mischen sich nicht. Dieses Ungleichgewicht ist von einem extremen Yin-Überschuß gekennzeichnet und weckt das Bedürfnis nach Stille und Dunkelheit und Abgeschiedenheit von der Welt. Patienten können aber auch die gegenteiligen Symptome aufweisen: Hysterie, lautes Schreien, Singen, und manchmal laufen sie nackt herum. In diesem Fall gewinnt das Yang-Qi den Kampf, wandert durch die Leitbahnen und führt zu Gemütsstörungen. Kopfschmerzen, Infektionen der Nebenhöhlen und Schwellungen des Bauches können sich einstellen, wenn das Pathogen in der Yangming-Leitbahn durch die Nebenleitbahnen wandert und in die Taiyin-Leitbahn eintritt.

Krankhafte Veränderungen des Taiyin äußern sich in einem Zustand, der mit Fülle im Bauch einhergeht und sich in starkem Aufgeblähtsein und Schwellung des Bauches manifestiert. Der Grund dafür liegt darin, daß der Taiyin als extremes Yin im Yin gilt. Er entspricht dem elften Monat eines chinesischen Jahres oder *Zi* im energetischen Kalender. Im elften Monat befinden sich die zehntausend Dinge des Universums im Winterschlaf oder sind gespeichert, und auch das Yang-Qi im menschlichen Körper hat sich tief ins Innere vergraben. Die Milz-Leitbahn tritt in die Bauchhöhle ein, und die Nebenleitbahn des Magens steht in Verbindung mit der Milz. Wenn sich also das Pathogen in diesen Leitbahnen befindet, treten Füllekrankheiten auf. Es gibt eine Auffassung, die besagt, daß ein Pathogen, das aufwärts, zum Herzen hin, rebelliert, sich als Bulimie, als Erbrechen nach dem Essen, manifestiert. Der Grund dafür liegt darin, daß das übermäßige Yin-Qi aufsteigt und sich sein Einfluß bis in die Magen-Leitbahn erstreckt. Da die Nebenleitbahn des Magens zum Herzen führt, attackiert dieses Yin-Qi das Herz, und es kommt zu

Rülpsen, Aufstoßen und Erbrechen nach dem Essen. Der Magen ist nicht in der Lage, überschüssige Nahrung zu verdauen, weswegen er auch das dominierende Yin nicht transportieren kann. Daraus resultiert ein Überfließen im oberen Bereich. Wenn nun die Zeit fortschreitet und der zwölfte Monat beginnt, erreicht das Yin seinen Höhepunkt, um dann wieder abzunehmen. Regt sich das Yang-Qi, unterstützt dies die Bewegung der Eingeweide, die sich öffnen und die Gase entweichen lassen. Auf diese Weise kann der Zustand der Fülle und Blähung geheilt werden.

Erkrankungen der Shaoyin-Leitbahn äußern sich in erster Linie in Rückenschmerzen. Dieses Symptom ist vor allem für die Nieren-Leitbahn charakteristisch. Rückenschmerzen, die aus einer Schwäche oder Erkrankung der Niere resultieren, rühren daher, daß das Yang-Qi im zehnten Monat unterworfen wird. Das Yang-Qi steigt ab und ruft Schmerzen im Rücken hervor. Außerdem kommt es zu Asthma und Husten, weil das Yin-Qi die untere Körperhälfte durchdringt und das Yang-Qi dadurch wie wurzellos aufwärts fließt. Rebelliert das Qi aufwärts, dann kommt es zu Husten, Übelkeit, Erbrechen, Atemnot und Asthma. Außerdem kann der Kranke an Angst, Rastlosigkeit sowie nervösen Spannungen, Benommenheit und unscharfer Sicht leiden. Das alles rührt daher, daß Yin und Yang sich in ihrem Wesen verändern; dieser Prozeß ähnelt einer Wachablösung. Es handelt sich um einen zentralen Punkt zwischen Leben und Sterben. Der erste Frost ist da, und die schwere, drückende Energie des Herbstes hat sich schon auf die Erde gesenkt. Alle Dinge in der Natur sind von dieser Unterdrückung des Qi betroffen; sie werden schwächer, verfallen und kehren zu ihren Wurzeln zurück. Im menschlichen Körper liefern sich das Qi von Yin und von Yang einen regelrechten Wettstreit. Wenn das Yang-Qi seine ersten Niederlagen erlebt, verspürt man Zorn, und das Sehvermögen wird beeinträchtigt. Verliert das Yang-Qi seine regulierende Wirkung, kann das Qi der Shaoyang-Leitbahn nicht ungehindert fließen und sich nicht im Körper verteilen. Dadurch kommt es zu einer Stagnation des Leber-Qi. Die Leber verliert dann die Kontrolle über die Emotionen, und Zorn gewinnt die Oberhand. Dieser Zustand wird *Jianjue* genannt, es ist ein wallender Zustand. Ein anderes Symptom kann sein, daß der Patient schreckliche Angstzustände erlebt, als würde er vor jemandem davonlaufen, der ihm nachstellt, denn das Yang-Qi hat sich noch nicht vollkommen erschöpft, sondern dringt tief ins Innere ein, wodurch es zu einem Kampf zwischen Yin und Yang kommt. Es ist, als habe man ein Verbrechen begangen und fürchte nun, gefaßt zu werden. Außerdem kann eine Abneigung gegen Gerüche auftreten, und zwar deswegen, weil die Verdauungsfunktion des Magens geschwächt ist. Man hat weniger Appetit und empfindet eine Aversion gegen den Geruch von Speisen. Das Gesicht kann dunkel, fast schmutzig sein. Das kommt daher, daß die unterdrückende Energie des Herbstes die Essenz der Organe zerstreut. Manche Patienten husten Blut, weil die Nebenleitbahnen der oberen Körperhälfte geschädigt sind. Das Blut füllt die Gefäße im Brustbereich; deswegen ist es auch möglich, daß Nasenbluten auftritt.

Was die Pathologie der Jueyin-Leitbahn betrifft, so führen bei Frauen Brüche zu beträchtlichen Schwellungen und Schmerzen im Unterbauch. Jueyin entspricht dem dritten Monat des chinesischen Jahres beziehungsweise *Chen* im energetischen Kalender. Es ist dies eine Zeit, in der das Yin-Qi abnimmt und das Yang-Qi zunimmt; man spricht von Yin im Yang. Das Yin-Pathogen erstarrt im Körper und führt zu Hernien oder Fülle und Blähungen im Bauch. Außerdem können Schmerzen im Rücken oder in der Wirbelsäule auftreten, die es einem unmöglich machen, auf dem Bauch zu liegen. Der Grund dafür liegt darin, daß in der Natur alles zu wachsen beginnt, sobald das Yang-Qi sich regt. Solange aber die Kälte noch nicht vollkommen geschwunden und der Boden noch gefroren ist, ist das Yang-Qi noch leicht gehemmt. Dann ist man unfähig, die Wirbelsäule zu beugen, und deswegen fällt es manchen Menschen auch schwer, auf dem Bauch zu liegen. Manche Patienten leiden an Schwellungen der Harnblase oder Harnröhre, was zu Störungen des Harnlassens führt, weil das Yin-Pathogen im Übermaß vorhanden ist und die Jueyin-Leitbahn blockiert. Außerdem kann man Trockenheit oder Brennen in der Kehle verspüren, weil Yin und Yang noch immer miteinander ringen, so daß Hitze oder Trockenheit bis in die Kehle steigen.»

50 Grundlagen der Akupunktur

Huangdi fragte: «Könntet Ihr mir bitte die wichtigsten Prinzipien der Akupunktur erklären?»

Qi Bo antwortete: «Bei Krankheiten muß man unterscheiden, ob sich das Pathogen innen oder außen befindet. Bei der Akupunktur unterscheidet man zwischen tiefer und seichter Nadelung. Befindet sich die Krankheit im *Biao*, also auf äußerlichem Niveau, sollte man die Nadel nicht zu tief einstechen; sitzt die Krankheit jedoch auf innerem Niveau, muß tiefer gestochen werden. Es muß der Ort, an dem die Krankheit angesiedelt ist, erreicht werden, aber man darf auch nicht zu tief stechen, denn sonst könnte man die fünf Zang-Organe verletzen. Sticht man zu wenig tief, kann man den Ort der Krankheit nicht erreichen, Qi und Blut können auseinandergerissen werden, und das Pathogen bekommt die Gelegenheit, tiefer einzudringen. Akupunktur, die sich nicht an diese Prinzipien hält, kann gefährlich oder schädigend sein.

Es heißt, daß eine Krankheit auf der Ebene des Haares, der Haut, der Muskeln, des Fleisches, der Leitbahnen, der Sehnen, der Knochen oder des Knochenmarks lokalisiert sein kann. Bei der Akupunkturbehandlung von Krankheiten auf der Ebene des Haares darf man die Ebene der Haut nicht verletzen, denn dies würde die Gesundheit der Lunge beeinträchtigen. Ist die Funktion der Lunge gestört, dann wird man im Herbst anfällig für malariaähnliche Krankheiten. Dies kann sich zu einer Angst vor Frösteln entwickeln. Liegt die Krankheit auf der Ebene der Haut, dann darf man die Ebene der Muskeln nicht schädigen, um die

Funktion der Milz nicht zu beeinflussen. Ist die Funktion der Milz beeinträchtigt, dann wird der Patient während der letzten 18 Tage jeder Jahreszeit an Völlegefühl, Blähungen und Appetitmangel leiden. Sticht man bei einer Krankheit auf Muskelebene zu tief, schädigt man die Ebene der Leitbahnen. In diesem Fall wird die Funktion des Herzens gestört, und Schmerzen sowie Angina werden im Sommer auftreten. Bei Krankheiten der Leitbahnen und Gefäße schädigt eine zu tiefe Nadelung die Ebene der Sehnen. Dadurch wird die Leberfunktion beeinträchtigt, und man leidet im Frühling an fiebrigen Erkrankungen oder an einer Schlaffheit der Bänder und Sehnen. Nadelt man bei Krankheiten der Sehnen zu tief, so schädigt dies die Knochen, was wiederum die Funktion der Niere beeinträchtigt. In diesem Fall treten im Winter Rückenschmerzen und Blähungen des Bauches auf. Bei Krankheiten der Knochen schließlich schädigt eine zu tiefe Nadelung das Knochenmark. Dann erschöpft sich das Mark langsam, und es kommt zu Empfindlichkeit, Müdigkeit und einer Schwäche der Extremitäten, die bis zur Behinderung führen kann.»

51 Über die Stechtiefe bei der Akupunktur

Huangdi fragte: «Könntet Ihr mir bitte mehr über die angemessene Stechtiefe bei der Akupunktur sagen?»

Qi Bo antwortete: «Wenn Ihr die Knochenebene nadelt, müßt Ihr darauf achten, nicht die Sehnenebene zu verletzen. Nadelt Ihr die Sehnenebene, dürft Ihr die Muskeln nicht verletzen. Nadelt Ihr die Muskeln, dürft Ihr die Leitbahnen und Gefäße nicht verletzen. Nadelt Ihr die Leitbahnen, dürft Ihr die Haut nicht verletzen. Nadelt Ihr die Haut, dürft Ihr das Fleisch oder die Muskeln nicht verletzen. Nadelt Ihr die Muskeln, dürft Ihr die Sehnen nicht verletzen. Nadelt Ihr die Sehnen, dürft Ihr die Knochen nicht verletzen.»

Huangdi sagte: «Ich glaube nicht, daß ich das wirklich verstanden habe.»

Qi Bo erklärte: «Was ist gemeint, wenn es heißt: Nadelt die Knochenebene, ohne die Sehnen zu verletzen? Wenn Ihr tief stecht, dann bleibt nicht auf der Ebene der Sehnen stehen, noch bevor Ihr die Ebene der Knochen erreicht habt. Führt die Nadel in einem Atemzug oder in einer Reihe von Atemzügen ein, je nach Eurer Methode. Aber entfernt die Nadel erst, wenn Ihr die entsprechende Tiefe erreicht habt. Stecht Ihr bis zu den Sehnen, so verletzt Ihr die Sehnen dann nicht, wenn Ihr die Nadel an ihnen vorbeiführt. Dieser Logik gehorcht jede spezifische Ebene. Die Nadel muß in die angemessene Tiefe geführt werden; erreicht sie diese nicht, treten unerwünschte Wirkungen auf.»

52 Akupunktur und ihre Kontraindikationen

Huangdi fragte: «Könnt Ihr mir erklären, welche Körperstellen nicht genadelt werden dürfen?»

Qi Bo erwiderte: «Jedes Organ hat eine verletzliche Stelle. Das muß man immer bedenken, und es ist deshalb mit äußerster Vorsicht vorzugehen. Das Leber-Qi steigt ganz natürlich entlang der linken Seite empor. Das Lungen-Qi steigt entlang der rechten Seite hinab. Das Herz reguliert das Yang-Qi, das auf der Oberfläche zirkuliert. Die Niere reguliert das Yin-Qi, das im Inneren zirkuliert. Die Milz transformiert und transportiert die aus der Nahrung extrahierte Essenz. Dieser Prozeß wiederum nährt die anderen Organe. Der Magen nimmt Nahrung auf und treibt die Verdauung voran. Oberhalb des Zwerchfells liegen die Organe, die das Leben aufrechterhalten: Herz und Lunge. Auf beiden Seiten des siebten Brustwirbels liegt das Perikard. Seid äußerst vorsichtig, wenn Ihr in der Nähe dieser kritischen Organe nadelt. Beachtet Ihr diese Kontraindikationen, werdet Ihr keine Störungen hervorrufen. Handelt Ihr ihnen zuwider, seht Ihr Euch drohender Gefahr gegenüber.

Was geschieht, wenn ein Arzt versehentlich das Herz akupunktiert? Der Patient stirbt innerhalb eines Tages unter Stöhnen und Aufstoßen. Sticht der Arzt die Leber, fällt der Patient ins Delirium, führt Selbstgespräche und stirbt innerhalb von fünf Tagen. Nadelt der Arzt die Niere, stirbt der Patient nach vielem Niesen innerhalb von sechs Tagen. Sticht der Arzt die Lunge, hustet und würgt der Patient und stirbt innerhalb von drei Tagen. Nadelt der Arzt die Milz, stirbt der Patient nach ständigem Schlucken innerhalb von zehn Tagen. Nadelt der Arzt die Gallenblase, erbricht der Patient und stirbt innerhalb von eineinhalb Tagen. Sticht der Arzt versehentlich die Hauptarterie an der Oberseite des Fußes, verblutet der Patient. Sticht der Arzt im Zuge einer Akupunkturbehandlung des Gesichts die Arterien nahe den Augen, kommt es zu Blindheit. Sticht der Arzt den *Naohu*-Punkt (LG 17) am Kopf zu tief, dann wird das Gehirn geschädigt, und der Tod tritt sofort ein. Werden der *Jinjin*- und der *Yuye*-Punkt (Extrapunkte) unter der Zunge zu tief gestochen, bluten sie ständig, was zu Aphasie führt. Nadelt der Arzt zufällig die Kapillaren des Fußes, kommt es zu Brennen und einer lokalen Schwellung. Sticht der Arzt den Weizhong-Punkt (B 40) zu tief, verletzt er die Arterie, und der Patient wird niederfallen und blaß werden. Nadelt der Arzt zufällig den *Qichong*-Punkt (M 30) und verletzt er dabei die Arterie, erstarrt das Blut im Inneren und ruft eine Schwellung hervor. Nadelt der Arzt zwischen den Wirbeln zu tief und verletzt er das Rückenmark, so leidet der Patient an Rückenschmerzen und verfällt in einen an Rachitis erinnernden Zustand oder entwickelt einen Buckel. Akupunktiert der Arzt die Brustwarze und schädigt er die Brust, schwillt die Brust an und eitert und verfault im Innern. Sticht der Arzt den Quepen-Punkt (M 12) zu tief, kollabiert die Lunge, und der Patient laboriert an Husten, Atemnot und Atembeschwerden. Akupunktiert man den *Yuji*-Punkt (Lu 10), kommt es zu einer lokalen Schwellung.

Betrunkene Patienten sollte man nicht akupunktieren, denn bei ihnen würde eine Akupunkturbehandlung Qi und Blut ins Chaos stürzen. Einen Patienten, der gerade erst sehr zornig und wütend war, sollte man ebenfalls nicht akupunktieren, weil dies das Qi rebellisch machen würde. Ist der Patient nach dem Essen zu müde oder ist er sehr hungrig und durstig, hat er einen Schock erlebt oder empfindet er große Angst, dann sollte man ebenfalls von einer Akupunkturbehandlung absehen.

Akupunktiert man die Punkte an der Innenseite der Oberschenkel und sticht man zufällig eine Arterie, dann wird der Patient verbluten. Akupunktiert man den *Shangguan*-Punkt (G 3) und verletzt man dabei ein Blutgefäß, so kann sich im Ohr ein Abszeß entwickeln und zu Taubheit führen.

Wenn beim Akupunktieren des Knies eine Flüssigkeit austritt, kann der Patient verkrüppelt werden. Verletzt der Arzt Blutgefäße, wenn er die Punkte an der Hand-Taiyin-Leitbahn nadelt, kann der Patient verbluten. Kommt es bei der Nadelung der Punkte an der Fuß-Shaoyin-Leitbahn zu Blutungen und zu einer Erschöpfung des Nieren-Qi, stellt sich Dysphasie ein. Werden beim Akupunktieren des Brustkorbs die Lungen verletzt, leidet der Patient an Asthma, Atemnot und Atembeschwerden. Außerdem wird der Körper in einer gebückten Haltung verharren. Sticht man am Ellbogen zu tief, erstarrt das Qi, was zu einer Unbeweglichkeit des Armes führt. Sticht man die Innenseiten der Oberschenkel zu tief, und zwar drei Cun unterhalb der Schambeinfuge, kommt es zu Inkontinenz. Akupunktiert man die Rippen zu tief, wird der Patient von Husten geplagt. Nadelt man den Unterbauch zu tief, verletzt man die Blase, so daß der Harn in die Bauchhöhle fließt. Sticht man am Unterschenkel zu tief, kommt es zu örtlichen Schwellungen. Sticht man rund um die Augen zu tief, kann die Verletzung der Leitbahnen zu ständigem Tränenfluß und unter Umständen sogar zum Erblinden führen. Sticht man ein Gelenk zu tief, entweicht Flüssigkeit, was eine Unbeweglichkeit und einen Funktionsverlust des Gelenkes zur Folge hat.»

53 Die Prinzipien des Tonisierens und Sedierens in der Akupunktur

Huangdi fragte: «Könnt Ihr mir die Bedeutung von Fülle und Leere erklären?»

Qi Bo antwortete: «Wenn Qi im Übermaß im Innern vorhanden ist, dann ist Qi auch im Äußeren im Übermaß vorhanden. Ist das Äußere leer, dann herrscht auch im Inneren Leere. Dies sind normale Muster. Wenn jedoch das Gegenteil zutrifft – wenn innen eine Leere oder ein Mangel besteht, im Äußeren jedoch eine Fülle zu bestehen scheint oder umgekehrt –, dann gilt das als ein Zeichen von Krankheit. Ein guter Appetit geht einher mit einem starken Qi; ein schlechter Appetit geht einher mit einem Mangel. Das Gegenteil davon wäre ein Mangel-Zustand, bei dem der Patient guten Appetit hat, und umgekehrt. Ist der Puls groß und voll, dann ist reichlich Blut vorhanden. Ist der Puls klein, hart und schwach, dann ist nicht genügend Blut vorhanden. Das sind normale Muster, gegenteilige Zustände sind ein Zeichen für Abnormalität.»

Huangdi fragte: «Könnt Ihr mir erklären, wie sich das Gegenteil, das Abnormale, manifestiert?»

Qi Bo erwiderte: «Ist das Qi stark und reichlich vorhanden, fühlt sich der Körper jedoch kalt an oder mangelt es an Qi, ist der Körper aber fiebrig, dann ist dies ein von der Norm abweichender Zustand und somit ein Zeichen für Krankheit. Erfreut man sich eines guten Appetits, aber mangelt es einem an Vitalität, dann ist dies ebenfalls abnormal. Herrscht ein Qi-Überschuß, hat man aber keinen Appetit, dann ist dies ebenfalls abnormal. Erscheint der Puls voll, herrscht aber ein Mangel an Blut, oder erscheint der

Puls bei gleichzeitiger Blutfülle klein und schwach, so handelt es sich um abnormale Zustände, die auf eine Krankheit hindeuten.

Besteht ein Überschuß an Qi und fröstelt der Patient, dann sind Kälte-Pathogene in den Körper eingedrungen. Herrscht ein Mangel an Qi und hat man Fieber, dann ist der Körper von Sommer-Hitze befallen. Erfreut man sich eines guten Appetits, aber mangelt es einem an Vitalität, dann hat man entweder Blut verloren oder Feuchtigkeit hat sich in der unteren Körperhälfte angesammelt. Bei Appetitmangel, der einhergeht mit einer Qi-Fülle, liegt der krankheitsauslösende Faktor in Lunge und Magen. Erscheint der Puls klein, ist aber reichlich Blut vorhanden, dann wird die Krankheit von einem Hitze-Pathogen im mittleren Jiao, in der mittleren Körperhöhle, hervorgerufen. Erscheint der Puls groß, herrscht aber gleichzeitig ein Mangel an Blut, dann ist der Körper von Wind befallen, und es kommt zu einer Verringerung des Appetits. Das sind Gründe für abnormale Krankheitserscheinungen und -verläufe.

Was ist nun ganz allgemein gesprochen ein Überschuß, eine Fülle? Es bedeutet, daß ein Pathogen in den Körper eingedrungen ist. Was ist Mangel oder Leere? Es bedeutet, daß die Fähigkeit des Körpers, das Pathogen abzuwehren, erschöpft ist. Im allgemeinen ist eine Fülle mit Hitze verbunden, während eine Leere mit Kälte verbunden ist. Bei der Akupunkturbehandlung von Fülle-Zuständen sollte man beim Herausziehen der Nadel die Öffnung bestehenlassen, um das pathogene Qi zu vertreiben. Bei Mangel-Zuständen sollte man die Öffnung sofort nach dem Entfernen der Nadel mit dem Finger verschließen, um zu verhindern, daß antipathogenes Qi entweicht.»

54 Die Kunst der Akupunktur

Huangdi sagte: «Könnt Ihr mir bitte die Unterschiede zwischen den neun Arten von Nadeln erklären und auch die Methoden der Tonisierung und Sedierung bei Fülle und Mangel erläutern?»

Qi Bo antwortete: «Beim Akupunktieren von Mangel-Zuständen sollte man mit Hilfe der Nadel eine Hitzeempfindung herbeiführen. Nur wenn das Qi stark ist, ist es in der Lage, Hitze zu erzeugen. Bei der Behandlung von Überschuß-Zuständen sollte man eine Empfindung von Kühle herbeiführen, die dann entsteht, wenn das pathogene Qi abgeschwächt wird. Im Falle einer Stagnation von Blut, die durch die Anhäufung eines Pathogens bedingt ist, sollte man bluten lassen, um dieses schlechte Blut loszuwerden. Bei Patienten mit Überschuß-Zustand sollte man die Nadel schnell herausziehen und das Loch offenlassen, damit sich das Pathogen zerstreuen kann. Zieht bei einem Mangel-Zustand die Nadel langsam heraus, und verschließt das Loch, um einen Qi-Verlust zu verhindern.

Was ist nun mit Überschuß beziehungsweise Fülle und mit Mangel beziehungsweise Leere gemeint? Dies hängt ab von der Empfindung von Wärme oder Kälte unter der Nadel, wenn das Qi kommt. Der Arzt muß in dieser Hinsicht aufmerksam sein und genau beobachten. Wenn feststeht, ob es sich um einen Mangel- oder einen Überschuß-Zustand handelt, dann müssen je nachdem Tonisierungs- oder Sedierungstechniken angewendet werden. Wird die falsche Methode eingesetzt – wird also bei Fülle tonisiert und bei Leere sediert –, dann handelt es sich um einen Verstoß gegen die rechte Praxis.

Um diese Techniken zu beherrschen, muß man alle neun Arten von Nadeln gleichermaßen gut beherrschen. Jede der neun Nadeln hat ihre speziellen Indikationen. Was den richtigen Zeitpunkt des Sedierens oder Tonisierens betrifft, so muß man die Nadeltechnik mit dem Öffnen und Schließen des Loches sowie dem Kommen und Gehen des Qi koordinieren. Wenn das Qi kommt, sprechen wir von Öffnen. In diesem Augenblick kann man die sedierende Nadeltechnik anwenden. Geht das Qi, spricht man von Schließen. Nun kann man tonisieren.

Die neun Nadeln sind von unterschiedlicher Größe und Form und werden auch unterschiedlich verwendet. Führt die Nadel ein, und wartet auf das Kommen des Yin-Qi. Wenn Ihr unter der Nadel Kühle spürt, entfernt die Nadeln. Bei einem Mangel-Zustand muß man tonisieren. Wartet nach dem Einstechen der Nadel auf die Ankunft des Yang-Qi. Stellt sich eine Empfindung von Wärme ein, dann entfernt die Nadeln. Sobald Ihr das Qi mit der Nadel eingefangen habt, seid äußerst achtsam, damit Ihr den rechten Augenblick zum Manipulieren der Wirkung nicht versäumt. Behandelt die Krankheit je nach ihrer Lage; stellt fest, ob Ihr die Nadel tief oder seicht einstechen müßt. Sitzt eine Krankheit tief, dann führt die Nadel tief ein. Sitzt die Krankheit an der Oberfläche, dann nadelt nur seicht. Es besteht zwar ein Unterschied hinsichtlich der Einstichtiefe, aber das Prinzip, das Qi abzuwarten, ist immer das gleiche.

Beim Akupunktieren solltet Ihr gut vorbereitet sein und sorgfältig vorgehen, so, als stündet Ihr vor einem tiefen Abgrund. Bewegt Euch vorsichtig, damit Ihr nicht abstürzt. Beim Manipulieren der Nadel haltet diese, als würdet Ihr einen Tiger halten – fest und kontrolliert. Ihr braucht einen ruhigen Geist, um den Patienten beobachten zu können. Konzentriert Euch ganz auf den Patienten, seid nicht zerstreut. Seid beim Einführen der Nadel so präzise wie möglich. Sie sollte nicht gebogen sein oder ihr Ziel verfehlen. Wenn die Nadel in den Körper eintritt, sollte der Arzt den Patienten aufs genaueste beobachten, um dessen Aufmerksamkeit lenken zu können. So kann sich das Qi in den Leitbahnen leichter bewegen, und die Behandlung ist wirksamer.»

Huangdi sagte: «Ich habe gehört, daß die neun Arten von

Nadeln Yin und Yang sowie den vier jahreszeitlichen Energien entsprechen. Könntet Ihr mir dies bitte genauer erklären, damit ich es an spätere Generationen als ein Prinzip des Heilens weitergeben kann?»

Qi Bo antwortete: «In der daoistischen Kosmologie entspricht die Zahl Eins dem Himmel, die Zwei entspricht der Erde, die Drei dem Menschen, die Vier den Jahreszeiten, die Fünf den Tönen, die Sechs den Rhythmen, die Sieben den Sternen, die Acht dem Wind und die Neun den Kontinenten. Auch die Menschen mit ihrem physischen Körper stehen in Beziehung zur Natur, und die Form der neun Nadeln entspricht verschiedenen Mustern. Die Haut des Menschen umhüllt und schützt den Körper, so, wie der Himmel die zehntausend Dinge umhüllt und schützt. Muskeln sind weich, biegsam und ruhig, wie die Erde, die die zehntausend Dinge stützt.

Die Menschen bewegen sich und schlafen. Der Puls spiegelt dies in Form von Fülle oder Leere. Die Sehnen, die den ganzen Körper zusammenhalten, unterscheiden sich je nach ihrer Lage im Körper auch in ihrer Funktion. Dies ähnelt in gewisser Weise den Jahreszeiten, die ebenfalls ihre spezifischen Funktionen und Zwecke erfüllen.

Die Stimme der Menschen entspricht den fünf Tönen. Die sechs Zang- und sechs Fu-Organe sind Yin-Yang-Paare, ähnlich den sechs Rhythmen und Tonstufen. Die Sinnesorgane der Menschen und deren Lage sowie die Zähne ähneln der Stellung der Sterne. Der Atem des Menschen ist wie der Wind in der Natur. Die neun Körperöffnungen und 365 Nebenleitbahnen ziehen sich durch den ganzen Körper, so wie die Ströme mit ihren Nebenflüssen die Erde überziehen; sie speisen die Ozeane, die ihrerseits die neun Kontinente umgeben.

So erklärt es sich, daß wir neun Arten von Nadeln kennen. Die erste, *Chanzhen* genannt, dient zum Akupunktieren der Haut. Die zweite, *Yuanzhen*, dringt nicht in den Körper ein, sondern massiert die Akupunkturpunkte auf dem Fleisch und den Muskeln. Die dritte, *Tizhen*, nadelt die Gefäße. Die vierte, *Fengzhen*, zieht Blut aus den Kapillargefäßen und kleinen Adern. Die fünfte, *Feipizhen*, durchsticht die Haut, um Eiter abzuleiten. Die sechste,

Yuanlizhen, dient zur Nadelung der Gelenke bei Bi-Zuständen. Die siebente, *Haozhen*, nadelt die Punkte auf dem Fleisch. Die achte, *Changzhen*, nadelt tief im Fleisch gelegene Stellen. Die neunte, *Dazhen*, nadelt den Bauch, um bei Ödemen oder ‹Kugeln› Erleichterung zu verschaffen. Wählt die Nadeln mit Bedacht für den entsprechenden Zweck aus.

Die Emotionen und Geisteszustände der Menschen sind einem steten Wechsel unterworfen, so wie die acht unvorhersehbaren Winde in der Natur. Das Qi zirkuliert unendlich im Körper des Menschen, so wie sich die Kraft der Natur ständig regeneriert. Haare und Zähne wachsen. Augen und Ohren sind wachsam und scharf. Die Stimme ist rauh oder hell. Sie alle haben unterschiedliche Funktionen, aber alle erfüllen ihre Pflicht. Dies ähnelt den fünf Tönen und sechs Tonstufen; alles folgt seiner Ordnung.

Blut und Qi zirkulieren im Körper in den Meridianen und Gefäßen, sie balancieren Yin und Yang aus, so wie Wasser in Flüssen und Seen zirkuliert, ohne je zu Ende zu kommen. Das Qi der Leber steht in Beziehung zu den Augen, und die Augen gehören zu den neun Körperöffnungen.»

55 Akupunkturtechniken

Qi Bo sagte: «Wer in der Heilkunst versiert ist, hört dem Patienten zu und fragt ihn nach seinen Beschwerden, noch bevor er den Puls tastet. Sitzt die Krankheit im Kopf und verursacht sie dort heftige Schmerzen, sollte man bis zur Ebene der Knochen akupunktieren, um dem Patienten Linderung zu verschaffen. Die Tiefe muß exakt bemessen sein, damit Knochen, Fleisch und Haut nicht verletzt werden – obwohl die Haut Eingang und Ausgang für die Nadel darstellt.

Es existiert eine Methode, die Yang-Nadelung genannt wird. Dies bedeutet, daß eine Nadel direkt in der Mitte des Punktes eingestochen wird, dann je eine rechts und links des Punktes und andere diagonal dazu, um die Wirkung der ersten Nadel zu unterstützen. Diese Methode kann sowohl bei Hitze- als auch bei Kältezuständen angewandt werden.

Ist der krankheitsauslösende Faktor tief in den Körper eingedrungen, dann richtet die Nadel auf das entsprechende Zang-Organ, weil es dem Pathogen am nächsten liegt. Benützt dazu die Shu/Transportpunkte am Rücken, denn dort fließen die einzelnen Zang zusammen. Akupunktiert so lange, bis Kühle oder Hitze im Bauch verschwindet oder bleibt. Beim Entfernen der Nadel sollte man ein leichtes Bluten provozieren.

Bei der Behandlung von Zuständen, die mit Eiterung oder Schwellung einhergehen, sollte man lokal nadeln. Stellt fest, wie tief und groß der Abszeß ist, bevor Ihr akupunktiert. Ist er relativ groß, solltet Ihr Eiter und Blut entfernen. Wenn Ihr es hingegen mit kleinen, aber tief sitzenden Abszessen zu tun habt, dann nadelt tief und gerade, um in die entsprechende Tiefe vorzudringen.

Bei einer Stagnation im Unterbauch solltet Ihr die Nadel schräg nach unten einführen, und zwar dort am Bauch, wo das Fleisch dicker ist. Stecht die Nadel nicht gerade ein, sondern in einem Winkel, von oben nach unten. Außerdem solltet Ihr Punkte entlang des vierten Lendenwirbels und weiter unten stechen, also Punkte entlang des Kreuzbeinlochs. Auch Punkte in der unteren Rippengegend können genadelt werden. So wird die Hitze vom Oberbauch in den Unterbauch geführt und die Stagnation aufgelöst.

Wenn die Krankheit im Unterbauch mit Schmerzen oder Verstopfung einhergeht oder der Patient nicht urinieren kann, sprechen wir von Shan, von einer Hernie oder einem Bruch. Diese Erkrankung ist auf Kälteeinwirkung zurückzuführen. Man sollte beide Seiten des Unterbauchs sowie die Leistengegend nadeln. Akupunktiert außerdem den unteren Rücken und das Kreuzbein. Seid großzügig, was die Anzahl der Punkte angeht. Führt eine Hitzeempfindung im Unterbauch herbei, um die Kälte zu zerstreuen.

Sitzt die Krankheit auf der Ebene der Sehnen und kommt es zu Krämpfen oder Zuckungen in den Gliedmaßen und zu Gelenkschmerzen und ist die Beweglichkeit eingeschränkt, dann sprechen wir von Jinbi, von einem Bi-Syndrom der Sehnen. Beginnt mit einer Nadelung der schmerzhaften Stelle an der Sehne selbst. Da die Sehnen Muskeln und Knochen verbinden, müßt Ihr darauf achten, daß Ihr die Knochen nicht verletzt. Ein Wärmegefühl in den Sehnen ist ein Zeichen für eine Besserung des Zustandes. Ist die Krankheit vollkommen geheilt, dann stellt auch die Akupunkturbehandlung ein.

Sitzt die Krankheit auf der Ebene des Fleisches oder der Muskeln und ruft sie Schmerzen in Haut oder Muskeln hervor, dann sprechen wir von Jibi. Dieses Krankheitsbild ist auf eine Einwirkung von Kälte oder Feuchtigkeit zurückzuführen. Hier sollte man jene Punkte akupunktieren, die an der Trennungslinie zwischen großen und kleinen Muskeln liegen. Diese Punkte sind als große Punkte bekannt, zum Beispiel der *Hegu*-Punkt (Di 4) oder

der *Yanggu*-Punkt (Dü 5). Die kleinen Punkte sind als *Xi*/Grenzpunkte bekannt. Dazu gehören zum Beispiel *Houxi* (Dü 3) und *Taixi* (N 3). Führt die Nadel tief und großzügig ein, bis an der Stelle Hitze auftritt. Achtet darauf, Knochen und Sehnen nicht zu verletzen, denn dies würde zur Bildung von Abszessen oder Beulen führen. Wenn es dem Arzt gelingt, an jedem dieser Punkte Hitze zu erzeugen, wird der Genesungsprozeß wirksam unterstützt.

Sitzt die Krankheit auf der Ebene der Knochen, leidet der Patient an Schweregefühl, Schwierigkeiten bei der Bewegung und an Schmerzen, die im Mark zu liegen scheinen. Die betroffene Körperpartie fühlt sich sehr kalt an. In diesem Fall spricht man von Gubi, einem Bi-Syndrom der Knochen. Nadelt tief, aber ohne Gefäße und Fleisch zu verletzen. Beim Übergang auf das Knochenniveau muß man sorgfältig zwischen großen und kleinen Muskelgruppen wählen. Provoziert eine Hitzeempfindung, die von den Knochen ausstrahlt, um den Genesungsprozeß zu beschleunigen. Beendet die Behandlung, sobald sich der Patient wieder gesund fühlt.

Wenn die Krankheit die drei Yang-Leitbahnen der Hand und des Fußes befällt und in den verschiedensten Körperpartien sich ständig verändernde Kälte- oder Hitzezustände hervorruft, sprechen wir von *Kuang* oder Manie. Wendet in diesem Fall die sedierende Technik an, um das Pathogen in den Yang-Leitbahnen zu zerstreuen oder zu sedieren. Beobachtet den Körper nach der Behandlung. Wenn eine gleichförmige Hitzeempfindung im ganzen Körper besteht, dann ist der Patient geheilt. Im Anfangsstadium tritt Kuang einmal pro Jahr auf. Bleibt die Krankheit unbehandelt, schreitet sie fort und flammt einmal pro Monat auf. Wenn sie auch dann unbehandelt bleibt, kommt ein Schub pro Woche. Dies ist als *Dianbing*, als manisch-depressiver Zustand, bekannt. In der akuten Phase sollte man sowohl die kleinen als auch die großen Punkte in allen Leitbahnen nadeln. Ist der Patient zwischen den einzelnen Schüben symptomfrei, wendet je nach den Erfordernissen die sedierende oder tonisierende Technik an, und fährt mit der Behandlung fort, bis der Patient geheilt ist.

Wenn Wind den Körper angreift und abwechselnd Fieber und

Frösteln hervorruft, können während des Tages Schweißausbrüche auftreten. In schweren Fällen erinnern diese Zustände an Malaria. Behandelt auf Hautebene, und zielt auf die Haupt- und Nebenleitbahnen ab. Dadurch wird der Patient noch mehr schwitzen. Verschwinden Fieber und Frösteln trotz dieser schweißtreibenden Behandlung nicht, sollte man jeden dritten Tag akupunktieren. Am 100. Tag kann der Zustand dann völlig geheilt sein.

Ein anderer durch eine heftige Wind-Attacke hervorgerufener Zustand ist durch ein Schweregefühl im ganzen Körper, vor allem in den Gelenken, charakterisiert; außerdem fallen dem Patienten nach und nach die Augenbrauen aus. Akupunktiert in diesem Fall auf der Ebene des Fleisches, und laßt den Patienten schwitzen. Behandelt ihn 100 Tage lang hintereinander auf Muskelebene, dann auf Markebene. Laßt den Patienten weitere 100 Tage schwitzen. Nach 200 Tagen werden die Augenbrauen nachwachsen, und die Behandlung kann eingestellt werden.»

56 Erkrankungen der Haut

Huangdi sagte: «Ich habe gehört, daß die Haut in zwölf den Leitbahnen entsprechende Teile eingeteilt werden kann. Welche Schlüsse über Natur und Heilungschancen einer Krankheit kann ein Arzt aus der Beobachtung von Hautgeschwülsten ziehen?»

Qi Bo antwortete: «Um Hauterscheinungen zu verstehen, muß man dem Verlauf der Leitbahnen nachspüren. Zum Beispiel kann die Nebenleitbahn des Hand- und Fuß-Yangming, die wir *Haifei* – das Tor – nennen, tatsächlich an der Hand erkannt werden. Wenn sie bläulich ist, deutet dies auf Schmerzen hin. Ist sie schwarz, dann handelt es sich um Bi, also um eine Obstruktion. Ist sie gelb oder rot, ist das ein Zeichen für Hitze. Ist sie blaß, so weist dies auf Kälte hin. Zeigen sich alle fünf Farben gleichzeitig, sind Kälte und Hitze gleichzeitig vorhanden. Bevor das Pathogen in die Hauptleitbahnen eindringt, können wir es bereits in den Luo/Nebenleitbahnen erkennen. Die Luo/Nebenleitbahnen gelten als *yang* und liegen an der Oberfläche. Die Hauptleitbahnen gelten als *yin*, weil sie relativ tief im Körperinneren verlaufen.

Die Luo des Hand- und Fuß-Shaoyang werden *Shuchi* oder Passagewächter genannt. Wir können diese Luo auch an der Oberfläche, direkt dort, wo sie verlaufen, sehen. Ist das Pathogen im Übermaß vorhanden, wird es mit Sicherheit in die Hauptleitbahn übertragen. Ein Yang-Pathogen dringt direkt in die Hauptleitbahn ein. Ein Yin-Pathogen hingegen wandert von den Leitbahnen in die Organe. Dieses Prinzip gilt auch für alle anderen Leitbahnen.

Die Luo des Hand- und Fuß-Taiyang heißen *Quanshu* oder

begrenzte Passage. Ist das Pathogen in diesen Luo im Überschuß vorhanden, wandert es in die Hauptleitbahn.

Die Luo der Hand- und Fuß-Shaoyin-Leitbahn heißen *Shurou* oder fleischige Passage. Ist das Pathogen hier im Überschuß vorhanden, wird es ebenfalls in die Hauptleitbahn wandern. In diesem Fall beginnt sie im Luo, wandert weiter in die Hauptleitbahn und folgt dann den Yin-Kanälen und kulminiert in den Knochen. Die Luo des Hand- und Fuß-Jueyin werden *Haijian* oder inneres Tor genannt. Ist das Pathogen hier exzessiv, greift es auf die Hauptleitbahn über.

Die Luo der Hand- und Fuß-Taiyin-Leitbahn heißen *Quanzhi* oder geschlossenes Tor. Ist das Pathogen hier übermäßig, wird es ebenfalls in die Hauptleitbahn wandern.

Alle Krankheiten beginnen auf der Ebene der Haut. Greift das Pathogen die Haut an, zwingt es die Poren, sich zu öffnen, dringt ein und wohnt in den Luo. Verharrt es dort, wird es auf die Hauptleitbahnen übergreifen. Wird es von dort nicht verjagt, dann wandert das Pathogen weiter in die Fu und sammelt sich in Magen und Eingeweiden. Zu Anfang, wenn die Krankheit die Haut angreift, fröstelt man, und die Körperhaare stellen sich auf. Die Poren öffnen sich und versuchen, so das Pathogen zu verjagen, aber oft dringt es trotzdem weiter in die Luo vor. Sind die Luo mit dem Pathogen gefüllt und verändert sich ihre Farbe, dann ergießt sich das Pathogen in die Hauptleitbahnen. Dies gelingt ihm aber nur, wenn in der Leitbahn ein Mangel an Qi besteht. Gestattet man es dem Pathogen – vor allem, wenn es sich um ein Kälte-Pathogen handelt –, zwischen Sehnen und Knochen zu verharren, kommt es zu Schmerzen in den Knochen und Krämpfen in den Sehnen. Handelt es sich hingegen in erster Linie um ein Hitze-Pathogen, werden die Sehnen schlaff und nutzlos, Fleisch und Muskeln atrophieren, und die Körperhaare werden trocken und brechen.»

Huangdi sagte: «Ihr habt die Erkrankungen der zwölf Hautabschnitte beschrieben. Welche Pathophysiologie aber steckt dahinter?»

Qi Bo antwortete: «Die Haut ist jener Teil des Körpers, in dem alle Luo enthalten sind und von wo aus sie sich im ganzen Körper verteilen. Wenn ein krankheitsauslösender Faktor die Haut angreift, öffnet er die Poren und attackiert als erstes die Luo-Leitbahnen. Sobald diese gefüllt sind, fließt das Pathogen in die Hauptleitbahnen. Sind auch diese gefüllt, breitet es sich weiter in die Fu-Organe aus. Man kann ganz genau feststellen, wo die Krankheit sitzt, indem man die Haut und die entsprechenden Hauterscheinungen betrachtet. Erkennt man Veränderungen, ohne einzugreifen, so hat das Pathogen die Gelegenheit, in die Organe weiterzuwandern und dort eine schwerere Krankheit hervorzurufen.»

57 Haupt- und Nebenleitbahnen

Huangdi sagte: «Die Luo, also die Nebenleitbahnen, befinden sich weiter an der Oberfläche als die Hauptleitbahnen* und zeigen die verschiedensten Farben. Manche sind grün, andere rot oder gelb, andere wiederum weiß oder schwarz. Warum diese Unterschiede?»

Qi Bo erwiderte: «Die Farben der Hauptleitbahnen und Verzweigungen verändern sich nicht. Aber die Farben der Nebenleitbahnen sind unbeständig.»

Huangdi fragte: «Welche Farben haben die Leitbahnen, bei denen es keine Veränderungen gibt?»

Qi Bo antwortete: «Die Leitbahnen des Herzens sind rot, die der Lunge weiß, die der Leber grün, die der Milz gelb und die der Niere schwarz. Sie alle haben ihre speziellen Entsprechungen in den fünf Elementen.»

Huangdi fragte: «Haben die Nebenleitbahnen dieselbe Farbe wie die ihnen entsprechenden Hauptleitbahnen?»

Qi Bo antwortete: «Die Farbe der Yin-Nebenleitbahnen entspricht immer der Farbe der zugehörigen Hauptleitbahnen. Aber die Yang-Nebenleitbahnen verändern ihre Farbe je nach Jahreszeit. Zum Beispiel verlangsamt die niedrigere Temperatur im Herbst und im Winter den Fluß des Blutes und des Qi. Typi-

* Hauptleitbahnen, *Jing*, sind die wichtigsten Kanäle, in denen die Energie durch den Körper fließt. Es existieren zwölf Hauptleitbahnen, die jeweils einem inneren Organ entsprechen und mit diesem verbunden sind. Nebenleitbahnen, Luo, sind Verbindungskanäle zwischen den Hauptleitbahnen; sie liegen weiter an der Oberfläche als die Hauptleitbahnen.

scherweise sieht man dann eine grüne, blaue oder schwarze Färbung. Im Frühling und im Sommer, also in den wärmeren Jahreszeiten, läßt die Hitze Blut und Qi schneller fließen. Deswegen sieht man mehr Gelb und Rot. Das alles sind natürliche Veränderungen der Farben. Zeigt der Körper in seinen Nebenleitbahnen alle fünf Farben, dann ist das ein Hinweis auf extreme Kälte oder extreme Hitze. Eine derartige akute Veränderung wird als krankhaft betrachtet.»

58 Akupunkturpunkte

Huangdi sagte: «Ich habe gehört, daß im menschlichen Körper 365 Öffnungen existieren, die *Xue* oder Punkte genannt werden und der Anzahl der Tage eines Jahres entsprechen. Ich würde gerne wissen, wo diese Punkte liegen. Könntet Ihr mir Näheres dazu sagen?»

Qi Bo verneigte sich und sagte: «Das ist eine schwierige Frage. Wer außer den Weisen könnte sie erschöpfend beantworten? Ich werde Euch alles berichten, was ich darüber weiß.»

Huangdi erwiderte demütig: «Alles, was Ihr mir bisher erklärt habt, war logisch und äußerst tiefgründig. Obwohl ich die von Euch angesprochenen Gebiete nicht direkt sehen kann und die Zahlen, von denen Ihr sprecht, nicht vollkommen verstehe, sind Eure Erklärungen für mich wie eine Erleuchtung.»

Qi Bo antwortete: «Das ist es, was mit dem Ausspruch gemeint ist: ‹Ein Weiser versteht leicht, ein gutes Pferd reagiert gut auf die Befehle.›»

Huangdi antwortete: «Ich bin kein Weiser, der leicht versteht. Durch meine Fragen möchte ich nur erreichen, daß Ihr die Unklarheiten beseitigt und mich in meiner Entwicklung fördert. Doch berührt dies nicht die Essenz der wesentlichen Prinzipien. Ich hoffe, Ihr könnt mir so detailliert wie möglich die Lage der Akupunkturpunkte erklären. So könnte ich einen Überblick gewinnen und die Erkenntnisse in das *Jingui* (‹Die Goldene Kammer›) aufnehmen und vor dem Vergessen bewahren. Ich verspreche, sie nur an die würdigsten Menschen weiterzugeben.»

Qi Bo verneigte sich abermals. «Ich will also beginnen. Bei

Rückenschmerzen, die in den Brustkorb ausstrahlen, oder bei Schmerzen im Brustkorb, die in den Rücken ausstrahlen, umfaßt die Behandlung die Nadelung der Punkte *Tiantu* (KG 22) und *Zhongshu* (LG 7). Benutzt auch die Punkte *Zhongwan* (KG 12) und *Guanyuan* (KG 4). Leitbahnen, die Rücken und Brustkorb queren, stehen mit Yin und Yang in Beziehung. Schmerzen im Brustkorb und damit verbundene Rückenschmerzen, die Kurzatmigkeit, extreme Atemnot, Schnellatmigkeit und andere Atembeschwerden sowie einseitigen Schmerz mit Fülle in den Leitbahnen hervorrufen, gehen von Leitbahnen aus, die in der Rippengegend verlaufen und Herz und Zwerchfell verbinden. Geht zur Schulter und Tiantu (KG 22), und bewegt Euch dann zwischen den Schulterblättern diagonal abwärts, ungefähr bis auf Höhe des zehnten Brustwirbels.

Auf beiden Seiten finden wir insgesamt 50 Punkte für die Zang-Organe und 72 für die Fu-Organe. 59 Punkte haben mit fiebrigen Erkrankungen zu tun und 57 Punkte mit Unausgewogenheiten des Wassers.* Am Kopf gibt es fünf Reihen mit jeweils fünf Punkten, insgesamt also 25. Auf dem Rücken gibt es sechs Rücken-Shu-Punkte, die den fünf Zang-Organen entsprechen, also auf beiden Seiten insgesamt zwölf. Beidseits des Dazhui (LG 14) liegt je ein Punkt, Dashu (B 11). Seitlich der Augen liegt je ein Punkt, *Tongziliao* (G 1), und vor den Ohren liegt *Fubai* (G 10), also insgesamt auch zwei Punkte. Auf den Hüften liegt *Huantiao* (G 30), also auch zwei Punkte. *Dubi* (M 35) liegt auf beiden Knien, *Tinggong* (Dü 19) vor den Ohren. Auf den Augenbrauen liegt *Zanzhu* (B 2), am Schädel befinden sich die zwei *Wangu* (G 12). Der Fengfu-Punkt (LG 16) liegt unter dem äußeren Hinterhauptvorsprung. Zwei *Zhengu*-Punkte (G 11) liegen am Hinterkopf, je ein *Shangguan*-Punkt (G 3) in der Nähe der

* Die 50 Punkte der fünf Zang-Organe umfassen – jeweils symmetrisch auf beiden Körperhälften gelegen – die Fünf-Elemente-Punkte der fünf Zang-Organe. Die 72 Punkte für die Fu-Organe umfassen – jeweils symmetrisch auf beiden Körperhälften gelegen – die Fünf-Elemente-Punkte sowie die Yuan/Quell-Punkte der sechs Fu-Organe. Die 59 Punkte für die Behandlung von fiebrigen Erkrankungen und die 57 Punkte für die Behandlung von Wasserungleichgewicht werden in Kapitel 61 detailliert beschrieben.

Schläfen. Am Kiefer liegen die zwei *Daying* (M 5) und die zwei *Xiaquan* (M 7). Im Nacken befinden sich die zwei *Tianzhu* (B 10). Auf den Unterarmen liegen je ein *Shanglian* (Di 9) und je ein *Xialian* (Di 8). Im Gesicht finden wir zwei *Jiache* (M 6). Der *Taintu* (KG 22) liegt unterhalb des Kehlkopfs. Auf den Oberarmen liegt jeweils ein *Tianfu* (Lu 3). Am Hals befinden sich die zwei *Tianyou* (3E 16), die zwei *Futu* (Di 18) und zwei *Tianchuang* (Dü 16). Auf den Schultern befindet sich je ein *Jianjing* (G 21). Ein *Guanyuan* (KG 4) liegt im Bauch. Je ein *Weiyang* (B 39) liegt in den Kniekehlen, je ein *Jianzhen* (Dü 9) hinter dem Schultergelenk. Ein *Yamen* (LG 15) befindet sich am Hinterhaupt. Und im Bauchnabel liegt *Shenjue* (KG 8). Auf dem Brustkorb finden wir zwölf Shu-Punkte: Beidseits liegen *Bulang* (N 22), *Shenfeng* (N 23), *Lingxu* (N 24), *Shencang* (N 25), *Yuzhong* (N 26) und *Shufu* (N 27). Zwei Shu-Punkte liegen am Rücken, und in der Mitte des Rückens befinden sich die *Geshu*-Punkte (B 17). *Yangfu* (G 38) liegt an den Unterschenkeln, *Jiexi* (M 41) in den Füßen. Außerdem gibt es die beiden *Zhaohai* (N 6), die der Yinqiao-Leitbahn und den Shenmai-Punkten (B 62) entsprechen. Die zwei *Yangguan* (G 33) werden bei der Behandlung von kälteinduzierten Krankheiten genadelt; sie liegen in der Nähe der Knie. Die zwei *Wuli*-Punkte (Di 13) liegen fünf Cun unterhalb des Tianfu (Lu 3), sie sind bei Akupunktur nicht angezeigt. Bei der Behandlung verwendet man normalerweise diese 365 Akupunkturpunkte.»

Huangdi sagte: «Jetzt habe ich endlich Lage, Verwendung und Prinzipien der Akupunkturpunkte verstanden. Aber ich möchte noch etwas über die Nebenleitbahnen, die Luo, hören. Besteht auch hier eine Entsprechung zu den 365 Tagen?»

Qi Bo antwortete: «Die Luo/Nebenleitbahnen stehen in Verbindung mit den 365 Punkten und den 365 Tagen des Jahres. Ihre Aufgabe ist es, das Pathogen aus den Leitbahnen zu vertreiben und den Fluß des Nähr- und des Abwehr-Qi zu fördern. Wenn ein krankheitsauslösender Faktor den Körper angreift und dadurch sowohl das Nähr- als auch das Abwehr-Qi stagnieren, zerstreut sich das Abwehr-Qi im Äußeren, während das Nähr-Qi ins Innere fließt. Dies führt zu Fieber und Mangel. Aus diesem Grund sollte man mit Hilfe der Akupunktur sedieren, um den Fluß innerhalb der Nebenleitbahnen wieder in Gang zu bringen. Wann immer es zu einer Veränderung in der Färbung der Haut kommt, sollte man umgehend sedieren; macht Euch keine Gedanken darüber, ob es sich dabei um eine präzise Lokalisierung eines Akupunkturpunktes handelt.»

Huangdi sagte: «Ich danke Euch für Eure Erläuterungen. Könntet Ihr mir bitte Näheres über die *Xi* und *Gu* genannten Körperpartien sagen?»

Qi Bo antwortete: «Xi und Gu sind Körperpartien beziehungsweise kleine oder größere ‹Schluchten›, in denen Muskelbündel aufeinandertreffen; an diesen Stellen können wir eine Vertiefung oder Einkerbung tasten. Diese Vertiefungen sammeln das Qi und fungieren als Kanäle, in denen das Qi fließen kann. Wenn es dem Pathogen gelingt, sich in Xi und Gu einzunisten, so führt dies zu einer Stagnation des Qi, wodurch sich die Haupt- und Nebenleitbahnen aufheizen. Dies wiederum schädigt die Muskeln. Können Nähr- und Abwehr-Qi nicht durchdringen, kommt es zu Beulen und Abszessen. Im Innern des Körpers kann sich dadurch auch das Mark erschöpfen, während im Äußeren Geschwüre am Fuß auftreten können. Nistet sich das Pathogen in den Gelenken ein, kommt es zu Verfallserscheinungen, wobei die Chancen auf eine Genesung nicht gut stehen. Verharrt ein Kälte-Pathogen im Körper, können Nähr- und Abwehr-Qi nicht ordentlich fließen. In diesem Fall schrumpfen die tendomuskulären Leitbahnen, und die Gliedmaßen werden steif. Innerlich kommt es zu einem Bi-Zustand der Knochen. Dies alles rührt daher, daß ein starkes Kälte-Pathogen in den Xi-Punkten sitzt. Wir sprechen hier von einem Mangelmuster. Die Xi- und Gu-Punkte sind außerdem mit den 365 Punkten verbunden und entsprechen den Tagen eines Jahres. Ist eine Erkrankung noch nicht ausgeprägt, kommt es also nur zu einer geringfügigen Stagnation, bei der sich das Pathogen noch an der Oberfläche befindet oder in den Nebenleitbahnen wandert, dann ist eine Akupunkturbehandlung vielversprechend. In diesem Fall sollte man die Nebenleitbahnen akupunktieren.»

Huangdi verneigte sich respektvoll und brachte Qi Bo gegenüber seine Dankbarkeit zum Ausdruck: «Eure heutigen Erklärungen sind eine wertvolle Inspiration für meine weitere Entwicklung, und Ihr habt alle Unklarheiten aus der Welt geschafft. Ich werde dieses Wissen sorgfältig aufzeichnen und es im *Jingui* der Nachwelt überliefern. Ich werde es niemandem leichtfertig zugänglich machen.»

Qi Bo schloß: «Die einzelnen Nebenleitbahnen, die als Verbindungskanäle den ganzen Körper durchziehen, können bei der Bekämpfung einer Krankheit auch zum Ableiten des Pathogens oder zum Zuführen von Qi benutzt werden. Es handelt sich um 14 große Nebenleitbahnen, von denen unzählige winzige Kanäle abzweigen, die den Körper kreuz und quer durchziehen und die Hauptleitbahnen miteinander verbinden. Wenn jedoch die tiefe Ebene der Knochen von einem Pathogen angegriffen wird, reicht es nicht, die Nebenleitbahnen zu behandeln. Dann muß man beidseits an den fünf Hauptleitbahnen, die den fünf Zang-Organen entsprechen, ansetzen.»

59 Der Verlauf der Leitbahnen

Qi Bo sagte: «Die Fuß-Taiyang/Blasen-Leitbahn passiert beidseits insgesamt 78 Punkte. Sie entspringt an einem Punkt am inneren Augenwinkel, steigt über die Stirn auf, um sich mit dem Du/Lenkergefäß zu verbinden. Insgesamt erfüllt ihr Qi fünf vertikale Bahnen zu je fünf Punkten auf jeder Seite des Schädels, wobei das Lenkergefäß in der Mitte und je zwei Linien auf jeder Seite verlaufen. Zwischen der mittleren und der äußeren Linie liegt ein Abstand von drei Cun. Dann läuft die Blasen-Leitbahn über den Nacken nach unten, durchquert Tianzhu (B 10) und *Fengchi* (G 20). Anschließend führt sie parallel zur Wirbelsäule in einem Abstand von eineinhalb Cun hinunter. Vom ersten Brustwirbel bis zum letzten Wirbel des Kreuzbeins zählen wir insgesamt 21 Wirbel; zwischen ungefähr 15 von ihnen liegt je ein Punkt. Dieser Bereich umfaßt sechs Shu-Punkte auf jeder Seite, die den Zang-Organen entsprechen. Schließlich wandert die Leitbahn hinunter ins Bein; zwischen Weizhong (B 40) in der Kniekehle und der kleinen Zehe liegen auf jedem Bein sechs Punkte.

Die Fuß-Shaoyang/Gallenblasen-Leitbahn passiert auf beiden Seiten des Körpers insgesamt 62 Punkte. Sie beginnt am äußeren Augenwinkel; vom Auge bis zum Schädel durchläuft sie fünf Punkte auf jeder Seite. Rund ums Ohr verläuft sie durch sechs Punkte und kommt dann zu Quepen (M 12) am Schlüsselbein. Von dort wandert sie seitlich am Rumpf entlang, wobei zwischen den einzelnen Rippen je ein Punkt liegt. Von der letzten Rippe führt sie weiter hinunter zu den Hüften; auch dort liegt ein Punkt.

Der letzte Abschnitt ihrer Bahn führt über das Bein hinunter zur vierten Zehe. Auf jedem Bein liegen sechs Punkte. Die Fuß-Yangming/Magen-Leitbahn umfaßt 68 Punkte. Sie beginnt beidseits der Nase und verläuft über fünf Punkte von der Nase übers Gesicht zur Stirn, dann geht sie weiter über den Hals in den Quepen-Punkt (M 12) am Schlüsselbein. Ihr Weg über den Rumpf führt über die Brustwarze und die Punkte zwischen den Rippen bis zum Nabel. Rechts und links vom Nabel liegen in einer Entfernung von ungefähr drei Cun von der Mittellinie je drei Punkte. Zwei Cun unterhalb des Nabels berührt sie drei weitere Punkte, um dann in der Leiste beim *Qichong*-Punkt (M 30) wieder auszutreten. Sie wandert weiter am Oberschenkel hinunter, quert *Biquan* (M 31) und Futu (M 32) und geht weiter über das Knie. Zwischen *Zusanli* (M 36) und der mittleren Zehe liegen acht Punkte auf jedem Bein.

Die Hand-Taiyang/Dünndarm-Leitbahn geht durch 36 Punkte. Sie beginnt an der Spitze des kleinen Fingers, wandert entlang des Arms über Ellbogen und Schultergelenk aufwärts. Sie quert sieben Punkte, umrundet das Schulterblatt, wobei sie einen Punkt berührt, und kommt am Hals zum Tianchuang (Dü 16). Von dort verläuft sie weiter zur Wange und seitlich der Nase. Sie verbindet sich mit Jingming (B 1) am inneren Augenwinkel und Tongziliao (G 1) am äußeren Augenwinkel und tritt schließlich ins Ohr ein.

Die Hand-Yangming/Dickdarm-Leitbahn durchquert auf ihrer Bahn 22 Punkte. Sie beginnt am Zeigefinger, steigt entlang des Armes hinauf zur Schulter, wobei sie sechs Punkte berührt. Von *Jianyu* (Di 15) auf der Schulter aus verbindet sie sich mit einem Punkt am Schlüsselbein und wandert dann übers Gesicht zu Daying (M 5) und zwei anderen Punkten und endet schließlich seitlich der Nase.

Die Hand-Shaoyang/Sanjiao-Leitbahn umfaßt insgesamt 32 Punkte. Das Qi fließt vom vierten Finger über den Arm zur Schulter, wobei es insgesamt sechs Punkte berührt. Unterhalb von Jianzhen (M 19) auf der Schulter verbindet sich die Leitbahn mit drei weiteren Punkten, umrundet das Ohr und führt dann über die Wange bis unterhalb des Auges, wobei sie fünf Punkte berührt.

Das Du/Lenkergefäß umfaßt 28 Punkte am Körper. Es entspringt im Steißbein, wandert die Wirbelsäule hinauf bis zum Dazhui (LG 14) im siebten Halswirbel, wobei es insgesamt 15 Punkte passiert. Es läuft über zwei Punkte am Hals zur höchsten Stelle des Kopfes und an der Vorderseite des Gesichts wieder hinunter. Innerhalb der Haarlinie berührt es acht Punkte, am Gesicht verbindet es sich mit drei Punkten.

Das Ren/Konzeptionsgefäß umfaßt 28 Punkte. Es beginnt im *Huiyin* (KG 1) am Damm und wandert in der Mitte des Körpers hinauf, wobei es sechs Punkte zwischen Schambein und Nabel berührt. Dann passiert es vier Punkte zwischen Shangwan (KG 13) und dem Nabel und zwei Punkte zwischen Jiwei (LG 15) und Shangwan (LG 13) und steigt auf zum Brustkorb. Auf dem Brustbein berührt es sechs Punkte, in der Kehle zwei. Auf seinem Weg zum Gesicht verbindet es sich mit einem Punkt unterhalb der Unterlippe und einem Punkt im Zahnfleisch und endet schließlich in einem Punkt unterhalb des Auges.

Das Chong/Durchdringungsgefäß durchquert insgesamt 22 Punkte. Einen halben Cun seitlich der Mittellinie, auf Höhe des Schwertfortsatzes, liegt ein Kanal, der hinunter zum Schambein führt. Entlang dieser Linie liegt im Abstand von einem Cun je ein Punkt.

Die Fuß-Shaoyin/Nieren-Leitbahn verbindet sich mit zwei Punkten an der Unterseite der Zunge. Die Fuß-Jueyin/Leber-Leitbahn besitzt einen Punkt in der Nähe der Genitalien; er heißt *Jimai* (Le 12). Die Hand-Shaoyin/Herz-Leitbahn verfügt über je einen Xi/Grenzpunkt auf den Armen, *Yinxi* (H 6) genannt. Das Yinqiao/Yin-Fersengefäß hat einen Grenzpunkt in der Nähe des Knöchels, *Jiaoxin* (N 8), während das Yangqiao/Yang-Fersengefäß einen Punkt am äußeren Knöchel hat, *Fuyang* (B 59). Schließlich sind auch die Verbindungsstellen von dunkler und heller Haut an Händen und Füßen Bereiche, die vom Qi aller Leitbahnen passiert werden.»

Qi Bo schloß: «Insgesamt existieren 365 Punkte, wie wir sie eben beschrieben haben.»

60 Akupunkturpunkte in den Skelettvertiefungen

Huangdi sagte: «Ich habe gehört, daß Wind die Wurzel aller Krankheit ist. Wenn wir Akupunktur zur Behandlung einsetzen, welcher Methode können wir uns dann bedienen?»

Qi Bo antwortete: «Wenn das Wind-Pathogen angreift, ruft es Frösteln, Schwitzen, Kopfschmerzen, Schweregefühl und eine Aversion gegen Wind hervor. Man muß Yin und Yang harmonisieren, indem man den Punkt Fengfu (LG 16) oberhalb des ersten Halswirbels und unterhalb des äußeren Hinterhauptvorsprungs nadelt. Bei schwachem antipathogenem Qi sollte man tonisieren. Ist das Pathogen in Fülle, sollte man sedieren. War man dem Wind intensiver ausgesetzt, kommt es zu starken Schmerzen im Hals und zu Steifheit. Akupunktiert auch in diesem Fall Fengfu (LG 16). Ist der Patient einem ‹großen Wind› ausgesetzt gewesen und schwitzt er, sollte der Arzt am Punkt *Yixi* (B 45), der drei Cun seitlich des sechsten Brustwirbels liegt, eine Moxabehandlung durchführen. Tastet den Punkt, um ein *Yixi* zu erreichen, einen schmerzhaften Aufschrei des Patienten.

Bei Patienten, die eine extreme Abneigung gegen Wind oder Zugluft verspüren, sollte man Zanzhu (B 2) akupunktieren. Bei starken Schmerzen im Hals sollte man die Schultergegend am Jianjing (G 21) brennen. Leidet der Patient an einem Schmerz, als habe er sich etwas gebrochen, brennt Jizhong (LG 6). Um diesen Punkt zu lokalisieren, bittet den Patienten, den Ellbogen zu beugen, während der Arm seitlich herabhängt. Der Punkt liegt auf der Wirbelsäule auf gleicher Höhe mit der Spitze des Ellbogengelenks.

Bei Schmerzen, die am Ende der Rippen beginnen, in den Unterbauchbereich hinunterwandern und dort eine Schwellung hervorrufen, sollte man Yixi (B 45) akupunktieren. Leidet der Patient an Schmerzen im unteren Rücken, die es ihm unmöglich machen, sich umzudrehen, und treten außerdem starke Muskelspasmen auf, wobei der Schmerz in den Hodensack ausstrahlt, sollte man die Baliao-Punkte im Kreuzbeinloch akupunktieren.

Bei Skrofeln, die mit Fieber und Frösteln einhergehen, ist eine Nadelung von Yangguan (G 33) unterhalb des Knies angezeigt. Um diesen Punkt zu finden, laßt den Patienten sich vorbeugen, als würde er sich verneigen. Der Punkt liegt seitlich über dem Knie. Und wenn Ihr Punkte auf der Fußsohle sucht, dann laßt den Patienten wie zum Gruß niederknien.

Von allen acht Sonderleitbahnen sind das Ren/Konzeptions-, das Du/Lenker- und das Chong/Durchdringungsgefäß die wichtigsten. Das Ren/Konzeptionsgefäß entspringt im Huiyin (KG 1). Es wandert vom Perineum zum Bauch und durch den Guanyuan (KG 4) hinauf in die Kehle und weiter bis in die Augen.

Das Chong/Durchdringungsgefäß nimmt seinen Anfang in Qichong (M 30) in der Leistengegend. Es ist verbunden mit der Fuß-Shaoyin/Nieren-Leitbahn und verläuft mit der Nieren-Leitbahn aufwärts in den Brustkorb und verliert sich dort.

Wenn beim Mann das Konzeptionsgefäß gestört ist, können sich sieben verschiedene Arten von Brüchen entwickeln; bei der Frau kommt es zu Leukorrhoe und Tumoren. Bei Störungen des Durchdringungsgefäßes rebelliert das Qi aufwärts und ruft akute Bauchschmerzen und Kontraktionen hervor.

Bei einer Störung des Lenkergefäßes kann die Wirbelsäule sehr steif werden. Das Lenkergefäß beginnt im Unterbauch, bei Frauen beginnt es in der Öffnung der Harnröhre. Ein Zweig geht durch die Genitalien und konvergiert im Huiyin (LG 1). Dann wandert er um die Analgegend und verzweigt sich wieder in den Hüften, wo er sich mit der Fuß-Shaoyin/Nieren-Leitbahn verbindet. Er vereint sich mit der Nebenleitbahn des Fuß-Taiyang und Fuß-Shaoyin, um im Gesäß wieder zu konvergieren. Das Lenkergefäß wandert dann weiter aufwärts, dringt in die Wirbelsäule ein und verbindet sich mit den Nieren. Von hier aus verbindet es sich mit der Fuß-Taiyang-Leitbahn, führt in die Augengegend und die Stirn und quert den Scheitelpunkt. Nebenbahnen dringen direkt ins Gehirn ein. Am Kopf tritt das Lenkergefäß aus und steigt ab zur vorderen Schulter, geht nach hinten zur Wirbelsäule und führt weiter in den unteren Rücken. Dort tritt es wieder in die Nebenleitbahn ein und verbindet sich mit den Nieren. Beim Mann steigt das Lenkergefäß von den Nieren hinab, verläuft durch die Peniswurzel und konvergiert im Huiyin (LG 1). Das Gefäß quert den Nabel, geht hinauf durch das Herz in die Kehle, um den Mund herum und endet unterhalb der Augen.

Bei Störungen des Lenkergefäßes kann das Qi vom Unterbauch ins Herz oder den Magen aufwärts schießen, was Schmerzen und eine darauffolgende Blockade der Harn- und Stuhlentleerung nach sich ziehen kann. In diesem Fall spricht man von *Chongshan*, einem Zwerchfellbruch. Bei Frauen führt dies zu Unfruchtbarkeit, Schwierigkeiten beim Harnlassen, Hämorrhoiden oder Bettnässen. Im allgemeinen ist bei Störungen des Lenkergefäßes eine Nadelung des Lenkergefäßes selbst angezeigt. In leichten Fällen akupunktiert man den *Qugu*-Punkt (LG 2), in schweren Fällen *Yinjiao* (LG 7).

Wenn das Qi eines Patienten rebelliert und mit schneller, rauher Atmung einhergeht, dann akupunktiert Tiantu (LG 22). Erreicht das rebellierende Qi die Kehle, akupunktiert den Daying-Punkt (M 5). Kann der Kranke die Knie strecken, aber nicht wie gewohnt beugen, sollte man den *Biguan*-Punkt (M 31) am Oberschenkel nadeln. Wenn das Knie beim Sichhinsetzen schmerzt, dann benutzt den Huantiao-Punkt (G 30). Spürt der Patient Hitze im Knie, wenn er steht, akupunktiert Yangguan (G 33) in der Nähe des Knies. Bei Schmerzen im Knie, die in die große Zehe ausstrahlen, ist eine Nadelung des Weizhong (B 40) angezeigt. Hat der Patient beim Sitzen das Gefühl, es befinde sich ein Fremdkörper im Innern des Knies, akupunktiert das Gelenk selbst. Schmerzt das Knie und kann der Patient es nicht strecken, dann solltet Ihr die Rückenpunkte der Fuß-Taiyang/Blasen-Leitbahn stechen. Ist der Schmerz so heftig, als sei das Schienbein gebrochen, akupunktiert Zusanli (M 36). Ihr könntet auch die Ying/Quellen-Punkte *Tonggu* (B 66) des Fuß-Taiyang/Blasen-

Meridians und *Rangu* (N 2) am Fuß-Shaoyin/Nieren-Meridian benutzen. Kann der Patient aufgrund von Schmerzen im Wadenbein nicht lange stehen, sollte man den *Guangming*-Punkt (G 37) nadeln.

Es gibt 75 Punkte, die zur Behandlung von Wasserkrankheiten eingesetzt werden können. Oberhalb des Gesäßes liegen fünf Reihen mit je fünf Punkten, und oberhalb von Futu (M 32) im Bauch liegt eine Reihe mit ebenfalls fünf Punkten. Oberhalb des Innenknöchels liegt eine weitere Reihe mit sechs Punkten. Viele Vertiefungen oder Löcher in den verschiedenen Knochen des Körpers enthalten ebenfalls zahlreiche Akupunkturpunkte. Wenn man bei Wind-Kälte-Mustern eine Moxabehandlung durchführt, sollte man bei Dazhui (LG 14) beginnen. Vom Alter des Patienten hängt es ab, wie viele Moxakegel angezeigt sind. Brennt anschließend das Steißbein. Untersucht den Rücken auf Vertiefungen hin, und behandelt diese mit Moxa. In der Rippengegend könnt Ihr die Jingmen-Punkte (G 25) brennen. An den Zehen eignen sich die *Xiaxi*-Punkte (G 43) sowie Chengshan (B 57) am Unterschenkel und *Kunlun* (B 60) auf der Fuß-Taiyang/Blasen-Leitbahn. Die weichen Stellen über dem Schlüsselbein können ebenfalls mit Moxa behandelt werden, genauso wie Tiantu (KG 22), *Yangchi* (3E 4), Guanyuan (KG 4), Zusanli (M 36), Chongyang (M 42) und *Baihai* (LG 20). Bei einem Hundebiß bringt auf jeder Seite des Bisses drei Kegel an. Diese 29 Punkte sind die für eine Moxabehandlung geeignetsten. Wenn eine Lebensmittelvergiftung oder Magengrippe, die auf eine Moxabehandlung nicht anspricht, Fieber und Frösteln hervorruft, dann ist die Krankheit auf einen Überschuß an Hitze-Pathogen zurückzuführen. In diesem Fall akupunktiert die Shu/Bach-Punkte der überhitzten Leitbahnen in kurzen Intervallen, um das Pathogen zu zerstreuen und das Ungleichgewicht auszugleichen.»

61 Akupunktur bei der Behandlung von Wasser- und Fieberkrankheiten

Huangdi fragte: «Warum entspricht der Shaoyin den Nieren? Warum dominieren die Nieren den Wasserhaushalt?»

Qi Bo antwortete: «Die Nieren liegen am niedrigsten Punkt des Rumpfes; sie sind Yin im Yin, das extremste Yin aller Organe. Extremes Yin entspricht dem Wasser, denn das Wesen des Wassers ist *yin*. Die Lunge ist am Wasserhaushalt des Rumpfes, aber des oberen Teils, beteiligt; sie wird Hand-Taiyin genannt, während die Niere als Fuß-Shaoyin bekannt ist. Shaoyin dominiert vor allem im Winter. Wasser und ödemische Zustände wurzeln in der Niere und manifestieren sich in der Lunge. Beide Organe können Wasser sammeln und Krankheit manifestieren.»

Huangdi fragte: «Warum hält die Niere Wasser zurück und verursacht Krankheiten?»

Qi Bo erwiderte: «Die Niere ist das äußere Tor zum Magen. Wenn das Tor sich nicht richtig öffnen und schließen läßt, bleibt Wasser zurück und verursacht Krankheiten. Das Wasser dringt dann ins Gewebe und unter die Haut ein und verursacht Schwellungen.»

Huangdi sagte: «Demnach wurzeln alle Wasserzustände und wasserbedingten Anschwellungen in der Niere?»

Qi Bo antwortete: «Die Niere ist ein Yin-Organ. Alles, was mit der Aufwärtsbewegung des Erd-Qi zu tun hat, hat auch mit der Niere zu tun. Sie verarbeitet die Flüssigkeit aus dem Körper, indem sie mit Hilfe von Qi und Yang die Flüssigkeit in ein den Körper befeuchtendes Fluidum verwandelt. Wir betrachten dies als eine außerordentliche Yin-Qualität.

Nehmen wir das Beispiel eines Menschen, der aufgrund von körperlicher Belastung an Erschöpfung leidet. Dadurch wird auch die Niere erschöpft, und es kommt zu einer Austrocknung durch Schwitzen. Schwitzt der Mensch und ist er dabei einem Wind-Angriff ausgesetzt, schließen sich die Poren plötzlich. Der Schweiß ist nun gefangen: Er kann weder in die Zangfu zurückkehren noch nach außen abgegeben werden. So sammelt er sich an und verursacht Schwellungen. Die Wurzel dafür liegt in der Niere. Man spricht von Fengshui, vom Wind-Wasser-Syndrom.»

Huangdi sagte: «Es gibt 57 Punkte, die zur Behandlung von Wasserkrankheiten geeignet sind. Wodurch werden diese Punkte kontrolliert?»

Qi Bo erwiderte: «Natürlich von der Niere. In ihr konvergiert das Yin-Qi, und dort wird Wasser transportiert. Entlang des Kreuzbeins liegen fünf vertikale Reihen mit je fünf Punkten. Die Punkte Changqiang (LG 1), *Yaoshu* (LG 2), *Mingmen* (LG 4), *Xuanshu* (LG 5) und *Juzhong* (LG 6) liegen am Lenkergefäß; die Punkte *Dachangshu* (B 25), *Xiaochangshu* (B 27), *Pangguanshu* (B 28), *Zhonglushu* (B 29), *Baihuanshu* (B 30), *Weicang* (B 50), *Huangmen* (B 51), *Zhishi* (B 52), *Baohuang* (B 53) und *Zhibian* (B 54) liegen auf der Blasen-Leitbahn. Alle diese Punkte werden von der Niere kontrolliert. Wenn das Wasser so heftig ist, daß es die untere Körperhälfte überflutet, oder wenn der Bauch Wasser zurückhält, dann kommt es zu schwerer Atemnot und Kurzatmigkeit in der oberen Körperhälfte. Das heißt, die Niere ist die Ursache der Krankheit, die sich in der Lunge manifestiert.

Im Bauch, oberhalb der Oberschenkel, liegen zwei Reihen mit je fünf Punkten. Diese Punkte sind *Henggu* (N 11), *Dahe* (N 12), *Qixue* (N 13), *Siman* (N 14) und *Zhongshu* (N 15); *Wailing* (M 26), *Daju* (M 27), *Shuidao* (M 28), *Guilai* (M 29) und Qichong (M 30). Dies ist die Bahn, die das Nieren-Qi zurücklegt, deswegen spricht man auch vom Durchgang der Nieren. Leber-, Nieren- und Milz-Leitbahn laufen an der Innenseite des Beins zusammen. Die Nieren-Leitbahn zählt sechs Punkte an jedem Bein, die alle gemeinsam Taichong, der große Durchgang, genannt werden. Er besteht aus *Dazhong* (N 4), *Zhaohai* (N 6),

Fuliu (N 7), Jiaoxin (N 8), Zhubin (N 9) und *Yingu* (N 10). Alle 57 Punkte liegen an Stellen, an denen sich das pathogene Wasser einnisten kann, und werden deshalb dann verwendet, wenn es gilt, eine Stagnation der Wasser-Pathogene aufzulösen.»

Huangdi sagte: «Im Frühling sollte man zwischen den Luo/ Nebenleitbahnen und dem Fleisch akupunktieren. Warum?»

Qi Bo erklärte: «Der Frühling entspricht Holz und Leber, die beide mit Wachstum und Vitalität zu tun haben. Das Leber-Qi ist jähzornig und ungeduldig. Es bewegt sich unvermittelt, wie der Wind. Die Hauptleitbahnen verlaufen im allgemeinen tief im Innern des Körpers. Am Anfang attackiert das Wind-Pathogen meist an der Oberfläche, es dringt nicht sofort bis in die Hauptleitbahnen vor. Deswegen brauchen wir die Nadel nicht sehr tief einzuführen, um die Ebene zwischen Nebenleitbahnen und Fleisch zu erreichen.»

Huangdi fragte: «Was hat es mit dem Akupunktieren im Sommer auf sich? Da nadelt man die großen Leitbahnen im allgemeinen oberflächlich. Warum?»

Qi Bo erwiderte: «Der Sommer entspricht Herz und Feuer. Es ist eine Zeit kräftigen Wachstums. In den Leitbahnen ist das Qi relativ schwach. Tatsächlich sind nämlich die Leitbahnen zu dieser Zeit ziemlich eng. Aber Yang-Qi und Hitze sind sehr stark. Die Hitze kommt von außen und brennt sich ihren Weg bis in die Leitbahnen. In diesem Fall sollte man diejenigen Leitbahnen finden, in denen ein Überschuß herrscht, und dann Punkte auf den Hauptleitbahnen durch die Haut nadeln. So kann das Pathogen einfach verschwinden, denn es liegt auf einem sehr oberflächlichen Niveau und ist leicht zu besiegen.»

Huangdi sagte: «Wenn man im Herbst eine Akupunkturbehandlung vornimmt, sollte man die Shu/Bach-Punkte der Hauptleitbahnen finden. Warum?»

Qi Bo antwortete: «Der Herbst entspricht dem Metall und der Lunge. Es ist eine Zeit der unterdrückenden, herben Energie und des unfreundlichen Wetters. Metall ist im Überschuß da, das Feuer jedoch ist geschwächt. Das Yang-Qi zirkuliert in den He/ Meer-Punkten. Das Yin-Qi beginnt aufzusteigen, und das Feuchtigkeits-Pathogen kann den Körper befallen. Aber das Pathogen ist noch nicht stark genug, um in den Körper einzudringen. Deswegen müßt Ihr zuerst die Shu/Bach-Punkte lokalisieren und das Yin-Pathogen verjagen. Behandelt die He/Meer-Punkte auf Yang-Pathogene hin.»

Huangdi sagte: «Im Winter benutzen wir die Jing/Brunnen-Punkte und die Ying/Quellen-Punkte. Warum?»

Qi Bo antwortete: «Der Winter entspricht dem Wasser und der Niere. Es ist der Beginn einer Zeit des Speicherns und der Überwinterung. Das Yang-Qi ist geschwächt, das Yin-Qi hingegen sehr stark. Das Yang-Qi sinkt tief ins Innere ab. Deswegen müssen wir die Jing/Brunnen-Punkte benutzen, um das Yin in die Hand zu bekommen und das Yin-Pathogen abzuleiten. Die Ying/Quellen-Punkte benützen wir, um das dagegenwirkende Yang-Qi zu stärken und so das Gleichgewicht wiederherzustellen. Man sagt: ‹Finde im Winter die Jing/Brunnen- und Ying/Quellen-Punkte, um Yin und Yang auszugleichen – so kannst du im Frühjahr ein durch aufsteigendes Yang verursachtes Nasenbluten vermeiden.›»

Huangdi sagte: «Ich bin Euch sehr dankbar für Eure Erklärung der Behandlung fiebriger Krankheiten mittels der 59 Punkte. Ich habe nun einen Überblick gewonnen. Aber könnt Ihr mir deren Lage und Funktionsweise erklären?»

Qi Bo erwiderte: «Am Schädel finden wir fünf vertikale Reihen mit je fünf Punkten. Sie können bei der Behandlung jeder Art von Hitze, die in den Kopf gestiegen ist, benutzt werden. Diese Punkte auf dem Lenkergefäß sind *Houding* (LG 19), *Baihui* (LG 20), *Qianding* (LG 21), *Xinhui* (LG 22) und *Shangxing* (LG 23). Auf der Blasen-Leitbahn liegen Wuchu (B 5), *Chengguang* (B 6), *Tongtian* (B 7), *Luoque* (B 8) und *Yuzhen* (B 9); auf der Gallenblasen-Leitbahn liegen *Lingqi* (G 15), *Muchuang* (G 16), *Zhengying* (G 17), *Chengling* (G 18) und *Naokong* (G 19). Es gibt acht Punkte, die die Hitze im Brustkorb vertreiben können: *Dashu* (B 11), *Yingshu*, Quepen (M 12) und *Beishu*. Es gibt acht Punkte, die die Hitze im Magen vertreiben können: Qichong (M 30), Zusanli (M 36), Shanglian (Le 19) und Xialian (L 18). Es gibt acht Punkte, die die Hitze in den vier Gliedmaßen vertreiben können: *Yunmen* (Lu 2), Jianyu (Di 15), Weizhong

(B 40) und *Naokong* (G 19). Es gibt fünf Punkte, die die Hitze in den Organen am Rücken vertreiben können, sie entsprechen den fünf Zang-Organen: Pohu (B 42), Shentang (B 44), Hunmen (B 47), Yishe (B 49) und Zhishi (B 52). Das sind die 59 Punkte, die bei der Behandlung von fiebrigen Krankheiten eingesetzt werden können.»

Huangdi sagte: «Wie kann sich aus der Attacke eines Kälte-Pathogens eine fiebrige Krankheit entwickeln?»

Qi Bo erwiderte kurz: «Extreme Kälte stagniert und verwandelt sich in Hitze.»

62 Über das Regulieren der Leitbahnen

Huangdi sagte: «Ich habe gehört, daß man die sedierende Akupunkturtechnik bei Überschuß-Zuständen und die tonisierende Technik bei Mangel-Zuständen anwenden sollte. Was ist mit Überschuß und Mangel gemeint?»

Qi Bo antwortete: «Es gibt fünf Arten von Überschuß und fünf Arten von Mangel. Über welche wollt Ihr Bescheid wissen?»

Huangdi sagte: «Ich möchte über alle Arten Näheres erfahren.»

Qi Bo erwiderte: «Was Shen, den Geist, betrifft, so kann Mangel oder Überschuß herrschen. Bei Qi kann Mangel oder Überschuß bestehen. Bei Blut kann ein Mangel oder Überschuß bestehen. Die Form kann Mangel oder Überschuß aufweisen. Auch bei Zhi, dem Willen, kann Mangel oder Überschuß herrschen. Das sind insgesamt zehn Arten von Mangel und Überschuß.»

Huangdi sagte: «Im menschlichen Körper gibt es Jing, die Essenz, Qi, Jinye, die Körperflüssigkeiten, vier Gliedmaßen, neun Körperöffnungen, fünf Zang-Organe, 16 Leitbahnen* und 365 Gelenke. Alle diese Elemente können von Störungen und Krankheiten betroffen sein. Jede Störung kann man in bezug auf Mangel oder Überschuß unterscheiden. Ihr, mein Lehrer, habt aber nur fünf Arten von Mangel und Überschuß aufgezählt. Könnt Ihr mir weitere Unterweisungen zuteil werden lassen?»

* Die 16 Kanäle umfassen die zwölf Hauptkanäle sowie das Du/Lenkergefäß, das Ren/Konzeptionsgefäß, das Dai/Gürtelgefäß und das Chong/Vitalitätsgefäß.

Qi Bo erläuterte: «Die fünf Arten von Mangel und Überschuß entstehen in den fünf Zang-Organen. Das Herz zum Beispiel beherbergt Shen, den Geist; die Lunge beherbergt Qi, die Leber das Blut, die Milz Form und Fleisch, und die Niere beherbergt Zhi, den Willen. Sie alle müssen zusammenwirken, wobei Zhi und Shen auf psychischer Ebene wirksam werden und Knochen und Mark im Innern verbinden, wodurch sich erst die äußere Form des Körpers bilden kann. So entsteht ein funktionales Ganzes, das den menschlichen Körper ausmacht. Die Kommunikation zwischen den fünf Zang-Organen erfolgt durch die Leitbahnen und Gefäße, die Qi und Blut transportieren. Sind Qi und Blut gestört, kommt es zu einer Krankheit. Diagnose und Behandlung hängen also von den Leitbahnen und Gefäßen ab.»

Huangdi fragte: «Könnt Ihr mir etwas über Zustände sagen, bei denen ein Mangel oder ein Überschuß an Shen besteht?»

Qi Bo antwortete: «Bei einem Überschuß an Shen lacht man hysterisch. Bei einem Mangel an Shen ist man traurig und weinerlich. Dazu kommt es jedoch nur, wenn ein Pathogen Qi und Blut trennt und so eine Störung in den Zang bewirkt. Bevor das Pathogen Qi und Blut trennt, empfindet man jedoch ein unheimliches Frösteln. Dies ist eine leicht pathologische Veränderung von Shen.»

Huangdi fragte: «Wie setzt Ihr bei der Behandlung solcher Fälle die Technik des Sedierens und Tonisierens ein?

Qi Bo erwiderte: «Bei einem Überschuß an Shen laßt die winzigen Luo, die Nebenleitbahnen, bluten, aber öffnet sie nur sehr oberflächlich, ohne bis zu den Hauptleitbahnen vorzudringen. Dadurch kann sich Shen wieder beruhigen. Herrscht ein Mangel an Shen, dann lokalisiert die mit Shen verbundene Nebenleitbahn, in der ein Mangel besteht. Beginnt mit Massage, und akupunktiert dann, um den Fluß von Qi und Blut zu intensivieren. Weder Qi noch Blut sollten aus den Leitbahnen austreten. Auf diese Art und Weise wird Shen wieder zur Ruhe kommen.»

Huangdi fragte: «Wie sollte man vorgehen, wenn man Zustände, die von einem leichten Pathogen hervorgerufen worden sind, mit Akupunktur behandeln will?»

Qi Bo antwortete: «Massage oder Tuina mit anschließender

Akupunktur sind wirksam, solange die Nadeln keine zu großen Öffnungen erzeugen. Lenkt dann das Qi in den Bereich, in dem der Mangel besteht, und stellt so Shen wieder her.»

Huangdi erwiderte: «Danke, nun verstehe ich. Könnt Ihr bitte Überschuß und Mangel an Qi erklären?»

Qi Bo sagte: «Bei einem Qi-Überschuß leidet man an Atemnot und Husten; das Qi rebelliert aufwärts. Bei einem Qi-Mangel leidet man an Kurzatmigkeit. Bevor die Pathogene Qi und Blut trennen, besteht ein leichter Mangel an Lungen-Qi.»

Huangdi fragte: «Und wie wendet man hier die Sedierungs- und Tonisierungstechniken an?»

Qi Bo antwortete: «Bei einem Überschuß an Qi müßt Ihr die Leitbahnen sedieren, ohne eine Verletzung hervorzurufen und Blut entweichen zu lassen. Bei einem Mangel tonisiert die Leitbahnen. Laßt das Qi nicht entweichen.»

Huangdi fragte: «Wie akupunktiert man in leichten Fällen?»

Qi Bo erwiderte: «In leichten Fällen ist Massage angezeigt. Außerdem solltet Ihr die Nadeln herausnehmen und sie dem Patienten zeigen. Erklärt ihm die Prozedur des Akupunktierens, so daß sich beim Patienten ein leichtes Gefühl der Angst einstellt, denn dadurch zieht sich das Qi ins Innere zurück. Führt dann die Nadel in der entsprechenden Tiefe ein, und vertreibt das Pathogen. Sind die Poren geöffnet und tritt Schweiß aus, dann zieht die Nadel zurück. Der Körper wird von selbst genesen.»

Huangdi fragte: «Könnt Ihr mir etwas zu Überschuß und Mangel an Blut sagen?»

Qi Bo antwortete: «Bei einem Überschuß an Blut gerät man leicht in Zorn. Bei einem Mangel an Blut hingegen ist man ängstlich. Bevor Qi und Blut getrennt werden, manifestiert sich ein Überschuß-Zustand in den winzigen Luo. Wenn dieser Überschuß wächst, breitet er sich in die Hauptleitbahnen aus. So kommt es zu einer Stagnation des Blutes in den Hauptleitbahnen.»

Huangdi fragte: «Könnt Ihr bitte die Sedierungs- und Tonisierungstechniken, die in diesem Fall angezeigt sind, erläutern?»

Qi Bo erwiderte: «Bei einem Überschuß an Blut sediert die Leitbahn, die in Fülle ist, und leitet ein bißchen Blut aus. Bei einem Mangel lokalisiert die entsprechende Leitbahn, und akupunktiert sie. Laßt die Nadeln im Körper, während Ihr den Puls des Patienten überprüft. Ist er überflutend und groß, zieht die Nadeln sofort zurück. Laßt kein Blut austreten.»

Huangdi fragte: «Was tut man, wenn das Blut in den Leitbahnen stagniert?»

Qi Bo erwiderte: «Findet die Leitbahn, in der das Blut stagniert, akupunktiert und laßt sie bluten. So kann das Blut aus der Leitbahn entkommen und die Stagnation sich auflösen.»

Huangdi sagte: «Danke, nun verstehe ich. Könntet Ihr bitte Überschuß und Mangel bei Form und Fleisch erläutern?»

Qi Bo antwortete: «Bei einem Überschuß der Form ist der Bauch aufgebläht und groß, und der Patient hat Schwierigkeiten beim Harnlassen. Bei einem Mangel der Form fällt es dem Patienten schwer, die Gliedmaßen zu bewegen. Bevor das Pathogen Qi, Blut und die fünf Zang trennt, kommt es bei manchen Muskeln zu Zuckungen. Dann spricht man von kleinem Wind.»

Huangdi sagte: «Bitte erklärt mir, wie man in diesem Fall sediert und tonisiert.»

Qi Bo antwortete: «Bei einem Überschuß des Fleisches sediert den Fuß-Yangming, also die Magen-Leitbahn. Bei einem Mangel tonisiert ihn.»

Huangdi fragte weiter: «Wie behandelt man Zustände, die durch den kleinen Wind hervorgerufen wurden?»

Qi Bo erwiderte: «Akupunktiert im Fleisch, um das Pathogen zu vertreiben, aber nadelt nicht bis in die Leitbahnen, und verletzt die Nebenleitbahnen nicht. So kann sich das Abwehr-Qi langsam erholen, während das pathogene Qi langsam schwindet.»

Huangdi fragte: «Könntet Ihr mir bitte Genaueres über Überschuß und Mangel von Zhi oder Willen sagen?»

Qi Bo erklärte: «Bei einem Überschuß an Willen kommt es zu Schwellungen im Bauch und zu Durchfall von unverdauter Nahrung. Bei einem Mangel sind Hände und Füße extrem kalt. Bevor das pathogene Qi Blut, Qi und Zang-Organe des Körpers trennt, kann man ein Knirschen in den Gelenken hören, als ob Knochen aneinanderreiben würden.»

Huangdi fragte weiter: «Wie tonisiert und sediert man in diesem Fall?»

Qi Bo antwortete: «Bei einem Überschuß an Willen solltet Ihr den Rangu-Punkt (K 2) akupunktieren und bluten lassen. Bei einem Mangel tonisiert Fuliu (K 7). In leichten Fällen, die mit Gelenkknirschen einhergehen, akupunktiert die betroffenen Gelenke, und laßt das Pathogen nicht bis in die Hauptleitbahnen vordringen. So könnt Ihr das Pathogen vertreiben.»

Huangdi sagte: «Ich danke Euch für die Erläuterungen dieser Überschuß- und Mangel-Zustände. Könnt Ihr mir nun erklären, wie es überhaupt zu solchen Zuständen kommt?»

Qi Bo antwortete: «Überschuß und Mangel haben mit der Interaktion von Pathogen, Blut, Qi sowie Yin und Yang zu tun. Bei einem Ungleichgewicht zwischen Yin und Yang wird das Abwehr-Qi chaotisch, und das Blut rebelliert in den Meridianen. Dadurch stimmen Blut und Qi nicht mehr überein und kommen von ihrem normalen Weg ab. Dies führt zu Überschuß oder Mangel. Wenn zum Beispiel auf Yin-Ebene ein Überschuß an Blut besteht, während gleichzeitig auf Yang-Ebene ein Qi-Überschuß besteht, dann wird es zu Manie und Gewalttätigkeit kommen. Bei einem Blutüberschuß auf Yang-Ebene und einem Qi-Überschuß auf Yin-Ebene treten fiebrige Krankheiten auf. Herrscht ein Blutüberschuß auf höchster Ebene und ein Qi-Überschuß auf unterster Ebene, ist der Patient reizbar, unruhig und jähzornig und hat ein Völlegefühl im Brustkorb. Bei einem Blutüberschuß auf niederer Ebene und einem Qi-Überschuß auf höherer Ebene ist der Patient verwirrt und vergeßlich.»

Huangdi fragte: «Bei einem Blutüberschuß auf Yin-Ebene und gleichzeitigem Qi-Überschuß auf Yang-Ebene weichen Qi und Blut von ihrem normalen Weg ab. Wie stellt man fest, wo nun wirklich Überschuß beziehungsweise Mangel herrscht?»

Qi Bo antwortete: «Qi und Blut lieben die Wärme und haben eine Abneigung gegen Kälte. Kälte läßt sowohl Qi als auch Blut stagnieren, während Wärme ihren Fluß unterstützt. Dort, wo ein Qi-Überschuß besteht, ist das Blut vermindert. Dort, wo ein Blutüberschuß herrscht, besteht ein Mangel an Qi.»

Huangdi sagte: «Wir sprechen von Qi und Blut im menschlichen Körper. Wie Ihr, mein Lehrer, gesagt habt, können sich Mangel-Zustände auch bei einem Überschuß an Qi und Blut manifestieren. Bedeutet dies nicht, daß es sich gar nicht um einen echten Überschuß handelt?»

Qi Bo antwortete: «Überschuß bedeutet, daß von etwas zuviel vorhanden ist, das ist alles. Mangel bedeutet, daß von etwas nicht genug vorhanden ist. Bei einem Qi-Überschuß kann sich das Blut verlagern und unzureichend werden. Da Qi und Blut ihr mengenmäßiges Gleichgewicht eingebüßt haben, kommt es bei einem Element in Relation zum anderen zu einem Mangel. Die feinen und auch die größeren Luo/Nebenleitbahnen transportieren sowohl Blut als auch Qi zu den Hauptleitbahnen. Wenn hier bei Qi und bei Blut ein Überschuß besteht, kommt es zu einer Überlastung der Leitbahnen und damit zu einem Überschuß-Zustand. Wenn sowohl bei Blut als auch bei Qi ein Überschuß in den Leitbahnen herrscht, können beide rebellisch werden. Dann spricht man von *Dajue*, von einer großen Ohnmacht, bei der man plötzlich das Bewußtsein verliert. Gelingt es dem Arzt, den Fluß des rebellierenden Qi und Bluts schnell wieder umzukehren, ist eine Wiederbelebung möglich. Gelingt diese Umkehrung jedoch nicht, tritt der Tod ein.»

Huangdi fragte: «Wie kommt ein Überschuß zustande, und welche Bedeutung hat ein Mangel? Könnt Ihr bitte erklären, wodurch diese Zustände bedingt sind?»

Qi Bo erwiderte: «Die Yin- und Yang-Leitbahnen besitzen sogenannte Shu- oder Bach-Punkte, durch die Qi und Blut transportiert werden und in denen Qi und Blut konvergieren. Blut und Qi einer Yang-Leitbahn werden zu den Yin-Leitbahnen transportiert. Die Yin-Leitbahnen sind dann gefüllt und nähren den Körper. Sind Yin und Yang ausgeglichen, wird der Körper widerstandsfähiger. Harmonie herrscht dann auch in den neun Regionen der Körperpulse. Dann spricht man von einem normalen, gesunden Menschen. Ein Pathogen, das den Körper angreift, löst ein Ungleichgewicht aus, und es kommt zu einem Yin-Zustand, der innerlich die Zang angreift, oder zu einem Yang-Zustand auf der Oberfläche des Körpers. Ein Yin-Zustand rührt meist von einer unangemessenen Ernährung, einem unregelmäßigen Leben, übermäßigen sexuellen Aktivitäten oder einem Mangel an harmonischen Emotionen her. Ein Yang-Zustand wird meist durch die

Einwirkung von Regen, Wind, Kälte oder Sommer-Hitze verursacht.»

Huangdi fragte: «Wie können Wind und Regen die Menschen verletzen?»

Qi Bo führte aus: «Wind und Regen greifen als erstes die Haut an. Dann dringen sie in die kleineren und in der Folge in die regulären Nebenleitbahnen ein, bis sie schließlich die Hauptleitbahnen erreichen. Hat das Pathogen einmal die Hauptleitbahnen erreicht, ruft es eine Stagnation hervor. Deswegen können wir in diesen Fällen einen starken, großen Puls ertasten, es besteht also ein Überschuß-Zustand. Dabei fühlt sich die Oberfläche des Körpers gespannt, steif, hart und voll an, und der Patient scheut vor jeder Berührung zurück, weil sie Schmerzen verursacht.»

Huangdi fragte: «Könnt Ihr mir erklären, wie Kälte und Feuchtigkeit die Menschen verletzen?»

Qi Bo antwortete: «Durch Kälte und Feuchtigkeit verliert die Haut ihre Elastizität. Die Muskeln werden gespannt und fest, und dadurch stagniert der Fluß von nährendem Qi und von Blut, was wiederum das Abwehr-Qi schwächt und einen Mangel-Zustand bewirkt. Der Mangel manifestiert sich in einer schlaffen, runzligen Haut; eine Berührung der Haut wärmt und stärkt das Qi und wird vom Patienten als angenehm empfunden.»

Huangdi fragte: «Könnt Ihr mir den Mangel-Zustand erklären, der auf Yin-Ebene, also im Innern des Körpers, auftritt?»

Qi Bo antwortete: «Wenn die Gefühle bei einem Menschen nicht ausgeglichen sind und er sich von ihnen hinreißen läßt, dann entsteht eine Situation, in der das Yin-Qi sich in abnormaler Weise aufwärts bewegt, wodurch in der unteren Körperhälfte ein Defizit entsteht. Herrscht aber im unteren Bereich ein Yin-Mangel, dann dringt das Yang-Qi ein und füllt die Leere aus, was zu einem Überschuß-Zustand führt.»

Huangdi fragte: «Was geschieht bei einem Yin-Mangel?»

Qi Bo erwiderte: «Gibt man übermäßiger Freude und Aufregung nach, zerstreut sich das Qi. Gibt man der Traurigkeit nach, erschöpft sich das Qi. Ist das Qi erschöpft, leeren sich die Leitbahnen. Ißt man gleichzeitig kalte und rohe Nahrungsmittel, dringt Kälte bis ins Innere. Unter solchen Umständen wird der

Blutfluß langsam und zerhackt, und das Qi erschöpft sich. Dann spricht man von einem Mangel.»

Huangdi sagte: «Alten medizinischen Abhandlungen zufolge führt ein Yang-Mangel zu äußerer Kälte. Ein Yin-Mangel läßt Hitze im Innern steigen. Bei einem Yang-Mangel manifestiert sich Hitze äußerlich. Ein Überschuß an Yin bewirkt innere Kälte. Könnt Ihr mir bitte erklären, wie es dazu kommt?»

Qi Bo erwiderte: «Das gesamte Yang des Körpers stammt vom oberen Jiao. Die Funktion dieses Yang besteht darin, die Haut zu wärmen und die Poren zu regulieren. Greift ein Kälte-Pathogen von außen an, kommt es zu einer Stagnation des Qi des oberen Jiao. Kälte sammelt sich dann äußerlich an und verursacht ein Frösteln.»

Huangdi fragte: «Könnt Ihr erklären, wie ein Yin-Mangel zu Hitze führen kann?»

Qi Bo erwiderte: «Durch Übermüdung erschöpft sich das Yin. Milz und Magen können dann die Nährstoffe nicht mehr wirksam verarbeiten. Der obere Jiao kann die extrahierten Nährstoffe nicht mehr verteilen und der mittlere Jiao sie nicht mehr assimilieren. Das Magen-Qi ist gestaut und produziert Hitze. Diese Hitze steigt dann auf und füllt den Brustkorb. Das Resultat ist innere Hitze.»

Huangdi fragte: «Könnt Ihr mir bitte erläutern, wie ein Yang-Überschuß äußeres Fieber hervorrufen kann?»

Qi Bo antwortete: «Da der obere Jiao nicht in der Lage ist, zu zerstreuen, können die Poren nicht reguliert werden. Schweiß wird zurückgehalten, und das Abwehr-Qi kann seine Funktion nicht erfüllen. Hitze sammelt sich dann unter der Haut an, was sich in Form von Fieber auswirkt.»

Huangdi: «Sagt mir bitte Genaueres über einen Yin-Überschuß, der innere Kälte hervorruft.»

Qi Bo erklärte: «Das gestörte Qi steigt auf und führt die Kälte, die sich im Brustkorb gestaut hat, mit sich. Wenn das Yang-Qi die Kälte nicht erwärmen und vertreiben kann, stagniert das Blut. In der Folge wird das ganze Leitbahnsystem undurchlässig, und wir ertasten einen Puls, der groß, übermäßig und rauh ist.»

Huangdi sagte: «Wenn Yin und Yang stagnieren und bei beiden

ein Überschuß herrscht, wenn Blut und Qi nicht harmonisch sind, dann kommt es mit Sicherheit zum Ausbruch einer Krankheit. Welche Behandlung sollte man dann anwenden?»

Qi Bo antwortete: «Bei der Behandlung eines solchen Zustandes sollte man die Leitbahn lokalisieren und akupunktieren. Dabei sollte man die Ying-, also die nährende Ebene erreichen, um das Blut zu behandeln, und die Wei- oder Abwehr-Ebene, um das Qi zu behandeln. Berücksichtigt außerdem die Konstitution des Patienten sowie die Jahreszeit, um zu entscheiden, wieviel angemessen ist.»

Huangdi sagte: «Sobald ein Pathogen in Kontakt mit Qi und Blut gekommen ist und dort eine Störung verursacht hat, tritt ein Ungleichgewicht zwischen Yin und Yang ein. Wie wendet Ihr dann Eure Techniken an?»

Qi Bo erklärte: «Wollt Ihr sedieren, dann laßt den Patienten beim Einstechen der Nadel einatmen, denn dadurch dringen Qi und Nadel gleichzeitig in den Körper ein. Dies öffnet das Tor, und das Pathogen kann austreten. Beim Herausziehen der Nadel sollte der Patient ausatmen, damit Qi und Nadel gleichzeitig den Körper verlassen. So bleibt Jing, die Essenz des Körpers, unverletzt, und das Pathogen ist vertrieben. Blockiert die von der Nadel verursachte Öffnung nicht, sondern erlaubt dem Pathogen, sich zu entfernen. Es kann sein, daß Ihr die Nadel bewegen müßt, um den Ausgangspunkt zu vergrößern. Dann spricht man von intensivem Sedieren. Wenn Ihr die Nadel schnell entfernt, drückt mit Eurem linken Daumen auf den Ausgangspunkt, um ihn zu schließen, sobald das Pathogen ausgetreten ist.»

Huangdi fragte: «Könnt Ihr mir auch etwas über die Tonisierung sagen?»

Qi Bo erwiderte: «Führt die Nadel nicht sofort ein. Konzentriert Euch und wartet, bis der Patient ausatmet, bevor Ihr nadelt. Bewegt die Nadel nicht, und stellt sicher, daß rund um den Einstichpunkt kein Leck entsteht, aus dem das Jing-Qi entweichen könnte. Sobald das Qi ankommt und der Patient einatmet, zieht die Nadeln zurück. Drückt auf die Öffnung. Es gibt eine klare Grenze fürs Zurückhalten der Nadel; sobald das Qi ankommt, müßt Ihr die Nadel entfernen. Dadurch strömt das Qi in der

Umgebung nicht aus. Außerdem kann das Qi von entfernteren Stellen herbeikommen; deswegen ist es wichtig, es nicht ausströmen zu lassen.»

Huangdi sagte: «Ihr habt zehn Arten von Mangel und Überschuß genannt, die innerhalb der fünf Zang-Organe entstehen, aber Ihr habt die zwölf Leitbahnen nicht erwähnt, in denen es ebenfalls zu einem Ungleichgewicht kommen kann und die ihre eigenen Mangel- oder Überschuß-Zustände aufweisen können. Würdet Ihr bitte Überschuß und Mangel in den Leitbahnen und deren Beziehung zu den fünf Zang erklären?»

Qi Bo erwiderte: «Die Zang- und Fu-Organe sind innerlich und äußerlich mit den Leitbahnen verbunden. Jedes weist Überschuß- und Mangelsymptome auf, die je nach Lage behandelt werden müssen. Liegt die Krankheit in den Leitbahnen, dann achtet auf das Blut. Liegt die Krankheit im Blut, dann reguliert die Nebenleitbahnen. Liegt die Krankheit im Qi, dann reguliert das Wei. Liegt die Krankheit im Fleisch, dann reguliert das Fleisch. Liegt die Krankheit in den Sehnen, dann behandelt die Sehnen. Liegt sie in den Knochen, dann behandelt die Knochen. Wenn in den Sehnen ein Bi-Zustand herrscht oder Feuchtigkeit im Spiel ist, benützt die Technik der warmen Nadel, bei der die Nadel, nachdem sie eingeführt wurde, erhitzt wird. Bei kranken Knochen bedient Euch der Feuernadeltechnik, bei der die Nadel heiß und rot ist, bevor sie eingeführt wird. Ihr könnt die betroffene Stelle mit heißen Kräuterkompressen behandeln. Bei einem tauben Gefühl akupunktiert Yinqiao- und Yangqiao-Leitbahnen.

Leidet der Patient an Schmerzen im Körper, sind aber die neun Pulse normal, dann akupunktiert die Luo. Schmerzt nur die linke Seite, sind aber die Pulse auf der rechten Seite pathologisch verändert, dann akupunktiert die Leitbahnen auf der gegenüberliegenden Seite. Zögert die Behandlung nicht hinaus. Vor jeder Behandlung müßt Ihr die Pulse an allen neun Taststellen sorgfältig untersuchen. So ist sichergestellt, daß Eure Behandlung und die von Euch angewandten Techniken die richtigen sind.»

63 Akupunktur der oberflächlichen Luo

Huangdi sagte: «Ich habe von einer Technik gehört, bei der die oberflächlichen Luo akupunktiert werden. Könntet Ihr mir Genaueres über diese Technik und ihre Indikationen sagen?»

Qi Bo antwortete: «Wenn ein Pathogen den Körper befällt, so dringt es im allgemeinen zuerst auf der Ebene der Haut ein. Wird es von dort nicht vertrieben und nistet es sich ein, wandert es weiter in die feinen Luo/Nebenleitbahnen. Wird es auch von dort nicht vertrieben, so wandert es in die regulären Luo und von dort weiter in die Hauptleitbahnen, die mit den fünf Zang-Organen in Verbindung stehen. Schließlich verteilt es sich in den Eingeweiden und im Magen. Dies ist der Weg, den das Pathogen von der Haut bis zu den fünf Zang-Organen zurücklegt. Man muß dann die normalen Akupunkturpunkte stechen.

Nistet sich das Pathogen in den feinen Luo ein und stagniert es dort, können außergewöhnliche Krankheiten auftreten. Sobald die großen Luo befallen sind, wandert das Pathogen nach rechts, wenn es links seinen Ursprung hat, und umgekehrt. Es folgt dann dem Verlauf der großen Luo bis in die Gliedmaßen. Dringt es nicht in die Hauptleitbahnen vor, dann bewegt es sich in den Luo/Nebenleitbahnen, ohne an einem festen Ort zu verharren. Befindet es sich auf der rechten Seite, können sich die Symptome auf der linken Seite manifestieren, und umgekehrt. Behandelt beim Akupunktieren immer die gegenüberliegende Seite. Diese Methode wird *Miuci* genannt und ist Akupunktieren der oberflächlichen Luo durch Nadelung der gegenüberliegenden Seite.»

Huangdi sagte: «Würdet Ihr bitte erklären, wie mit dieser Methode Krankheiten auf der gegenüberliegenden Seite behandelt werden können? Ich möchte auch gern etwas über die Unterschiede zwischen dieser Methode und der Behandlung der Hauptleitbahnen erfahren.»

Qi Bo erwiderte: «Greift das Pathogen die Leitbahnen an und besteht ein Überschuß auf der linken Seite, dann ist die rechte Seite beeinträchtigt, und umgekehrt. Die Akupunktur sollte an den Hauptleitbahnen ansetzen. Ihr müßt jedoch die richtige Leitbahn finden; allein die Luo/Nebenleitbahnen zu behandeln ist nicht ausreichend. Symptome, die auf Störungen der Luo zurückzuführen sind, unterscheiden sich von Symptomen, die von Störungen der Hauptleitbahnen verursacht werden.»

Huangdi fragte: «Wie wird nun die Methode des Miuci genau angewandt?»

Qi Bo erwiderte: «Wenn zum Beispiel das Pathogen den Luo der Fuß-Shaoyang/Gallenblasen-Leitbahn befällt, dann kommt es zu Schmerzen des Herzens, Schwellungen des Bauches und einem Völlegefühl in den Seiten. Ist keine offensichtliche Stagnation vorhanden, sollte man Rangu (K 2) akupunktieren und bluten lassen. Innerhalb von 30 Minuten wird die Krankheit höchstwahrscheinlich geheilt sein. Wenn nicht, benutzt die Technik der gegenüberliegenden Seite. Dann wird die Krankheit innerhalb von fünf Tagen verschwunden sein.

Wenn das Pathogen in den Luo der Hand-Shaoyang/Sanjiao-Leitbahn eindringt, kann dies zu Halsschmerzen und einem Engegefühl, zu Krämpfen in der Zunge, trockenem Mund, Unruhe, Reizbarkeit und Schmerzen an den Armen führen. Der Patient ist nicht in der Lage, den Arm über den Kopf zu heben. In diesem Fall akupunktiert den *Guanchong*-Punkt (3E 1) am Ringfinger. Bei einem älteren, schwachen Patienten läßt die Heilung länger auf sich warten. Auch hier sollte man dem Prinzip des Nadelns der gegenüberliegenden Seite folgen. Handelt es sich um eine akute Krankheit, wird die Heilung innerhalb von ein paar Tagen eintreten.

Attackiert das Pathogen den Luo der Fuß-Jueyin/Leber-Leitbahn, kann es zu plötzlichen, schmerzhaften Hernien kommen. In diesem Fall solltet Ihr *Dadun* (Le 1) auf der großen Zehe nadeln.

Bei Männern wird die Wirkung sofort eintreten, bei Frauen wird es etwas länger dauern. Benutzt die Technik der gegenüberliegenden Punkte.

Greift das Pathogen den Luo der Fuß-Taiyang/Blasen-Leitbahn an, treten Schmerzen in Hals und Schultern auf. Nadelt Zhiyin (B 67) auf der kleinen Zehe, und die Krankheit wird geheilt. Sollte sich keine Besserung einstellen, akupunktiert Jingmen (B 63), und zwar dreimal auf der gegenüberliegenden Seite. Innerhalb von 30 Minuten wird sich die Wirkung zeigen.

Befällt das Pathogen den Luo der Hand-Yangming/Dickdarm-Leitbahn, kommt es zu Atemnot, zu einem Völlegefühl in der Rippengegend und einem fiebrigen Gefühl im Brustkorb. In diesem Fall solltet Ihr Shangyang (Di 1) stechen. Wählt auch hier die gegenüberliegende Seite. Innerhalb von 30 Minuten wird sich der Zustand bessern.

Attackiert das Pathogen den Luo des Hand-Jueyin, schmerzen die Handgelenke, und außerdem sind sie in ihrer Beweglichkeit eingeschränkt. Akupunktiert rund um die Mitte des Handgelenks. Sucht den schmerzhaften Punkt mit Eurem Daumen, und führt dann die Nadel ein. Folgt beim Akupunktieren dem Mondzyklus. Beginnt bei Neumond, und wiederholt die Behandlung 15 Tage lang bis zum Vollmond, wobei Ihr die Anzahl der Nadelungen pro Tag um eine erhöht. Während der Tage zwischen Vollmond und Neumond verringert die Anzahl der Nadelungen jeweils um eine.

Befällt das Pathogen das Yang-Fersengefäß, kommt es zu Schmerzen in den Augen. Akupunktiert Shenmai (B 62) zweimal auf der gegenüberliegenden Seite. Laßt die Nadel 45 Minuten im Körper. So kann der Zustand geheilt werden.

Kommt ein Patient zu Euch, der gefallen ist und einen Blutstau aufweist, leidet er unter Umständen an Schwellungen des Bauches, an Fülle sowie an einer Obstruktion der Blase oder des Mastdarms. In diesem Fall muß man unverzüglich Heilkräuter verabreichen, um Blase und Mastdarm zu öffnen. Liegt die Verletzung in der oberen Körperhälfte, sind wahrscheinlich die Jueyin-Leitbahnen in Mitleidenschaft gezogen. Liegt die Verletzung in der unteren Körperhälfte, dann ist wahrscheinlich der

Shaoyin-Luo beeinträchtigt. Akupunktiert die Innenseite des Knöchels, und laßt die Kapillaren vor dem Rangu-Punkt (K 2) bluten. Akupunktiert außerdem Chongyang (M 42). Zeitigt diese Behandlung keine Ergebnisse, dann akupunktiert Dadun (Le 1) und laßt bluten. Nadelt auch hier die gegenüberliegende Seite. Bei Angst und depressiven Zuständen wiederholt die ganze Prozedur.

Dringt das Pathogen durch die Nebenleitbahn des Hand-Yangming ein, kann es zu vorübergehender oder bleibender Taubheit kommen. Nadelt Shangyang (Di 1), damit der Kranke wieder normal hören kann. Bei vollkommener Taubheit, die mit einer Erschöpfung des Luo-Qi einhergeht, ist Akupunktur nicht angezeigt. Hört der Patient Geräusche wie zum Beispiel ein Heulen des Windes, wendet die Methode der gegenüberliegenden Seite an.

Bei Bi-Zuständen, bei denen der Schmerz wandert und nicht an einem Ort bleibt, sollte man die schmerzhaften Stellen nadeln. Stimmt die Behandlung auf den Mondzyklus ab, wie ich es schon früher beschrieben habe. Berücksichtigt außerdem die relative Stärke von Pathogen und Körper, wenn Ihr die Anzahl der Nadelungen festlegt. Nadelt Ihr öfter als notwendig, könnt Ihr das Qi des Körpers erschöpfen und den Zustand verschlimmern. Akupunktiert Ihr nicht oft genug, dann wird keine vollständige Heilung eintreten können. Auch in solchen Fällen akupunktiert die gegenüberliegende Seite, und stimmt die Behandlung auf den Mondzyklus ab.

Dringt ein Pathogen in den Luo des Fuß-Yangming ein, verursacht es Niesen, Nasenbluten und Kälte in den oberen Zähnen. Akupunktiert den Lidui-Punkt (M 45). Auch hier müßt Ihr natürlich das Prinzip der gegenüberliegenden Seite anwenden.

Greift ein Pathogen den Luo der Fuß-Shaoyang/Gallenblasen-Leitbahn an, kommt es zu Schwierigkeiten beim Atmen, zu Husten, der einhergeht mit spontanem Schwitzen, sowie zu Schmerzen in Rippen oder Brustkorb. Hier ist eine Nadelung des Zuqiaoyin (G 44) auf der vierten Zehe angezeigt, was zu einer sofortigen Erleichterung beim Atmen führen sollte, außerdem müßte auch das Schwitzen aufhören. Was den Husten betrifft, so beratet den Patienten hinsichtlich Ernährung und angemessener Kleidung. Besserung wird sich innerhalb eines Tages einstellen. Ist dem nicht so, wiederholt die Behandlung.

Attackiert das Pathogen den Luo des Fuß-Shaoyin, kann es zu Halsschmerzen, Schluckbeschwerden und Zornesausbrüchen ohne ersichtlichen Anlaß kommen. Außerdem kann das Qi aufwärts zur Magenöffnung rebellieren. In diesem Fall sollte man Yongquan (N 1) akupunktieren, und zwar dreimal auf jeder Seite. Eine Linderung sollte unverzüglich spürbar werden. Bessert sich der Zustand jedoch nicht, dann wiederholt die Prozedur auf der anderen Seite. Schwillt der Hals so stark an, daß er vollkommen blockiert ist, dann akupunktiert Rangu (N 2) und laßt bluten.

Greift ein Pathogen den Luo der Fuß-Taiyin/Milz-Leitbahn an, kommt es zu Rückenschmerzen, die in Unterbauch und Rippengegend ausstrahlen. Der Patient kann nicht aufrecht sitzen und kaum atmen. Akupunktiert die Punkte entlang des Kreuzbeins und im Kreuzbeinloch sowie die Shu-Punkte. Die Anzahl der Nadelungen sollte dem Mondzyklus folgen. Man kann mit sofortiger Besserung rechnen.

Greift ein Pathogen den Luo des Fuß-Taiyang an, kommt es zu plötzlichen Spasmen im Rücken sowie zu Schmerzen, die vom Rücken in die Rippengegend ausstrahlen. Geht entlang des Nakkens und beidseits der Wirbelsäule abwärts, und akupunktiert die schmerzhaften Stellen dreimal.

Befällt das Pathogen den Luo des Fuß-Shaoyang, verursacht es Schmerzen in den Hüften und Schwierigkeiten beim Anziehen des Oberschenkels. Behandelt den Huantiao-Punkt (G 30) mit sehr langen, dünnen Nadeln. Die Anzahl der Nadelungen hängt wiederum vom Mondzyklus ab. Eine Besserung sollte sofort spürbar werden.

Bei der Behandlung von Krankheitserscheinungen der Leitbahnen sollte man die Miuci-Methode immer dann anwenden, wenn die Symptome nicht entlang der Hauptleitbahnen, sondern entlang der Nebenleitbahnen auftreten. Es gilt aber auch das Gegenteil: Ist die Miuci-Methode wirkungslos, dann ist die Krankheit vielleicht schon bis in die Hauptleitbahnen vorgedrungen. Wenn man zum Beispiel bei Taubheit den Shangyang-Punkt

(Di 1) am Hand-Yangming akupunktiert, ohne daß sich eine Besserung einstellt, sollte man den Tinggong-Punkt (Dü 19) vor dem Ohr nadeln. Wenn bei einem Loch im Zahn Shangyang (Di 1) keine Besserung bringt, sollte man die Luo Nebenleitbahnen, die zum Zahn führen, nadeln.

Greift ein Pathogen im Innern auf der Ebene der Zang-Organe an, treten ausstrahlende Schmerzen auf, die unter Umständen periodisch kommen und gehen. Der Arzt kann mit einer Miuci-Behandlung der Nebenleitbahnen beginnen, wobei er die Punkte auf den ‹Schwimmhäuten› von Fuß und Hand benutzt. Wählt die Nebenleitbahnen, in denen ein Blutstau herrscht, und laßt sie bluten. Akupunktiert jeden zweiten Tag. Ist die erste Behandlung wirkungslos, wird die Heilung nach fünf Behandlungen eintreten.

Ist die Hand-Yangming-Leitbahn erkrankt und wandert das Pathogen hinauf zu den Zähnen und ruft es dort Schmerzen und ein Kältegefühl in Lippen und Zähnen hervor, dann untersucht den Handrücken auf geronnenes Blut hin. Zerstreut es, indem Ihr bluten laßt, und akupunktiert dann Lidui (M 45) und Shangyang (Di 1). Die Wirkung wird unverzüglich eintreten.

Wenn das Pathogen in die Luo von Hand-Shaoyin, Fuß-Shaoyin, Hand-Taiyin, Fuß-Taiyin oder Fuß-Yangming eintritt, die alle im Ohr zusammenlaufen – vor allem an der Stirn oberhalb des linken Ohrs –, kann sich das Qi dieser fünf Luo vollkommen erschöpfen, was Auswirkungen auf den gesamten Körper haben kann. Es kommt zu einer vollkommenen Empfindungs- und Bewußtlosigkeit, als wäre man tot. In diesem Fall spricht man von *Shijue*, und Ihr solltet zuerst Yinbai (M 1) akupunktieren, anschließend Yongquan (N 1), dann Lidui (M 45), *Shaoshang* (Lu 11), *Zhongchong* (KS 9) und schließlich Shenmen (H 7). Bleibt dies wirkungslos, nehmt hohle Bambusstäbchen, und blast mit ihnen in die Ohren des Patienten. Zuerst rasiert einen Teil der Haare auf der linken Seite der Stirn. Verbrennt sie, zerreibt sie zu einem Pulver, und vermischt es mit Reiswein. Zwingt den Patienten, diese Mischung zu sich zu nehmen, um den Heilungsprozeß zu unterstützen.

Wenn wir die Methoden der Akupunktur betrachten, so müssen

wir ganz allgemein zuerst feststellen, welche Leitbahn betroffen ist. In einem nächsten Schritt müssen wir feststellen, ob es sich um Überschuß oder Mangel handelt. Wählt dann die angemessene Behandlung. Funktioniert das Blut in den Leitbahnen nicht richtig, akupunktiert die betroffenen Leitbahnen. Bei einem Schmerz, der nicht auf den Hauptleitbahnen angesiedelt ist, behandelt die Luo. Achtet ganz besonders auf Stellen, an denen ein Stau besteht, und zerstreut das Pathogen, indem Ihr bluten laßt. Behandelt die Symptome mittels der Methode der gegenüberliegenden Punkte. Alle diese Elemente bilden die Miuci-Methode, bei der die oberflächlichen Luo genadelt werden.»

64 Akupunktur in Einklang mit den Jahreszeiten

Huangdi sagte: «Wenn ein Überschuß an Qi im Jueyin besteht, kann es zu einem Zustand kommen, der als *Yinbi*, als extreme Yin-Stagnation, bekannt ist. Bei einem Mangel kann es zu *Rebi*, zu einer Hitzestagnation, kommen. Bei einem schlüpfrigen Puls kann es zu *Shan*, einer Hernie, kommen, die periodisch auftritt. Bei einem rauhen Puls liegt der Verdacht auf eine Stagnation des Qi im Unterbauch nahe.

Bei einem Überschuß an Qi im Shaoyin kann der Patient an einem Bi-Zustand auf Hautniveau, einem Hautausschlag, leiden. Bei einem Qi-Mangel kommt es zu Bi in den Lungen. Ist der Puls schlüpfrig, liegt eine von äußerem Wind verursachte Hernie vor. Dann spricht man von Lungen-Wind-Hernie. Ein rauher Puls läßt auf einen Zustand der Anhäufung schließen, bei dem Blut im Harn enthalten ist.

Bei einem Qi-Überschuß im Taiyin kann man Bi im Fleisch und Kälte im mittleren Jiao diagnostizieren. Ein Mangel im Taiyin zieht Bi in der Milz nach sich. Ein schlüpfriger Puls ist ein Anzeichen für eine Hernie oder Milz-Wind. Ein rauher Puls weist auf eine Anhäufung mit Fülle und Schwellung von Ober- und Unterbauch hin.

Bei einem Qi-Überschuß im Yangming kommt es zu einem Bi-Zustand in den Gefäßen sowie zu Fieber. Bei einem Mangel tritt Bi im Brustkorb und Herzen auf. Bei einem schlüpfrigen Puls liegt eine Hernie oder Herz-Wind vor. Bei einem rauhen Puls leidet der Patient an einer Stagnation, an Angst und Schreckhaftigkeit.

Ein Qi-Überschuß im Taiyang kann sich als Bi der Knochen manifestieren, was zu einem Schweregefühl im ganzen Körper führt. Bei einem Qi-Mangel kommt es zu Bi in der Niere. Ein schlüpfriger Puls ist ein Indiz für eine Hernie oder Nieren-Wind. Ein rauher Puls weist auf eine Verhaltung und eine Störung im Scheitelbereich des Kopfes hin.

Bei einem Überschuß an Qi im Shaoyang kommt es zu Bi in den Sehnen und einer Fülle in den Rippen. Bei einem Qi-Mangel kann ein Bi-Zustand in der Leber auftreten. Ein schlüpfriger Puls weist auf eine Hernie oder Leber-Wind hin, bei einem rauhen Puls kommt es zu einer Verhaltung und Krämpfen in den Sehnen sowie zu Schmerzen in den Augen.

Bei allen diesen Krankheiten entspricht das Qi in den Leitbahnen dem Qi der vier Jahreszeiten. Im Frühling fließt das Holz/Wind-Qi in den Leitbahnen. Im Sommer fließt das Herz/Feuer-Qi in den feinen Luo. Im Spätsommer fließt das feuchte Erd-Qi im Fleisch. Im Herbst fließt das trockene Metall-Qi in der Haut. Im Winter fließt das kalte Wasser-Qi im Knochenmark.»

Huangdi sagte: «Ich möchte wissen, was der Grund für diese Erscheinungen ist.»

Qi Bo erklärte: «Im Frühling beginnt das Yang-Qi des Universums zu wachsen, das Yin-Qi der Erde beginnt sich zu zerstreuen. Kälte verwandelt sich in Wärme. Eis schmilzt. Wasser ergießt sich in Flüsse und Ströme. Das Qi im menschlichen Körper wandert in den Leitbahnen. Im Sommer fließen Qi und Blut überreichlich in den Leitbahnen und überfluten die feinen Luo. Die Haut ist gut genährt und stark. Im Spätsommer sind reichlich Qi und Blut in den Leitbahnen vorhanden und nähren die Muskeln und machen sie geschmeidig. Im Herbst nimmt die Erde die Energie zurück, die Poren des Körpers beginnen sich zu schließen, und die Haut welkt. Im Winter herrscht die Energie, die speichert und über den Winterschlaf bestimmt, das Qi des Körpers wendet sich nach innen und zieht sich auf die tiefste Ebene, ins Knochenmark, zurück. Von dort strömt das Qi in die fünf Zang-Organe.

Krank machendes Qi folgt ebenfalls dieser Bewegung durch die vier Jahreszeiten. Es verändert sich jedoch auf unvorhersehbare, dynamische Art und Weise. Bei der Behandlung sollte man aber immer der Bewegung der vier Jahreszeiten folgen. So kann es einem gelingen, das pathogene Qi völlig aus dem Körper zu entfernen.»

Huangdi fragte: «Welche Folgen hat es, wenn man bei der Behandlung das Prinzip des Qi-Flusses der vier Jahreszeiten verletzt und es zu unberechenbaren Bewegungen von Qi und Blut innerhalb des Systems kommt?»

Qi Bo antwortete: «Im Frühling befindet sich das Qi in den Hauptleitbahnen. Wenn man also die Luo anstatt der Leitbahnen behandelt, zerstreuen sich Qi und Blut nach außen hin, was zu Kurzatmigkeit führt. Nadelt man die Muskelschicht, wird der Fluß von Blut und Qi unterbrochen, was zu Asthma und Atemnot führt. Behandelt man auf Sehnen- und Knochenebene, werden Qi und Blut im Innern zurückgehalten, was zu einer Schwellung des Bauches führen kann.

Im Sommer sollte das Qi in den Luo fließen. Behandelt man in diesem Fall die Hauptleitbahnen, erschöpft sich das Qi, was zu Müdigkeit und Trägheit führt. Behandelt man die Muskelebene, erschöpfen sich Qi und Blut, und der Patient leidet an Angstzuständen. Behandelt man die Sehnen- und Knochenschicht, rebellieren Qi und Blut aufwärts und rufen Zornesausbrüche hervor.

Im Herbst befindet sich das Qi in der Haut. Behandelt man nun die Hauptleitbahnen, rebellieren Qi und Blut aufwärts, was zu Vergeßlichkeit führt. Behandelt man die Luo, kann das Qi nicht an der Oberfläche zirkulieren, und es kommt zu gesteigertem Schlafbedürfnis und Faulheit. Behandelt man die Sehnen- und Knochenschicht, führt das Chaos in Qi und Blut zu Frösteln und kalten Schauern.

Im Winter liegen Qi und Blut tief auf Knochen- und Markebene. Behandelt man nun die Hauptleitbahnen, kommt es zu einem zeitweiligen Qi- und Blut-Mangel und damit zu einer verminderten Sehfähigkeit. Behandelt man die Luo, ergießt sich das Qi nach außen und führt zu einem Bi-Zustand in den fünf Zang. Behandelt man die Muskelschicht, ermüdet das Yang-Qi, was einen Gedächtnisverlust nach sich zieht.

Wir haben hier die Konsequenzen besprochen, die sich ergeben, wenn man bei der Behandlung nicht in Einklang mit den vier Jahreszeiten verfährt. Durch ein falsches Vorgehen kann man eine Krankheit leicht verschlimmern. Versteht man diese Prinzipien nicht und beseitigt man die Ursache der Krankheit nicht auf korrekte Art und Weise, können die Folgen verheerend sein. Bei der Diagnose gilt es vor allem, die neun Pulse der drei Pulspositionen präzise zu ertasten, um die Krankheit genau lokalisieren zu können. Dann behandelt auf angemessene, effektive Weise je nach den Jahreszeiten, denn nur so könnt Ihr eine Störung des wahren Qi vermeiden.»

Huangdi sagte: «Ich verstehe.»

Qi Bo fuhr fort: «Wenn man versehentlich das Herz nadelt, wird sich der Tod innerhalb eines Tages einstellen. Er kündigt sich durch Rülpsen an. Nadelt man versehentlich die Leber, wird der Tod innerhalb von fünf Tagen eintreten. Er kündigt sich durch übermäßiges Sprechen an. Nadelt man versehentlich die Lunge, wird der Tod innerhalb von drei Tagen eintreten. Er kündigt sich durch Husten an. Nadelt man versehentlich die Nieren, wird der Tod innerhalb von sechs Tagen eintreten. Er kündigt sich durch Niesen an. Nadelt man versehentlich die Milz, wird der Tod innerhalb von zehn Tagen eintreten. Er kündigt sich durch ständiges Schlucken an. Nadelt man versehentlich eines der fünf Zang-Organe, kommt es zum Tod. Beobachtet man die Resultate der Behandlung, kann man eine genaue Prognose stellen.»

65 Biao und Ben und die Übertragung von Krankheiten

Huangdi sagte: «Bei Krankheiten wird zwischen *biao*/sekundär und *ben*/primär unterschieden. Bei der Behandlung gibt es wirksame Methoden, die diesem Prinzip beziehungsweise dessen genauem Gegenteil entsprechen. Könnt Ihr mir dies erklären?»

Qi Bo erwiderte: «Die Prinzipien, die die Akupunkturbehandlung bestimmen, besagen, daß Ihr anfangs feststellen müßt, ob eine Krankheit *yin* oder *yang* ist. Als nächstes müßt Ihr erkunden, was zuerst da war und was folgte. Dann könnt Ihr mit der eigentlichen Behandlung beginnen. Durch diese Vorgehensweise wird klar, ob gemäß dem Prinzip der Entsprechung oder dem des Gegensatzes zu behandeln ist.

Stellt fest, ob Ihr zuerst den *biao*/sekundären Aspekt oder den *ben*/primären Aspekt behandeln solltet. Es heißt, daß man bei Biao-Zuständen entweder das Sekundäre oder das Primäre zuerst behandeln kann, je nach der Schwere der Krankheit. Manchmal kann die Krankheit allein durch die Behandlung der Symptome geheilt werden. Manchmal jedoch sollte man die Symptome ignorieren und die Krankheit an ihrer Wurzel behandeln. Manchmal ist eine Behandlung gemäß dem Prinzip der Entsprechung wirkungsvoll, manchmal ist es jedoch wirkungsvoller, dem Prinzip der Gegensätze zu folgen. Wenn Ihr das Prinzip dahinter versteht, so hilft Euch das bei der Behandlung; versteht Ihr es nicht, ist es, als würdet Ihr Euch aufs Geratewohl für eine Behandlung entscheiden.

Es mag scheinen, als seien Yin und Yang, die die Natur der Krankheit – also das Normale und Abnormale, Biao und Ben –

bestimmen, nicht so wichtig. Aber in der praktischen Anwendung sind sie von größtem Wert; denn nur wenn Ihr diese Prinzipien versteht, könnt Ihr die Tiefe der Krankheit erkennen und deren Verlauf und Tragweite erfassen. Die Logik dahinter ist relativ einfach, aber klinisch schwer zu bestimmen. Wenn man an einer Krankheit leidet, die eine Disharmonie in Qi und Blut hervorruft, dann behandelt Ben, das Primäre. Wenn zu Beginn eine Disharmonie von Qi und Blut vorliegt und sich daraus eine Krankheit entwickelt, dann behandelt Biao, das Sekundäre.

Greift ein Kälte-Pathogen den Körper an und führt dies zu einem Kältezustand, der andere krankhafte Veränderungen nach sich zieht, dann behandelt die Ursache. Leidet ein Patient an einer Krankheit, die sich als Kälte manifestiert, dann behandelt die Krankheit. Dies klingt sehr einfach, so, als ob man das, was zuerst kommt, zuerst behandeln sollte. Aber wie weiß man in der Praxis tatsächlich, was zuerst war?

Leidet ein Patient an einer fiebrigen Erkrankung, die andere krankhafte Veränderungen bedingt, so behandelt die ursprüngliche fiebrige Erkrankung. Wenn aber ein Patient zuerst an einer fiebrigen Erkrankung leidet und dann Fülle und Stau im mittleren Jiao zeigt, dann behandelt zuerst dieses neue Symptom, und zwar deswegen, weil ein schlecht arbeitender Magen Nahrung und Kräuter nicht richtig absorbieren kann und eine Behandlung, die den Magen nicht mit einbezieht, vergeblich sein muß.

Leidet ein Patient an einer Krankheit und tritt später Durchfall auf, dann behandelt zuerst die ursprüngliche Krankheit und dann erst das Symptom. Tritt aber zuerst Durchfall auf und erst anschließend eine weitere Krankheit, solltet Ihr zuerst die Ursache des Durchfalls und erst an zweiter Stelle die manifeste Krankheit behandeln. Leidet ein Patient an Fülle und Obstruktion des mittleren Jiao, dann behandelt sofort die Fülle und Schwellung, also die Symptome. Leidet ein Patient zuerst an Fülle und Obstruktion im mittleren Jiao und kommt dann ein Gefühl der Rastlosigkeit und ein Unbehagen im Brustkorb dazu, so behandelt sofort die Ursache der Obstruktion. Ganz allgemein gilt, daß eine Blockade der Darm- und Blasenentleerung sofort behandelt werden muß, egal, ob sie Ursache oder Symptom ist.

In manchen Fällen wird der Patient von einem neuen Pathogen befallen, das eine Krankheit hervorruft. In anderen Fällen besteht bereits ein Defizit im Körper, das eine Krankheit auslösen kann. Im ersten Beispiel spricht man von Biao/Sekundärem, im zweiten von Ben/Ursache.

Wenn der krankheitsauslösende Faktor übermäßig ist, dann ist der Zustand ein Überschuß-Zustand. In diesem Fall ist das Pathogen *ben*, die Ursache, während alle anderen Symptome *biao*, also sekundär sind. Behandelt also zuerst die Ursache und dann erst die sekundären Symptome. Wenn die Symptome einer Krankheit aus einem Mangel an Zhengqi, an antipathogenem Qi des Körpers, resultieren, dann ist der Mangel des Zhengqi selbst *biao*, also sekundär, während das Pathogen *ben*, primär, ist. In diesem Fall müßt Ihr zuerst Biao, die Symptome, und dann erst die Ursache behandeln. Dadurch wird zuerst der Mangel an Zhengqi angesprochen. Man muß beim Abwägen der Schwere eines Zustandes äußerst vorsichtig sein und je nach *biao* und *ben* und dem, was zuerst kam, differenzieren. Dann ist es nicht mehr schwer, die angemessene Behandlungsmethode zu finden.

Wenn ein Zustand nicht ernst ist, kann man gleichzeitig Biao und Ben therapieren. Bei einer schweren Erkrankung hingegen muß man zuerst Ben oder Biao behandeln. Ist der Patient nicht in der Lage, Darm und Harnblase zu entleeren, muß dies immer zuerst behandelt werden.

Was den Verlauf einer Krankheit betrifft, so verursachen Herzkrankheiten Schmerzen am Herzen. Nach einem Tag greift die Krankheit auf die Lunge über und ruft Husten hervor. Am dritten Tag greift sie auf die Leber über, wodurch sie Rippenschmerzen und Schwellungen hervorruft. Nach fünf Tagen greift sie auf die Milz über, und es kommt zu Verstopfung, Obstruktion und einem Schweregefühl im Körper. Erholt sich der Kranke danach nicht innerhalb von drei Tagen, so stirbt er. Im Winter tritt der Tod mitten in der Nacht ein, im Sommer am Mittag.

Bei Erkrankungen der Lunge leidet man an Atemnot und Husten. Drei Tage später wandert das Pathogen weiter in die Leber, wodurch es Schmerzen und Schwellungen in den Seiten hervorruft. Einen Tag später hat es bereits die Milz erreicht, was sich in Muskelschmerzen im ganzen Körper äußert. Nach fünf Tagen greift es auf den Magen über, wodurch es zu einer Fülle im Oberbauch und Blähungen kommt. Wenn nach zehn Tagen keine Heilung eintritt, stirbt der Patient. Im Winter ereilt ihn der Tod in der Abenddämmerung, im Sommer in der Morgendämmerung.

Bei Erkrankungen der Leber leidet der Patient an Benommenheit, Schwindel und Fülle in den Seiten. Wird die Krankheit nicht innerhalb von drei Tagen geheilt, greift sie auf die Milz über und führt zu Schmerzen im ganzen Körper. Nach fünf Tagen ist auch der Magen betroffen, und es kommt zu Schwellungen. Nach weiteren drei Tagen ist auch die Niere angegriffen, was sich in Form von Rückenschmerzen, Schmerzen im Unterbauch und einer Empfindlichkeit und Schwäche in den Beinen äußert. Nach weiteren drei Tagen tritt der Tod ein, und zwar im Winter zu Sonnenuntergang, im Sommer zur Zeit des Frühstücks.

Bei Erkrankungen der Milz leidet man an Schmerzen im ganzen Körper und an einem Schweregefühl. Nach einem Tag hat die Krankheit den Magen befallen und verursacht Schwellungen und ein Völlegefühl. Nach weiteren zwei Tagen hat sie auf die Niere übergegriffen und bewirkt Rückenschmerzen, Schmerzen im Unterbauch und Empfindlichkeit in den Beinen. Nach weiteren drei Tagen ist auch die Blase in Mitleidenschaft gezogen, und es kommt zu Krämpfen und Schmerzen entlang der Wirbelsäule, aber auch zu Schwierigkeiten beim Harnlassen. Tritt die Heilung nicht innerhalb von zehn Tagen ein, stirbt der Patient, und zwar im Winter zur Stunde *Shen* am späten Nachmittag und im Sommer zu Sonnenaufgang.

Bei Erkrankungen der Niere leidet man an Schmerzen in Unterbauch und Rücken sowie an einer Empfindlichkeit und Schwäche in den Beinen. Nach drei Tagen greift die Krankheit auf die Blase über und verursacht Schmerzen entlang der Wirbelsäule und eine Obstruktion der Harnentleerung. Nach weiteren drei Tagen ist der Magen befallen, und es kommt zu Schwellungen des Bauches. Nach weiteren drei Tagen ist auch die Leber erkrankt, und es treten Schwellungen und Schmerzen in den Seiten auf. Nach drei Tagen tritt der Tod ein. Im Winter stirbt der Kranke zu Sonnenaufgang, im Sommer in der Abenddämmerung.

Bei Erkrankungen des Magens leidet man an Bauchschmerzen und Schwellungen. Nach fünf Tagen ist auch die Niere betroffen, mit den entsprechenden Symptomen, nach drei weiteren Tagen hat die Krankheit auf die Blase und nach weiteren fünf Tagen auf die Milz übergegriffen. Der Tod tritt nach weiteren sechs Tagen ein. Im Winter stirbt der Patient nach Mitternacht, im Sommer am Nachmittag.

Bei Erkrankungen der Blase kommt es zu Schmerzen entlang der Wirbelsäule und zu Schwierigkeiten beim Harnlassen. Nach fünf Tagen ist die Niere befallen, nach einem weiteren Tag auch der Magen. Einen Tag später hat die Krankheit auch die Milz erreicht. Wenn es nun nicht innerhalb von zwei Tagen zu einer Heilung kommt, stirbt man. Im Winter tritt der Tod nach Mitternacht ein, im Sommer am Nachmittag.

Diese Zusammenfassung zeigt die verschiedenen Krankheiten und ihren logischen Verlauf und die Übertragungswege. Bei allen Krankheiten gibt es eine bestimmte Übertragungsfolge und eine bestimmte Sterbezeit. In diesen Fällen ist Akupunktur nicht angezeigt. Wenn jedoch die Übertragung einer Krankheit nicht der beschriebenen Ordnung folgt und auch nicht den beschriebenen Verlauf nimmt, dann kann sehr wohl Akupunktur zur Behandlung eingesetzt werden.»

66 Der energetische Kalender

Huangdi sagte: «Auf der Welt herrschen die Gesetze der fünf Elementarphasen. Sie finden ihren Ausdruck in den fünf Himmelsrichtungen und bringen Kälte, Sommer-Hitze, Trockenheit, Feuchtigkeit und Wind. Im menschlichen Körper werden sie von den fünf Zang-Organen repräsentiert, die die fünf Qi erzeugen. Die fünf Zang ihrerseits bringen die Emotionen Freude, Zorn, Trauer, Sorge und Angst hervor.

Der Prozeß der fünf Elementarphasen und deren Zyklus beginnt am ersten Tag und endet am letzten Tag eines Jahres im chinesischen Kalender. Dann wiederholt sich dieser Zyklus immer und immer wieder. Ich bin mit diesen Theorien und Prinzipien vertraut, aber ich würde gerne die Beziehungen und Entsprechungen zwischen den fünf Elementarphasen und den sechs atmosphärischen Einflüssen kennen, denn auch sie haben eine Wirkung auf die drei Yin- und die drei Yang-Leitbahnen.»

Einer von Huangdis Beratern, Gui Yuqu, verneigte sich und sagte: «Diese Frage ist äußerst interessant. Die fünf Elementarphasen und Yin und Yang stellen ein das ganze Universum lenkendes Gesetz dar. Dieses Gesetz beruht auf der Polarität aller Dinge. Es erklärt die Ursache aller Wandlungen im Universum. Es bestimmt Wachstum, Entwicklung und Zerstörung der Dinge.

Diesen dynamischen Prinzipien liegt eine nur schwer faßbare Intelligenz zugrunde. Geburt und Wachstum der zehntausend Dinge nennen wir *Hua*. Wachstum bis zu einem äußersten Punkt nennen wir *Bian*. Die Geheimnisse von Yin und Yang sind unergründbar. Das nennen wir *Shen*. Wer die zugrundeliegenden Prinzipien erfassen und sie flexibel anwenden kann, wird *Sheng*, ein Weiser, genannt.

Das Universum bringt unablässigen Wandel hervor, der alle Dinge sich manifestieren und mit grenzenloser Energie gedeihen läßt. Es verleiht den Menschen ihre Intelligenz, dank der sie die Logik und die Ursachen hinter allen Dingen erkennen können. All dies bringt den Planeten Erde hervor, der imstande ist, Geburt, Wachstum und Sein zu sichern. Erreichen die Menschen tiefes Verstehen, verwirklichen sie Weisheit. Verwirklichen sie Weisheit, so können sie das unendliche Potential an Energie, das in den nie endenden Interaktionen von Himmel und Erde verborgen liegt, begreifen.

Der Wandel, den das Universum hervorbringt, zeigt sich in unterschiedlichster Form: Da ist im Himmel der Wind, auf der Erde das Holz, im Himmel ist Hitze, auf der Erde Feuer, im Himmel ist Feuchtigkeit und auf der Erde die Erde; im Himmel ist Trockenheit und auf der Erde Metall; im Himmel ist Kälte und auf der Erde Wasser. Im Himmel existieren die sechs unsichtbaren atmosphärischen Einflüsse und auf der Erde die fünf sichtbaren Elementarphasen. Die unsichtbaren Kräfte und die physischen Formen verbinden sich und bilden gemeinsam die Basis für den intelligenten universellen Wandel.

Himmel und Erde sind die Parameter für die Existenz der zehntausend Dinge. Links und rechts sind die Wege des aufsteigenden und absteigenden Yin und Yang. Feuer und Wasser, Hitze und Kälte symbolisieren Yin und Yang. Metall und Wasser stehen für Anfang und Ende des Lebens. Die sechs atmosphärischen Einflüsse verändern sich, und die fünf Elementarphasen sind Überschuß und Mangel unterworfen. Ihr Zusammenwirken enthüllt das Wesen von Überschuß oder Mangel.»

Huangdi verbeugte sich seinerseits und sagte: «Könntet Ihr mir bitte die Beziehung zwischen den fünf Elementarphasen und den Jahreszeiten erklären?»

Gui Yuqu antwortete: «Die fünf Elementarphasen wirken jeweils auf ein volles Jahr ein. Sie kontrollieren mehr als nur die vier Jahreszeiten.»

Huangdi bat: «Könntet Ihr das genauer erläutern?»

Gui Yuqu sagte: «Ich habe das heilige Buch *Taishi tianyuan ce* (‹Der Ursprung des Universums›) gelesen. Darin wird behauptet, daß in der weiten Leere des Universums der uranfängliche Beginn des Lebens liegt. Die fünf Elementarphasen folgen den Zyklen des Himmels und vereinen sich mit den sechs ursprünglichen kosmischen Energien, die das ganze Universum beinhalten. Sie geben den Rhythmus für Wachstum, Entwicklung, Reifung und Tod aller Dinge vor. Die neun Sterne erhellen den Himmel. Die sieben Sterne kreisen im Sonnensystem. Im Kreisen der Himmel liegt der Wandel von Yin und Yang. Auf dem Planeten Erde herrscht Nähren und Zerstören. Tag und Nacht stehen in Gegensatz zueinander. Die vier Jahreszeiten bringen Kälte und Hitze. Ihr ganzes Leben lang folgen all die unzähligen Dinge diesem Rhythmus. In meiner Familie wurde dieses Wissen über zehn Generationen hinweg weitergegeben. Wir haben diese Prinzipien ergründet.»

Huangdi brachte seine Anerkennung zum Ausdruck und fragte: «Wie stellt Ihr aber nun fest, ob zuviel oder zuwenig Qi vorhanden ist oder ob die Form Überschuß oder Mangel aufweist?»

Gui Yuqu erwiderte: «Yin-Qi und Yang-Qi verändern sich; einmal ist mehr und dann wieder weniger vorhanden. Deswegen teilen wir sie in drei Yin und drei Yang ein. Was die Form betrifft, so gibt es Mangel und Überschuß; daraus leitet sich die Beschreibung der fünf Elementarphasen ab, wie sie sich in den Jahreszyklen manifestieren.

In alten Zeiten beobachteten die Weisen den Himmel und ihre Umgebung aufs sorgfältigste. So entwickelten sie ein komplexes, aus verschiedenen Subsystemen bestehendes System, das alle möglichen Variablen für die Voraussage der Einflüsse des Kosmos auf die Welt erfaßte, vor allem das Wetter und dessen Auswirkungen auf die Menschen.

Die Grundelemente dieses Systems benutzen die Symbole der zehn Himmelsstämme und zwölf Erdenzweige, wobei jedes Symbol einen Aspekt der Vorgänge in der Natur widerspiegelt. Bei den zehn Stämmen entsprechen die ungeraden Zahlen dem Yang und die geraden Zahlen dem Yin, sie sind den fünf Elementarphasen zugeordnet. Wenn ein Jahr als *yang* gilt, so heißt dies, daß die Manifestationen in diesem Jahr zum Überschuß tendieren, während *yin* bedeutet, daß sie zum Mangel tendieren.

Der erste dieser zehn Himmelsstämme, *Jia*, symbolisiert das Durchbrechen, wie ein Sproß, der durch die Erde bricht. Er ist mit der Wandlungsphase Holz assoziiert und seinem Wesen nach *yang*. Der zweite Stamm, *Yi*, symbolisiert die frühe Phase des Wachstums mit ihren jungen, biegsamen Stämmen und Zweigen und entspricht Yin/Holz. Der dritte Stamm, *Bing*, symbolisiert die Lebenskraft, die sich wie ein helles Feuer ausbreitet; er entspricht Yang/Feuer. Der vierte Stamm, *Ding*, symbolisiert neues Leben in seiner ganzen Fülle und entspricht Yin/Feuer. Der fünfte Stamm, *Wu*, symbolisiert wucherndes Wachstum und Gedeihen und entspricht Yang/Erde. Der sechste Stamm, *Ji*, symbolisiert klare Muster und Attribute und entspricht Yin/Erde. Der siebente Stamm, *Geng*, symbolisiert den Beginn der Umkehr der Energie, die sich bis zum nächsten Frühling zurückzieht; er entspricht Yang/Metall. Der achte Stamm, *Xin*, symbolisiert den Rückzug und entspricht Yin/Metall. Der neunte Stamm, *Ren*, symbolisiert die Lebensenergie, die tief im Innern genährt wird wie ein Fötus von einer schwangeren Mutter; er entspricht Yang/Wasser. Der letzte Stamm, *Gui*, symbolisiert das neuerliche Sammeln der Lebensenergie, die in der Erde verborgen und unsichtbar auf einen neuen Durchbruch wartet; er wird mit Yin/Wasser assoziiert.

Die zwölf Erdenzweige und die ihnen zugeordneten Zahlen werden ebenfalls in sechs Paare aus je einer geraden (Yin-)Zahl und einer ungeraden (Yang-)Zahl eingeteilt. Sie werden direkt mit den fünf Elementarphasen, den sechs atmosphärischen Einflüssen und den drei Yin- und drei Yang-Schritten assoziiert. Der erste Zweig, *Zi*, symbolisiert die Reproduktionsfähigkeit des Lebens, wie ein Same in der Erde, der Feuchtigkeit und Nährstoffe aufnimmt, um sich weiterzuentwickeln. Er entspricht Yang und Wasser, denn er steht für den elften Monat des chinesischen Kalenders, den Winter, und die Stunden zwischen elf Uhr nachts und ein Uhr morgens. Außerdem entspricht er dem atmosphärischen Einfluß des Kaiser-Feuers und Shaoyin. Der zweite Zweig,

Chou, symbolisiert einen Sproß, der noch nicht die Oberfläche erreicht hat, also das Wachstum, das in der Erde stattfindet. Er entspricht Yin und Erde, denn er steht für den zwölften Monat des Jahres und die Zeit zwischen ein und drei Uhr morgens. Er wird mit Feuchtigkeit und Taiyin assoziiert. Der dritte Zweig, *Yin*, symbolisiert einen aus der Erde hervorbrechenden Sproß, der die Wärme der Luft spürt. Er entspricht Yang und Holz, denn er steht für den ersten Monat des Frühlings und die Zeit zwischen drei und fünf Uhr morgens. Er wird mit dem Minister-Feuer und Shaoyang assoziiert. Der vierte Zweig, *Mao*, symbolisiert wuchernde Pflanzen, die in der Sonne tanzen. Er entspricht Yin und Holz, denn er steht für den zweiten Monat und die Stunden zwischen fünf und sieben Uhr morgens. Er wird mit Trockenheit und Yangming assoziiert. Der fünfte Zweig, *Chen*, symbolisiert volles Erwachen und beginnendes Wachsen. Er entspricht Yin und Holz, denn er steht für den dritten Monat des Frühlings beziehungsweise den Puffer zwischen den Jahreszeiten und für die Stunden von sieben bis neun Uhr morgens. Er wird assoziiert mit Kälte und Taiyang. Der sechste Zweig, *Si*, symbolisiert das Vorbereiten der Reife. Er entspricht Yin und Feuer, denn er steht für den vierten Monat im Sommer und die Stunden zwischen neun und elf Uhr morgens. Er wird mit Wind und Jueyin assoziiert. Der siebente Zweig, *Wu*, symbolisiert ein Wachstum, das seinen Höhepunkt erreicht. Er entspricht Yang und Feuer, denn er steht für den fünften Monat und die Stunden zwischen elf Uhr und ein Uhr mittags. Er wird mit dem Kaiser-Feuer und Shaoyin assoziiert. Der achte Zweig, *Wei*, symbolisiert den süßen Geschmack des Reifen und Mürben. Er entspricht Yin und Erde, denn er steht für den sechsten Monat und die Stunden zwischen ein und drei Uhr nachmittags. Er wird assoziiert mit Feuchtigkeit und Taiyin. Der neunte Zweig, *Shen*, symbolisiert die Vollendung der Reife, die Zeit der Ernte und entspricht Yang und Metall, denn er steht für den Herbst, den siebten Monat und die Stunden zwischen drei und fünf Uhr nachmittags. Er wird mit dem Minister-Feuer und Shaoyang assoziiert. Der zehnte Zweig, *You*, symbolisiert das Sammeln nach einer reichen Ernte. Er entspricht Yin und Metall, denn er steht für den achten Monat und die Stunden zwischen fünf und sieben Uhr abends. Er wird mit Trockenheit und Yangming assoziiert. Der elfte Zweig, *Xu*, symbolisiert den Rückzug aus der sichtbaren Erregtheit des Lebens und entspricht Yang und Erde, denn er steht für den neunten Monat und die Stunden zwischen sieben und neun Uhr abends. Er wird assoziiert mit Kälte und Taiyang. Der zwölfte Zweig, *Hai*, symbolisiert den Samen, der seine nächste Wachstumsphase abwartet. Er entspricht Yin und Wasser, denn er steht für den Winter, den zehnten Monat und die Stunden zwischen neun und elf Uhr nachts. Er wird mit Wind und Jueyin assoziiert.»

Huangdi fragte: «Könnt Ihr mir bitte erklären, wie dieses System funktioniert?»

Gui Yuqu antwortete: «Die interaktive Dynamik zwischen den Himmelsstämmen und Erdenzweigen bringt Subsysteme hervor, die das große System der Meteorologie bilden. Dieses System beschäftigt sich nicht nur mit der Vorhersage von Wettermustern, sondern auch mit dem Einfluß dieser Wettermuster auf alle Lebewesen in der Welt, vor allem auf die Menschen und ihr Wohlbefinden. Es ist unendlich nützlich für die Vorhersage von Seuchen. Dieses System unterteilt sich in drei Subsysteme: in den großen Kreislauf der Elementarphasen, den Kreislauf von Gastgeber und Gast sowie in die atmosphärischen Einflüsse.

Wenn der erste große Kreislauf *yang* ist, also ein Überschuß besteht, wird der darauffolgende Kreislauf immer *yin* sein, es wird also ein Mangel herrschen. Wenn der große Kreislauf und der vorherrschende atmosphärische Einfluß von ein und derselben Natur sind, nennen wir das Jahr *Tianfu*. Besteht Übereinstimmung zwischen dem großen Kreislauf und dem Symbol der Zweige, nennen wir das Jahr *Suihui*. Besteht Übereinstimmung sowohl zwischen dem großen Kreislauf als auch dem vorherrschenden atmosphärischen Einfluß und dem Symbol der Zweige, dann nennen wir das Jahr *Sanhe*.

Bei der Kombination von Stämmen und Zweigen kann sich ein Yang-Stamm immer nur mit einem Yang-Zweig und ein Yin-Stamm immer nur mit einem Yin-Zweig verbinden. Diese Kombinationen beginnen mit Jia/Zi und enden mit Gui/Hai. Es existieren insgesamt 60 mögliche Kombinationen, die zur Bezeichnung der 60-Jahre- und 60-Tage-Zyklen dienen. Die Vorfahren beobachteten, daß sich in der Natur gewisse Muster alle 60 Jahre wiederholen und am Ende des 60. Jahres der Zyklus wieder von vorn beginnt. Jedes Jahr wird im chinesischen Kalender in 24 Segmente von je 14 Tagen unterteilt, die als *Jieqi* bekannt sind. Vier solche Abschnitte ergeben 60 Tage und heißen *Bu* oder Schritt. Sechs Schritte ergeben ein Jahr. Ein 60-Jahre-Zyklus besteht aus insgesamt 1440 Abschnitten zu 14 Tagen. Kälte, Sommer-Hitze, Trockenheit, Feuchtigkeit, Wind und Feuer stehen für Yin und Yang des Himmels. Sie entsprechen den drei Yin und den drei Yang. Holz, Feuer, Metall, Erde und Wasser stehen für Yin und Yang der Erde. Sie entsprechen dem Wandel im Universum. Der Himmel entstand aus der Geburt des Yang und wird von der Erde gestützt. In der Natur kann Yang zerstörerisch und Yin bewahrend sein. Wenn Ihr Yin und Yang von Himmel und Erde wahrhaft verstehen wollt, dann müßt Ihr begreifen, wie die sechs atmosphärischen Einflüsse mit den Elementarphasen zusammenwirken. Dieses Zusammenspiel bewirkt die Veränderungen im Wetter und in der Natur, es bewirkt Krankheit und Heilung.»

Huangdi sagte: «Was der Meister hier vermittelt hat, enthält das Geheimnis von Himmel und Erde. Eure Darlegung war sehr klar, und ich werde mich immer an das erinnern, was ich heute gehört habe. So vermag ich eher, die Leiden meiner Untertanen zu lindern und meine Gesundheit zu beeinflussen. Ich werde meine Untertanen unterweisen, auf daß auch sie diese Prinzipien verstehen mögen. Ich hoffe, dieses Wissen von Generation zu Generation weitergeben zu können, auf daß unsere Nachkommen einiger Sorgen ledig sind.»

Gui Yuqu sagte: «Die fünf Elementarphasen und die sechs atmosphärischen Einflüsse folgen bestimmten Mustern und Rhythmen. Das Wissen darüber ist äußerst subtil. Besitzt man es, kann man den Wandel erkennen, der die ganze Natur durchdringt. Wer diese Wissenschaft beherrscht, kann sich ewiger Gesundheit erfreuen. Wer es verabsäumt, sich dieses Wissen anzueignen, der wird Gefahren und Verletzungen ausgesetzt sein und sterben, nur weil er den natürlichen Mustern und Rhythmen zuwiderhandelt.

Bitte eignet Euch dieses Wissen an, und geht sorgfältig damit um.»

Huangdi sagte: «Um dies in seiner ganzen Tiefe begreifen zu können, muß man zuerst den Ursprung und die Konsequenzen erkennen. Dann kann man um das Ferne und das Nahe wissen. Auf diese Art und Weise helfen einem die Kenntnis und die Anwendung der fünf Elementarphasen und sechs atmosphärischen Einflüsse, Klarheit zu erlangen. Ist es Euch möglich, dies mit einfachen Worten zusammenzufassen, so daß wir es leichter verstehen und uns seiner entsinnen können?»

Gui Yuqu antwortete: «Ihr stellt eine Frage von großer Bedeutung. Dieses Wissen wird sich Euch sehr schnell offenbaren. Es ist, als würdet Ihr eine Trommel schlagen und ihren Klang vernehmen; es ist wie das Echo Eurer Worte. Es ist so klar, so simpel.»

Huangdi erwiderte: «Dies sind wahrlich erhellende Worte. Ihr habt diese Weisheit auf ganz spezielle Weise vermittelt. Ich werde diese Erkenntnisse in eine Jadetafel einmeißeln, sie in das *Jingui* aufnehmen und sie ‹Über das Universum› betiteln.»

67 Die Kreisläufe der fünf Elementarphasen

Huangdi zog Qi Bo zu Rate, als er die Gesamtheit des kosmologischen Wissens zu ordnen versuchte. Er sagte: «Ich habe mit Gui Yuqu die energetischen Phasen eines Jahres und deren Einteilung in Himmelsstämme und Erdenzweige erörtert. Er erwähnte, daß im 60-Jahre-Zyklus die Jahre des Jia/Ji-Stammes von der Erd-Phase, die Yi/Geng-Jahre von der Phase des Metalls, die Bing/Xin-Jahre von Wasser, die Ding/Ren-Jahre von Holz und schließlich die Wu/Gui-Jahre von Feuer regiert werden. In ähnlicher Weise werden die Jahre der Zi/Wu-Zweige vom Kaiser-Feuer beherrscht und korrespondieren mit Shaoyin; die Chou/Wei-Jahre werden von Feuchtigkeit, Erde und Taiyin beherrscht; die Yin/Shen-Jahre vom Minister-Feuer und Shaoyang; die Mao/You-Jahre von Trockenheit, Metall und Yangming; die Chen/Xu-Jahre von Kälte, Wasser und Taiyang; und schließlich die Si/Hai-Jahre von Wind, Holz und Jueyin. Was ich nicht verstehe, ist, wie das Konzept der Phasen und sechs atmosphärischen Einflüsse entstanden ist. Könntet Ihr mir diese Frage beantworten?»

Qi Bo antwortete: «Unzählige Jahre lang beobachteten die Weisen des Altertums die Natur und fügten die Veränderungen in ein Schema ein, das die universellen Gesetze von Yin und Yang sowie der fünf Elementarphasen berücksichtigt.»

Huangdi fragte noch einmal: «Könnt Ihr mir bitte die Ursprünge dieses Systems der energetischen Phasen erklären?»

Qi Bo antwortete: «Ihr habt eine äußerst sachdienliche Frage gestellt. Um den Ursprung des Systems der energetischen Phasen zu verstehen, muß man gewisse Kenntnisse in Astronomie besitzen. Ich habe bereits auf das *Taishi tianyuan ce* Bezug genommen. Die Planeten innerhalb unserer Galaxie üben den größten Einfluß auf die Phänomene in unserer Welt aus. Außerdem gibt es 28 Konstellationen, die mit bloßem Auge sichtbar und ebenfalls für das menschliche Leben von Bedeutung sind. Diese Konstellationen erstrecken sich über den ganzen Himmel und ergeben summiert 360 Grad. Mit dem Polarstern im Zentrum der Kreisbewegung am Himmel kann man die vier Himmelsrichtungen bestimmen und damit auch jede der entsprechenden Konstellationsgruppen. Beginnen wir im Osten mit den sieben Konstellationen, die die Gestalt eines Drachen haben, so erkennen wir *Jiao*, das Horn, *Keng*, den Hals, *Di*, den Grund, *Fang*, das Haus, *Xin*, das Herz, *Wei*, den Schwanz, und *Ji*, den Korb. Die sieben Konstellationen im Norden haben die Gestalt einer Schildkröte; es sind die folgenden: *Dou*, die Pfeife, *Niu*, der Ochse, *Nü*, das Mädchen, *Xu*, die Leere, *Wei*, die Krise, *Shi*, der Raum, und *Bi*, die Wand. Die sieben westlichen haben die Form eines Tigers: *Kui*, der Anführer, *Lou*, der Höcker, *Wei*, der Magen, *Mao*, der Kamm des Hahnes, *Bi*, Hyades, *Zu*, der Schnabel, und *Shen*, das Verflochtene. Die sieben südlichen Konstellationen, die die Gestalt eines Vogels haben, sind die folgenden: *Jing*, der Brunnen, *Gui*, der Geist, *Liu*, die Weide, *Xing*, der Stern, *Zhang*, der gespannte Bogen, *Yi*, der Flügel, und *Zhen*, der Wagen. Die aufeinander einwirkenden Bewegungen der Konstellationen lassen fünf energetische Farben erkennen, die den fünf Elementarphasen entsprechen. Zum Beispiel verbindet Rot Niu und Nü im Norden mit der westlichen Konstellation Kui. Gelb verbindet die östlichen Konstellationen Xin und Wei mit der südlichen Konstellation Zhen. Grün verbindet die nördlichen Konstellationen Wei und Shi mit den südlichen Liu und Gui. Weiß verbindet die östlichen Konstellationen Kang und Di mit den westlichen Konstellationen Mao und Bi. Schwarz verbindet die südlichen Konstellationen Zhang und Yi mit den Konstellationen Lei und Wei. Kennt man die Bewegung der Himmelskörper, ihre Beziehungen zur natürlichen Welt und ihre Auswirkungen auf diese, so ist das der erste Schritt zu einem groben Verständnis des energetischen Systems der Elementarphasen.»

Huangdi bedankte sich für Qi Bos Erklärungen und fragte weiter: «Gui Yuqu sagte, der Himmel oben und die Erde unten würden die zehntausend Dinge enthalten, während rechts und links der Raum liege, in dem die Wandlungen von Yin und Yang stattfinden. Was meinte er damit genau?»

Qi Bo erwiderte: «Dies hat mit dem jährlichen Zyklus der atmosphärischen Einflüsse zu tun. Jedes Jahr gibt es einen primären Einfluß, der vor allem in der ersten Hälfte des Jahres wirksam wird. In den folgenden Jahren wechseln sich die sechs Einflüsse in einer gewissen Ordnung ab. Der Einfachheit halber stellt Euch ein Rad vor, bei dem sich der dominierende Einfluß oben beziehungsweise im Norden befindet, vis-à-vis dem sekundären Einfluß unten beziehungsweise im Süden, der in der zweiten Jahreshälfte wirksam wird. Rechts und links befinden sich die anderen Einflüsse in einer bestimmten Ordnung. Wenn nun zum Beispiel der primäre Einfluß in einem bestimmten Jahr Wind/Jueyin wäre und sich oben am Rad befände, dann würde – in Relation zur Position oben gesehen – zur Linken das Kaiser-Feuer/Shaoyin und zur Rechten Kälte/Taiyang liegen. Wenn sich der sekundäre Einfluß Minister-Feuer/Shaoyang unten befindet, dann läge – in Relation zu unten – links Trockenheit/Yangming und rechts Feuchtigkeit/Taiyin.

Steht der primäre atmosphärische Einfluß eines Jahres in Einklang mit dem großen Kreislauf dieses Jahres – befindet sich also der Einfluß in Relation zum Kreislauf in einer kreativen Phase, zum Beispiel Holz und Feuer –, dann sind das Wetter und die Krankheiten milder. Andererseits kommt es zu einer Disharmonie, wenn sich der Einfluß in bezug auf den Kreislauf in einer Kontrollphase befindet und die normalerweise zu erwartenden Muster besiegt. In diesem Fall kommt es zu dramatischen, extremen Verschiebungen beim Wetter und bei Krankheiten.»

Huangdi fragte: «Welche Wirkung haben die sechs atmosphärischen Einflüsse auf die Erde?»

Qi Bo erwiderte: «Die Jahreszeiten verändern sich mit den sechs atmosphärischen Einflüssen und lassen alle Dinge in der Natur entstehen, wachsen, welken und sterben. Trockenheit läßt welken, Sommer-Hitze/Minister-Feuer treibt die Temperatur hinauf, Wind fördert Bewegung, Feuchtigkeit benetzt, Kälte läßt gefrieren und Feuer/Kaiser-Hitze härtet die Erde.»

Huangdi fragte: «Kann man die primären und sekundären atmosphärischen Einflüsse im Puls eines Menschen spüren?»

Qi Bo erwiderte: «Nein, der Einfluß eines Jahres ist nicht direkt im Puls eines Menschen tastbar, doch sollte jeder jahreszeitlich normale Puls den Einfluß der jeweiligen Jahreszeit widerspiegeln. Folgt das Pulsmuster dieser natürlichen Gegebenheit nicht, sondern weist es ein abnormales Muster auf, dann ist die Prognose ungünstig.»

Huangdi fragte: «Könnt Ihr die Beziehung zwischen den sechs atmosphärischen Einflüssen und den Menschen und ihrer Umgebung noch genauer beschreiben?»

Qi Bo erwiderte: «Diese Einflüsse spielen eine wichtige Rolle in der Natur. Sie bewirken den Wandel aller Dinge auf der Erde, auch des Menschen. Es gibt nichts, was die sechs Einflüsse nicht berühren würden. Ich werde nun jeden einzelnen beschreiben.

Im Osten erhebt sich der Wind; es ist eine Bewegung, die das Wachstum grünen Holzes fördert, das noch unreif ist und einen sauren Geschmack hat. Das Saure stimuliert die Leber und nährt Bänder und Sehnen, wenn man es einnimmt. Ist der Wind sanft, wirkt er harmonisierend, erreicht er jedoch extreme Intensität, kann er zerstörerisch sein, so wie beim Menschen ein Gefühl sich in Zorn verwandeln kann, wenn die Leber außer Kontrolle gerät. Metall ist das Kontrollelement, deswegen wirkt Kummer dem Zorn entgegen, während Trockenheit den Wind abflauen läßt und das Scharfe das Saure neutralisiert.

Im Süden erheben sich die rote Flamme und Sommer-Hitze und sorgen für üppiges Wachstum und für Entwicklung. Nehmen sie aber extreme Ausmaße an, dann brennen sie die Dinge nieder und überall liegt ein bitterer Geschmack. Der bittere Geschmack stimuliert Herz und Kreislauf. Ist das Feuer unter Kontrolle, steigert sich die Produktivität, gerät es jedoch außer Kontrolle, werden die Menschen übermäßig erregt, und das kann das Herz schädigen. Wasser ist das Element, das Feuer zu kontrollieren vermag. Aus diesem Grund können Angst, Salziges und Kälte der Übererregung, dem Bitteren und dem Feuer entgegenwirken.

In der Mitte sorgt gelber, feuchter Schlamm für Nahrung, die die Vegetation reifen läßt. Er sondert einen süßen Geschmack ab, der die Milz stimuliert und das Fleisch nährt. Ist er in Harmonie, fördert er stilles Bescheiden, aber in Extremsituationen können emotionale Zustände auftreten, die die Milz ermüden. Holz ist das Kontrollelement, und deshalb können Zorn, Wind und Saures der Sorge, der Feuchtigkeit beziehungsweise dem Süßen entgegenwirken.

In den verlassenen Bergen im Westen mit ihrer Fülle an Metall und Erz herrscht Trockenheit. Die Vegetation ist stechend auf der Zunge, und dieser stechende Geschmack stärkt die Lunge und öffnet die Poren. Ist er harmonisch, fördert er Ruhe, während er im Extrem vorzeitig welken läßt und zerstörerisch wirkt. Traurigkeit greift hier leicht um sich und schwächt die Lunge. Feuer ist das kontrollierende Element, und deswegen können Erregung und Bitteres Traurigkeit und Scharfem entgegenwirken.

Im Norden steigen Kälte und ein salziger Geschmack aus riesigen Gletschern und tiefen dunklen Seen auf. Dieses Salzige stimuliert die Nieren und nährt Knochen, aber es flößt den Menschen auch Furcht ein. Ist es in Harmonie, sorgt es für Ruhe, aber im Extrem bringt es zerstörerische Eiseskälte und Hagelstürme mit sich. Feuer und Salziges können durch Vernunft und Bitteres besiegt werden, und das sind die Attribute des kontrollierenden Elements, des Feuers.»

Huangdi fragte: «Welche zeitliche Beziehung besteht zwischen diesen Einflüssen und den Heilungschancen bei einer Krankheit?»

Qi Bo antwortete: «Folgen die atmosphärischen Einflüsse der natürlichen Ordnung des Erscheinens, kann eine Krankheit leicht wieder ausgemerzt werden. Im gegenteiligen Fall jedoch ist es schwierig, die Krankheit zu heilen.»

68 Die sechs atmosphärischen Einflüsse

Huangdi sagte: «Das Gesetz, das die Bewegung der Himmelskörper und die sechs atmosphärischen Einflüsse regiert, ist tiefgründig und von großer Bedeutung. Könnt Ihr mir mehr über dessen praktische Anwendung sagen?»

Qi Bo erwiderte: «Was die sechs atmosphärischen Einflüsse betrifft, so erscheinen sie innerhalb eines Jahres nach einer feststehenden jahreszeitlichen Ordnung. Wir haben schon früher von den jeweils in einem Jahr dominierenden Einflüssen gesprochen, die die allgemeine Wetterentwicklung der ersten und zweiten Jahreshälfte bestimmen und auch die Wettermuster der einzelnen Jahreszeiten festlegen. Jede Verletzung dieses Rhythmus würde Überschuß- oder Mangel-Zustände bedingen.

Die sechs Einflüsse von Kälte, Feuer, Trockenheit, Feuchtigkeit, Hitze und Wind sind die sogenannten primären Aspekte oder Ben. Die drei Yang- und drei Yin-Leitbahnen – Taiyang, Shaoyang, Yangming, Taiyin, Shaoyin und Jueyin – sind Biao, die sekundären Aspekte der sechs Einflüsse. Ben hat seinen Ursprung im Kosmos, während sich Biao auf der Erde manifestiert. Zum Beispiel ist Feuer der Ben-Aspekt, während Shaoyang der Biao-Aspekt sowie der primäre herrschende Einfluß ist, während Jueyin den sekundären herrschenden Einfluß darstellt.

Obwohl eine gewisse Beziehung zwischen Ben und Biao besteht, sind sie doch für unterschiedliche Krankheitssymptome verantwortlich, je nachdem, welcher Einfluß zu einer gewissen Zeit dominiert und daher die größere Wirkung hat.»

Huangdi fragte: «Warum tritt manchmal ein atmosphärischer

Einfluß zu Beginn einer Jahreszeit auf und manchmal zu spät oder zu früh?»

Qi Bo erwiderte: «Dies hängt davon ab, ob der das Jahr bestimmende primäre Einfluß von Überschuß oder Mangel geprägt ist.»

Huangdi fragte weiter: «Welche Auswirkungen haben Jahre, in denen solche Unausgewogenheiten in den Kreisläufen und Einflüssen bestehen, auf eine Krankheit?»

Qi Bo erwiderte: «Wenn die Elementarphase eines großen Kreislaufes mit der der Erdenstämme übereinstimmt, spricht man von einem Suihui-Jahr. Wenn die Elementarphase eines großen Kreislaufs mit der des primären herrschenden Einflusses übereinstimmt, spricht man von einem Tianfu-Jahr. Wenn die Elementarphase mit der des Erdenzweiges und des herrschenden Einflusses übereinstimmt, dann handelt es sich um ein *Taiyi-tianfu*-Jahr. Während eines Suihui-Jahres nehmen Krankheiten meist einen akuten, heftigen Verlauf, während sie sich in einem Tianfu-Jahr im allgemeinen langsamer entwickeln und nicht so schwer sind. In einem Taiyi-tianfu-Jahr hingegen sind die Krankheiten meist heftig und führen normalerweise zum Tod.»

Huangdi fragte: «Wie interagieren die fünf Elementarphasen mit den sechs atmosphärischen Einflüssen innerhalb eines Jahres beziehungsweise einer Jahreszeit?»

Qi Bo antwortete: «Zuerst bestimmen die Himmelsstämme die Elementarphase des großen Kreislaufs des jeweiligen Jahres, dann bestimmen die Erdenzweige gemeinsam mit den Himmelsstämmen den primären und sekundären Einfluß, der Jahr und Jahreszeiten beherrscht. Die 24 Abschnitte eines Jahres werden in sechs Schritte zu je vier Abschnitten unterteilt. Jeder Schritt ist etwas länger als 60 Tage und wird von einem atmosphärischen Einfluß regiert. Der erste Schritt besteht aus vier Abschnitten, die wir Frühlingsanfang, Regenwasser, Erwachen aus dem Winterschlaf und Frühlings-Tagundnachtgleiche nennen. Der zweite Schritt umfaßt ebenfalls vier Abschnitte: Klarheit und Helligkeit, Das Getreide benetzender Regen, Sommerbeginn und Keimendes Korn. Der dritte Schritt besteht aus den Abschnitten Grannentragendes Getreide, Sommersonnenwende, Mäßige Hitze und

Große Hitze. Der vierte Schritt besteht aus Herbstanfang, Gedämpfter Hitze, Weißem Tau und Herbst-Tagundnachtgleiche. Der fünfte Schritt umfaßt die Abschnitte Kalter Tau, Rauhreif, Winteranfang und Sanfter Schnee. Der sechste und letzte Schritt besteht aus den Abschnitten Reichlicher Schnee, Wintersonnenwende, Mäßige Kälte und Strenge Kälte.

Zu welchem Zeitpunkt nun die einzelnen atmosphärischen Einflüsse innerhalb eines Schritts tatsächlich einsetzen, hängt vom Kreislauf des Jahres ab. Während eines Jia/Zi-Jahres zum Beispiel beginnt der erste Schritt in der ersten Stunde der Strengen Kälte und endet 60 Tage und 14,5 Stunden später während der Frühlings-Tagundnachtgleiche. Der zweite Schritt beginnt unmittelbar nach dem ersten und dauert genausolang; er endet also mit dem Abschnitt Keimendes Korn. Der dritte Schritt beginnt unmittelbar darauf und endet mit Großer Hitze. Der vierte Schritt beginnt und endet während der Herbst-Tagundnachtgleiche. Der fünfte Schritt endet mit Sanfter Schnee. Der sechste Schritt endet vier Stunden und zehn Minuten nach Beginn des ersten Tages von Strenger Kälte. Damit sind die 360 Grad vollendet, die die Erde auf ihrer Bahn um die Sonne beschreibt. Im folgenden Jahr Yi/Chou beginnt der erste Schritt am Ende des sechsten Schritts des Jahres Jia/Zi. Dieser Zyklus wiederholt sich während aller folgenden Jahre. Die Zeit, in der ein Zyklus endet, ist die gleiche für alle Yin-, Wu- und Xu-Jahre, für alle Mao-, Wei- und Hai-Jahre; für alle Chen-, Shen- und Zi-Jahre sowie für alle Si-, You- und Chou-Jahre.»

Huangdi fragte: «Wie werden die sechs atmosphärischen Einflüsse der Natur zu krankheitsauslösenden Faktoren?»

Qi Bo erwiderte: «Die natürliche zyklische Bewegung des Universums ermöglicht Geburt, Wachstum, Welken und Tod. Genauso führt jede Abweichung in dieser zyklischen Bewegung zu einem Ungleichgewicht, das eine potentielle Gesundheitsgefahr für alle Lebewesen darstellt.»

Huangdi fragte: «Gibt es Menschen, die von solchen krankheitsauslösenden Einflüssen verschont bleiben?»

Qi Bo erwiderte: «Das ist eine Sache für sich. Gewöhnlichen Wesen ist es nicht möglich, den Wirkungen der atmosphärischen

Einflüsse zu entkommen. Nur Unsterbliche und Menschen, die höchste Vollendung verwirklicht haben und in ihrem Sein mit dem des Universums verschmelzen, bleiben unberührt von diesen atmosphärischen Einflüssen.»

69 Die Auswirkungen der fünf Elementarphasen und der sechs atmosphärischen Einflüsse

Huangdi sagte: «Durch das Zusammenwirken der sechs atmosphärischen Einflüsse der Natur und der fünf Elementarphasen der Erde ergibt sich ein relativ stabiler Zyklus des Wandels. Der Sommer folgt auf den Frühling, der Winter folgt auf den Herbst und so weiter. Yin und Yang fluktuieren und manifestieren sich überall im Universum. Das ist ein empfindliches, störungsanfälliges Gleichgewicht. Die Natur weiß, wie sie die Dinge wieder in Ordnung bringen kann, aber die Tendenz zu Unregelmäßigkeiten ist immer vorhanden. Durch solche Unregelmäßigkeiten wird ein Teil des Qi und des Blutes in den Leitbahnen getrennt. Das ursprüngliche Qi der fünf Zang-Organe bewegt sich dynamisch, während ein Teil des Qi dominant wird und ein anderer Teil einen Mangel aufweist. Ich möchte verstehen, welchen Grund dies hat und welchem Rhythmus diese Veränderungen unterliegen.»

Qi Bo erwiderte: «Das ist wahrlich eine gute Frage! Generationen von Herrschern haben sie immer wieder gestellt, und deswegen ist es so wichtig, daß Ihr diese Dinge auch wirklich beherrscht. Dieses Wissen wurde von den Lehrern der Heilkunde über Generationen hinweg weitergegeben. Mein Wissen ist begrenzt, aber ich habe gehört, wie meine Lehrer diese Probleme diskutierten.»

Huangdi sagte: «Es heißt doch, daß ein Lehrer, der einen würdigen Schüler hat, ihn aber nicht unterweist, *Shidao* erleidet, den Verlust des Wissens, weil er die Weitergabe des Wissens behindert. Andererseits ist es ein Zeichen von Verantwortungslosigkeit, dieses Wissen an ungeeignete Schüler weiterzugeben. Ich selbst entspreche nicht den Kriterien eines idealen Schülers. Aber ich bin voll des Mitleids für meine Untertanen und möchte ihr Leiden lindern. Deswegen bitte ich Euch, Meister, mich zum Wohle der folgenden Generationen in dieses Wissen einzuweihen. Ich werde mich an die ethischen Forderungen der Tradition halten.»

Qi Bo erwiderte: «Sehr gut. Im *Shangjing* (‹Klassiker der Medizin›) heißt es, daß jeder Student der Medizin die Lehre vom Universum, die Kosmologie, beherrschen muß. Außerdem muß er in Geographie und Geologie bewandert sein sowie im System der fünf Elementarphasen. Außerdem muß er die Menschen kennen und verstehen. Nur so kann er zu einem vollkommenen Verständnis der Heilkunst gelangen.»

Huangdi fragte: «Könnt Ihr dazu Genaueres sagen?»

Qi Bo antwortete: «Dieses Wissen ist deswegen so wichtig, weil es Euch erlaubt, die Position des Himmels in Relation zur Erde und zum Menschen zu bestimmen. Kennt Ihr die normalen und abnormalen Bewegungen von Himmel und Erde, könnt Ihr auch einige Bewegungen innerhalb der Menschheit erkennen und vorwegnehmen. Dies befähigt den Arzt, Krankheiten wirksamer zu behandeln und, was noch wichtiger ist, Krankheiten vorzubeugen. Um den Weg der Natur zu verstehen, muß man ständig seine wahre Natur kultivieren. Kennt man den Weg der Natur, so versteht man auch den Weg des Unnatürlichen.»

Huangdi fragte: «Welche Veränderungen treten bei den fünf Elementarphasen auf, wenn ein Überschuß vorhanden ist?»

Qi Bo erwiderte: «Besteht in einem Jahr, das der Phase Holz entspricht, ein Überschuß, kommt es zu heftigem Wind, und die Milz, die der Elementarphase der Erde zugehört, wird geschädigt. In diesem Fall leiden die Menschen oft an Durchfall, Appetitlosigkeit, schweren Gliedmaßen, Lethargie, unterdrückten Gefühlen, Magengeräuschen sowie an Schwellungen und Fülle im Magen. Das liegt daran, daß die Energie des Holzes zu stark ist. Ihr werdet sehen, daß der entsprechende Planet unseres Sonnensystems sehr hell ist. Dieser Planet, *Sui* oder Jupiter, zeigt an, daß ein Überschuß an Holz-Energie vorhanden ist. Deswegen suchten die alten Daoisten die Antworten auf ihre Fragen am Himmel; sie konnten durch die genaue Beobachtung des Himmels feststellen, was unter den Menschen, in der Gesellschaft geschehen würde. Der Holz-Überschuß beeinträchtigt die Menschen auch insofern, als er Zorn, Benommenheit, Schwindelgefühle und Krankheiten im Kopf hervorruft. In diesem Fall wird die Energie der Erde von der Energie des Holzes geschwächt. Es ist, als würden die Wolken am Himmel dahinjagen, es kommt zu einer wilden Bewegung der zehntausend Dinge auf Erden, die Pflanzen wanken, die Bäume stürzen um. Menschen haben Schmerzen in den Seiten und erbrechen sich pausenlos. Kann man den Puls auf der Magen-Leitbahn am Fuß in der Nähe des Chongyang-Punktes (M 42) nicht ertasten, ist dies oft ein Hinweis auf eine unheilbare Krankheit. Am Himmel sehen wir einen anderen Stern leuchten, die Venus, den Metall-Planeten *Taibu*. Dies bedeutet, daß ein Überschuß an Holz besteht und die Energie des Metalls sich zu erheben beginnt, um ihn unter Kontrolle zu bekommen.

Besteht in einem Feuer-Jahr ein Überschuß, dann ist die Hitze extrem und beeinträchtigt die Lunge. Die Menschen leiden an Malaria, Atembeschwerden, Husten, Keuchen, Atemnot, blutigem Erbrechen, Nasenbluten, Blut in Stuhl und Harn, wäßrigem Durchfall, Schwierigkeiten beim Schlucken, trockener Kehle, Taubheit und einem fiebrigen Gefühl in Brustkorb, Schultern oder oberem Rücken. Hier wird das Metall von der Energie des Feuers dominiert und befindet sich in einem Zustand des Verfalls. Wenn wir den Himmel betrachten, sehen wir, daß der Feuer-Planet, *Ronghuo*/Mars, sehr hell scheint, also ein Überschuß an Feuer-Energie besteht. Was die Krankheiten betrifft, so leiden die Patienten vor allem an Schmerzen im Brustkorb, an Schwellungen und Fülle in den Seiten, an Rippenschmerzen, Schmerzen zwischen Brustkorb und Schultern, Schmerzen an der Innenseite der Arme, Fieber und Gliederschmerzen. In der Natur zeigt sich ein Überschuß an Feuer-Energie als Regen und Frost. Dies weist darauf hin, daß das extreme Feuer auf die Wasser-Energie übergegriffen hat. Am Himmel erblicken wir den Wasser-Planeten, *Chen*/Merkur, der heller scheint. Ist das Jahr entweder von Shaoyin oder Shaoyang beeinflußt, wird das Feuer noch intensiver. In der Natur führt das zu Trockenheit, die Menschen leiden an Symptomen wie Delirium, Krämpfen, Manie, Konvulsionen der Gliedmaßen, Husten, Atembeschwerden und Atemnot, Unterleibsblutungen, unkontrollierbarem Harnlassen und Durchfall. Kann man den Radialispuls am Taiyuan (Lu 9) nicht ertasten, tritt der Tod in Kürze ein. Am Himmel leuchtet der Mars sehr hell.

Herrscht ein Überschuß der Energie der Erd-Phase, ist das Wetter feucht und regnerisch. Der krankheitsauslösende Faktor befällt die Niere. Menschen klagen über Bauchschmerzen, über ein Kältegefühl in den Gliedern, unterdrückte Emotionen, über Melancholie, über ein Schweregefühl im ganzen Körper, Rastlosigkeit und Reizbarkeit. Die Atrophie des Fleisches und der Muskeln kann so weit fortschreiten, daß man nicht mehr gehen kann. Es kommt zu Krämpfen und Schmerzen, Schwellungen, Ödemen, Appetitmangel und zu einer Schwäche in den Gliedmaßen. Und alles nur deswegen, weil die Elementarphase Erde gestört ist. Am Himmel steht strahlend hell der Erd-Planet, *Zheng*/Saturn. Bei einem Überschuß an Erd-Energie überwiegt in der Natur das Feuchte. Im Frühling sprudeln Quellen aus der Erde, und es kommt zu Überschwemmungen. Ist auch die Holz-Energie beteiligt, dann verwüsten heftige (Wirbel-)Stürme das Land, Dämme bersten. Menschen leiden an einem geblähten, geschwollenen Bauch, an Bauchwassersucht, Durchfall und Magengeräuschen. Wenn der Puls am Taixi (N 3) am Handgelenk nicht zu ertasten ist, verläuft die Krankheit tödlich.

In einem Jahr, in dem die Elementarphase Metall in Fülle ist, herrscht Trockenheit. Der krank machende Faktor greift die Leber an. Menschen leiden an Schmerzen in Bauch und Seiten, an Rötungen und Geschwülsten der Augen sowie an Hörstörungen. Bei ausgeprägter Trockenheit ist der Körper schwer, und man leidet an Schmerzen im Brustkorb, Reizbarkeit, an in den Rücken ausstrahlenden Schmerzen, Schwellungen in der Rippengegend und Schmerzen im Unterbauch. Der Metall-Planet, Taibu, die Venus, leuchtet strahlend hell. Im menschlichen Körper kommt es zu Beschwerden wie Atemproblemen, Atemnot, Schmerzen in den Schultern und in den Gelenken. Die Energie des Metalls, aber auch die Energie des Feuers ist stark, und deswegen gewinnt das Licht des Mars an Intensität. Kommt es plötzlich zu einem Überschuß an Metall-Energie, der einhergeht mit einer Schwächung der Holz-Energie, dann welkt die Vegetation und das Wachstum hört auf. Menschen leiden dann an plötzlichen Schmerzen in den Schultern, Schwierigkeiten beim Sichumdrehen, Husten, Atemnot, Erbrechen von Blut und Nasenbluten. Ist der Taichong-Punkt (Le 3) am Fuß nicht zu ertasten, ist der Zustand unheilbar. Taibu/Venus, der Metall-Planet, ist außergewöhnlich hell.

Bei einem Übermaß an Wasser-Energie überwiegt die Kälte-Energie, und krankheitsauslösende Faktoren attackieren das Herz. Der Patient leidet an Fieber, Herzklopfen, Reizbarkeit, kalten Gliedmaßen, einem kalten Körper, an Delirium und Schmerzen im Brustkorb. Setzt die Kälte-Energie zu früh ein, steht der Wasser-Planet, Chen/Merkur, sehr hell am Himmel. Ein Übermaß an Wasser-Pathogen führt zu Wasserverhaltung im Bauch, Schwellungen in den Füßen, Husten und Atemnot, Keuchen, nächtlichem Schwitzen und einer Abneigung gegen Wind. In diesem Fall wird der Einfluß der Holz-Energie bereits in Form von Regengüssen und Nebel bemerkbar. Der Erd-Planet, Zheng/Saturn, nimmt an Helligkeit zu. In den von der Taiyang-Energie beherrschten Jahren kommt es zu Wettermustern, die durch heftigen Regen, Hagel, Frost und Schnee charakterisiert sind. Feuchtigkeit bedingt Veränderungen in allen Dingen, Menschen leiden an Schwellungen des Bauchs und Magengeräuschen, an Durchfall mit unverdauter Nahrung und extremem Durst. Ist der Puls am Shenmen (H 7) am Handgelenk nicht zu spüren, dann ist der Tod unvermeidbar. Der Planet Ronghuo/Mars leuchtet nur schwach, während Chen/Merkur sehr hell strahlt.»

Huangdi sagte: «Danke. Könnt Ihr mir nun etwas über Mangel-Zustände der fünf Elementarphasen berichten?»

Qi Bo erwiderte: «Ihr stellt eine sehr schwierige Frage. In einem Jahr, in dem die Holz-Phase schwach ausgeprägt ist, besteht ein Übermaß an trockener Energie. Entspricht die Energie des Jahres nicht dem Wachstum, dann kann sich die Vegetation nicht vermehren, sondern leidet an Unterernährung und welkt schnell. Ronghuo/Mars strahlt sehr hell. Menschen leiden an einem Qi-Mangel im mittleren Jiao und an Kälte. Sie verspüren Schmerzen in den Seiten und im Unterbauch, sie leiden an Magengeräuschen und Durchfall. Das Wettermuster zeichnet sich durch kalten Regen aus. Die grünen unter den fünf Getreidearten reifen nicht, sondern bleiben grün. Regiert Yangming das Jahr, dann hemmt die Metall-Energie das Holz, und die Energie des Holzes verliert dann die ihr eigene Fähigkeit, vorwärts zu drängen und zu wachsen. Das Frühlingswachstum wird übergangen, die Zeit, in der die Pflanzen Früchte tragen, ist stark verkürzt. Die Pflanzen welken und sterben schnell. Die dem Metall und der Erde zugehörigen Sterne dominieren am Himmel.

Die Metall-Energie überkontrolliert Holz; dadurch bringt Holz Feuer hervor. Die daraus resultierende Hitze dominiert und verwandelt Feuchtigkeit in Trockenheit und Geschmeidigkeit in Sprödheit. Die Phase, in der Pflanzen reifen und Früchte tragen, ist kurz, ja, die Pflanzen tragen gleichzeitig Blüten und Früchte. Die Menschen leiden an Hitze, und es kommt zu Stauungen unter der Haut. Es manifestieren sich Symptome wie Fieber und Frösteln, Beulen, Abszesse und verschiedene andere Arten von Hauterscheinungen, Akne und Hämorrhoiden. Die Sterne des Metalls und des Feuers sind sehr hell. Die Körner sind trocken und spröde und wachsen nicht üppig. In einem solchen Jahr setzt der Frost sehr früh ein. Es kommt zu Kältephasen und Regen, die die Ernte schädigen. Gelbe, süße Feldfrüchte werden von Insekten befallen und verderben. In solchen Jahren ist die Ernte schlecht. Die Erd-Phase der Milz wird leichter als sonst von Pathogenen angegriffen. Darauf folgt die Energie des Feuers, die ihrerseits das Metall überkontrolliert. Da die Metall-Energie dadurch geschwächt ist, kann sie die Pflanzen nicht wie sonst im Herbst zur Reife bringen. Patienten leiden an Husten und verstopfter Nase. Die Feuer- und Metall-Planeten sind die hellsten am Himmel.

Wenn in einem Jahr in der Feuer-Phase ein Mangel herrscht, dominiert die Kälte. Der Sommer verändert seinen Charakter, die Natur kann sich nicht entwickeln und gedeihen. Die kalte Yin-Energie stagniert und unterdrückt das Yang-Qi, das die Dinge nicht zur Reife führen kann. Chen/Merkur scheint heller als sonst. Die Kranken leiden an Schmerzen im Brustkorb, an Schwellungen in den Seiten, Schmerzen zwischen den Schulterblättern und an den Innenseiten der Arme. Das Qi rebelliert empor und verursacht Benommenheit, Schwindel, Schmerzen im Brustkorb, plötzlichen Stimmverlust, Schwellungen in Brustkorb und Bauch sowie Schmerzen im unteren Rücken, die bis in die Rippen ausstrahlen. Die Gliedmaßen sind manchmal schwach, müde, verkrampft und können nicht gestreckt werden. Hüfte und Oberschenkel werden steif. Ronghuo/Mars verdüstert sich, während Chen/Merkur an Helligkeit zunimmt. Rote Feldfrüchte reifen nicht. Feuer wird von Wasser überkontrolliert, was dazu führt, daß die Erd-Energie aufsteigt und sich enorme Regenmengen auf die Erde ergießen. Die Erd-Energie versucht dann, das Wasser unter Kontrolle zu bekommen. Das verursacht Durchfall, Schwellungen und Schmerzen im Bauch, Appetitmangel, Kälte im mittleren Jiao, Magengeräusche und Krämpfe in den Füßen, die mit einem tauben Gefühl und Schwierigkeiten beim Gehen verbunden sind. Zheng/Saturn wird nun heller, während Chen/Merkur sich verdüstert. Dunkel gefärbte Feldfrüchte wollen nicht reifen.

In einem Jahr, das in der Erd-Phase einen Mangel aufweist, erhebt sich die Wind-Energie, und die Erd-Energie büßt ihre transformierenden Eigenschaften ein. Ist Wind-Energie in Fülle vorhanden, kann die Vegetation blühen und gedeihen. Da aber die transformierende Energie fehlt, scheinen die Dinge zwar zu wachsen, aber es mangelt ihnen an Festigkeit. Sui/Jupiter steht hell am Himmel. Bei Menschen treten Verdauungsstörungen, Durchfall, Erbrechen, Cholera, Schweregefühl im Körper, Bauchschmerzen, Zucken der Sehnen, Knirschen in den Knochen, Empfindlichkeit und Schmerzen in den Muskeln auf, außerdem gerät man leicht in Zorn. Die kalte Wasser-Energie ist ohne Kontrolle und kann daher aufsteigen. Insekten und andere Tiere ziehen sich früh in den Winterschlaf zurück. Menschen leiden an Kälte im mittleren Jiao. Sui/Jupiter leuchtet hell, Zheng/Saturn dagegen ist verdunkelt. Gelbe Feldfrüchte und Pflanzen wollen nicht reifen. Holz kann die Erde unterdrücken, und die Erde reagiert, indem sie das Element Metall stützt. Es zeigen sich herbstliche Wettermuster; vor Kraft strotzende Bäume verlieren ihre Blätter, und ihre Energie zieht sich in die Wurzeln zurück.

Menschen leiden an akuten Krämpfen in der Rippengegend, die in den Unterbauch ausstrahlen, sowie an Kurzatmigkeit. Süße, gelbe Feldfrüchte werden von Insekten gefressen. Befällt das Pathogen das Erdelement, leiden die Menschen an Appetitmangel. Ist die Metall-Energie stark genug, um das Holz zu kontrollieren, sind die grünen Feldfrüchte in ihrem Wachstum beeinträchtigt. Der Metall-Stern leuchtet nun hell, während sich der Erd-Stern verdüstert. In Jueyin-Jahren überwiegt das Minister-Feuer. Der Boden friert nicht wie sonst bis in die Tiefe, und Insekten, die eigentlich Winterschlaf halten sollten, werden aktiv. Feuer unterstützt die Erde, und dadurch kann das Holz die Erde nicht dominieren. In diesem Fall scheint Sui/Jupiter hell am Himmel, und die Menschen sind im allgemeinen beschwerdefrei.

In einem Jahr, in dem ein Defizit an Metall herrscht, sind Feuer und Holz in Bewegung. Die Energie des Spätsommers erreicht ein Übermaß. Alle Dinge erlangen dann große Stärke. Das Wetter ist sehr trocken und heiß. Ronghuo/Mars strahlt in einer solchen Phase besonders hell. Menschen leiden oft an Schwere und Verspannungen in Schulter und Rücken, an einer verstopften Nase, Niesen, akutem Durchfall und haben Blut im Stuhl. Die konsolidierende Energie des Herbstes stellt sich nicht rechtzeitig ein. Dadurch wird der Metall-Stern sehr schwach. Weiße Feldfrüchte reifen nicht rechtzeitig. Das Feuer-Pathogen unterdrückt Metall, und Metall läßt Wasser aufsteigen. Das führt zu plötzlichem, kaltem Regen, Hagel und Schnee, die die Dinge zerstören und das Yin-Qi so extrem werden lassen, daß es das Yang aufwärts drückt. Menschen leiden an Fieber und Kopfschmerzen, die bis in den Hals ausstrahlen. Am Himmel erkennen wir das helle Licht von Chen/Merkur. Rote Feldfrüchte reifen nicht wie gewohnt. Menschen leiden unter Geschwüren, Aphthen und Schmerzen im Brustkorb.

In einem Jahr, in dem ein Mangel an Wasser besteht, dominiert das feuchte Qi der Erde. Wasser ist nicht imstande, Feuer zu kontrollieren, und so kann das Feuer hell auflodern. Es herrscht große Hitze, die von Regen unterbrochen wird. Der Wandel der zehntausend Dinge beschleunigt sich, der Erd-Stern scheint sehr hell. Menschen leiden oft an Schwellungen des Bauchs, Fülle, Schweregefühl im Körper, Durchfall, Beulen des Yin-Typus, Furunkeln, nässenden Abszessen, Schmerzen im unteren Rücken und in den Hüften, Gelenksteifheit in den unteren Extremitäten, Reizbarkeit, unterdrückten Emotionen, Schwäche und Atrophie in den Beinen, Kälte, Schmerzen an der Fußsohle und Schwellungen am Rist. Alle diese Zustände rühren daher, daß die verborgene Energie des Winters ihre Funktion nicht ausüben kann. Die Nieren-Energie ist ausgeglichen. Chen/Merkur verliert seine Strahlkraft. Schwarze Feldfrüchte reifen nicht wie gewohnt. In einem von Taiyin regierten Jahr dominiert die kalte Wasser-Energie. Dadurch gefriert das Wasser auf der Erde, und die Tiere treten früh ihren Winterschlaf an. Die Yang-Energie versteckt sich und kann ihre wärmende Wirkung nicht entfalten. Die Menschen leiden an Kälte in der unteren Körperhälfte, an Schwellungen des Bauches und Wassereinlagerungen. Saturn steht hell am Himmel, und die gelben Feldfrüchte reifen. Das Erd-Pathogen überkontrolliert das Wasser, das seinerseits Holz aufsteigen läßt. Dadurch kommt es zu heftigen Stürmen, die schwere Verwüstungen anrichten. Die Menschen hingegen verlieren die Fähigkeit, normal zu wachsen. Vielfach verändert sich ihr Teint, sie leiden an Krämpfen und Schmerzen in den Sehnen, Bewegungsstörungen, Muskelkrämpfen, verschwommener Sicht oder Blindheit, die Dinge wirken wie zersprungen, und es treten verschiedene Formen von Hautausschlag auf. Dringt das Pathogen in Brustkorb und Zwerchfell ein, kommt es zu Schmerzen in Brust oder Bauch. All dies rührt daher, daß ein Übermaß an Holz-Energie vorhanden ist und die Energie der Erde geschädigt oder unterdrückt wurde. Die Feldfrüchte, die dem Holz entsprechen, können nicht normal reifen. Sui/Jupiter leuchtet sehr hell.»

Huangdi sagte: «Ich danke Euch für diese Antwort. Könnt Ihr mir nun die Beziehung zwischen den fünf Elementarphasen und den vier Jahreszeiten erklären?

Qi Bo erwiderte: «Auch das ist eine sehr wichtige Frage, die eine detaillierte Antwort erfordert. Geht das Jahr des Holzes zur Neige und gibt es im Frühling genug Wind, um die Pflanzen zu befruchten, dann werden im Herbst Tautropfen fallen und das

Wetter wird gewohnt kühl sein. Kommt es im Frühling zu strenger Kälte und zu Frost, dann wird der Sommer extrem heiß. Zerstörerische Muster zeigen sich im Osten, im Menschen sind davon Leber, Seiten sowie Sehnen und Gelenke betroffen. In einem Jahr, in dem das Feuer im Schwinden begriffen ist und das Wetter im Sommer der Norm entspricht, wird sich auch die Winterkälte im Rahmen halten. Ist der Sommer ungewöhnlich kalt, dann wird der Spätsommer sehr feucht sein, und das Muster der Zerstörung wird sich im Süden manifestieren. Für den Menschen bedeutet dies, daß Herz, Brustkorb und Leitbahnen betroffen sind.

In einem Jahr, in dem die Erde schwächer wird, betrachten wir es als normal, wenn im dritten, sechsten, neunten und zwölften Monat ein milder, staubiger Wind leichten Regen mit sich bringt. Bei Frühlingsbeginn zeichnet sich eine Entwicklung hin zu milderem, wärmerem Wetter ab. Wenn jedoch im späteren Teil der eben genannten Monate heftiger Sturm aufkommt, der Bäume fällt, dann werden im Herbst Regen, Frost und Schnee dominieren. Das Muster der Zerstörung zeigt sich dann in den vier Extremitäten und in der Milz, aber auch im Oberbauch.

In einem Jahr, in dem ein Mangel an Metall herrscht, ist der Winter normal, sofern das Wetter im Sommer normal ist. Ist jedoch der Sommer extrem heiß, bringt der Herbst Hagel, Frost und Schnee. In diesem Fall liegt das Muster der Zerstörung im Westen, beim Menschen in der Lunge. Krankheiten befallen Brustkorb, Seiten, Schultern, oberen Rücken und Haut.

In einem Jahr, in dem ein Mangel an Wasser herrscht, stürzen Bäume um, sofern im dritten, sechsten, neunten und zwölften Monat Sandstürme das Land heimsuchen. Das zerstörerische Muster manifestiert sich im Norden; im Menschen zeigt sich die Zerstörung in der Niere: Krankheiten befallen Rücken, Wirbelsäule und Rückenmark. Auch Muskeln und Kniekehlen sind betroffen.

Die fünf Elementarphasen befinden sich immer in einem empfindlichen Gleichgewicht. Ein Übermaß muß kontrolliert werden; bei Verfall muß für eine Stütze gesorgt sein. Wenn die Dinge ihrem normalen Rhythmus folgen, tun dies auch die Jahreszeiten.

Wird dieser Rhythmus aufgegeben, entwickeln sich die Energien von Himmel und Erde auf chaotische Weise. Stagnation und extreme Wettererscheinungen sind dann das Resultat. Es sind die Regelmechanismen von Himmel und Erde, die die aktiven und passiven Aspekte der Natur kontrollieren.»

Huangdi sagte: «Die Darlegungen des Meisters über die Zyklen der fünf Elementarphasen und deren Beziehung zu den vier Jahreszeiten waren äußerst detailliert. Ich bin sehr dankbar dafür. Trotzdem habe ich noch eine Frage, und zwar, was die dabei auftretenden chaotischen Muster betrifft. Wie kann man wissen, was einen erwartet, wenn die Muster nicht im vorhinein feststehen?»

Qi Bo antwortete: «Die Veränderungen der fünf Elementarphasen sind zwar nicht immer vorhersagbar, aber sie können durch die Beobachtung der sich verändernden Phänomene auf der Welt ermittelt werden.»

Huangdi fragte: «Was bedeutet das genau?»

Qi Bo erläuterte: «Der Wind kommt aus dem Osten und läßt die Energie des Holzes aufsteigen. Die Natur des Holzes ist es, zu zerstreuen, weich zu machen und zu harmonisieren. Holz ist dafür verantwortlich, daß Dinge keimen, es öffnet den Fluß des Yang-Qi. Dieses wandert durch die Sehnen und Nebenleitbahnen. Im abnormalen Fall nimmt seine zerstreuende Wirkung übermäßige Dimensionen an oder verliert ihre Stabilität. Schlägt es ins Zerstörerische um, tötet es.

Hitze kommt im Süden auf und bringt die Fülle des Feuers. Die Natur des Feuers ist Helligkeit und Entfaltung. Es fördert ein gedeihliches Wachstum. Es erleuchtet die Dinge und zeigt sie in all ihrem Reichtum. Verändert es sich jedoch und tendiert es zum Abnormalen, dann verbrennt, konzentriert und erschöpft es.

Feuchtigkeit manifestiert sich in der Mitte. Sie unterstützt und stärkt die Energie der Erde. Ihre Einzigartigkeit liegt darin, daß sie die Dinge geschmeidig macht. Und sie festigt: Feldfrüchte, Bäume, Pflanzen. Sie ist beruhigend und still; verändert sie sich jedoch, erleben wir plötzlich Regen und Wolkenbrüche, die stark genug sind, um Dämme bersten zu lassen.

Trockenheit kommt aus dem Westen. Sie kann die reine, ungehemmte und kühne Energie des Metalls verstärken. Ihrer Natur nach läßt Trockenheit Dinge schrumpfen und sich verfestigen. Wandelt sie sich, ziehen sich die Dinge noch mehr zusammen. Tritt sie in ihrem zerstörerischen Aspekt auf, verblühen die Dinge und sterben.

Kälte strömt von Norden her ein. Sie stützt die Energie des Wassers. Wasser ist kalt, klar, ruhig und verschwiegen, und es ist tief. Die Funktion der Kälte ist es, zu festigen, zu koagulieren und zu verfestigen. Wenn sie sich wandelt, kommt es zu strenger Kälte und Frost. Sie verursacht heftige Schneestürme.

Wenn wir das Wesen und die Wandlungen dieser Energien betrachten, sind wir in der Lage festzustellen, worin ihre Besonderheiten liegen, wie sie sich wandeln und welches ihre zerstörerischen Tendenzen sind. Dann können wir auch den Wandel der zehntausend Dinge in der Natur erfassen. Und wir können die Ursachen der Krankheiten des Menschen verstehen.»

Huangdi sagte: «Ihr habt von den fünf Energien, von ihrem Überschuß und ihrem Mangel gesprochen. Sie entsprechen den fünf weiter oben erwähnten Planeten. Wenn alle diese Muster aus dem Rhythmus geraten, wenn ihr zerstörerisches Potential wirksam wird und diese Veränderungen plötzlich auftreten, spiegelt sich dies dann auch in den Planeten wider?»

Qi Bo erwiderte: «Die fünf elementaren Planeten folgen in ihrer Bewegung dem Fluß des Universums. Sie bewegen sich immer nach einem feststehenden Muster und einem Rhythmus, der der Norm entspricht. Plötzliche Veränderungen auf der Erde können von anderen Phänomenen herrühren und bleiben ohne Wirkung auf den Weg der Planeten.»

Huangdi fragte: «Wie werden die Planeten von den Energiezyklen beeinflußt?»

Qi Bo antwortete: «Sie bewegen sich und rotieren gemäß dem großen universellen energetischen Zyklus.»

Huangdi sagte: «Die Planeten wandern mit einer bestimmten Geschwindigkeit auf speziellen Bahnen. Könnt Ihr mir dies erklären?»

Qi Bo erwiderte: «Wenn die fünf Planeten zu verharren scheinen, nimmt ihr Licht ab, denn dann beobachten sie die Welt der

Menschen. Wandern die Planeten schnell ihrem Bogengang entlang und scheinen sie ihre Richtung zu verändern, dann deswegen, weil sie der Tugenden und Verfehlungen der Menschen gewahr sind. Bleiben die Planeten lange Zeit auf ihrer Bahn, dann sind sie bereit, den Tugendhaften Wohltaten zu erweisen und Unheil über die Übeltäter zu bringen.

Inwiefern beeinträchtigen diese Veränderungen die Energie- und Wettermuster in der Natur? Die größte Wirkung erzielen sie, wenn der Planet der Erde am nächsten ist, die geringste dann, wenn der Planet am weitesten entfernt ist. Ist das Licht der Planeten zweimal so stark wie normal, dann herrscht ein Übermaß an Energie. Ist es dreimal so hell, werden Wohltaten und Katastrophen sich bald einstellen. Ist das Leuchten nur halb so intensiv, dann nimmt die Wirkung der Energie ab. Beträgt das Licht nur ein Viertel des Normalen, dann ist die Wirkung der Planeten minimal.

Jeweils einer der fünf elementaren Planeten entspricht dem Energiezyklus eines bestimmten Jahres. Ist es ein Jahr des Übermaßes, dann verläßt der Planet seine normale Bahn, wenn er gen Norden wandert, und büßt auch einen Teil seiner Helligkeit ein. In einem Jahr des Mangels weist der Planet eine Färbung auf, die der des kontrollierenden Elements entspricht. Wer es versteht, das Universum zu beobachten, sollte diese erwähnten Veränderungen erkennen und sich auf die Verschiebungen der Energie vorbereiten können. Wem diese Veränderungen entgehen, der wird den Führer seiner Gemeinschaft in die Irre schicken.»

Huangdi fragte: «Könnt Ihr mir mehr über diese Katastrophen sagen?»

Qi Bo erwiderte: «Sie alle werden durch Veränderungen der Energie verursacht; manchmal besteht ein Überschuß, dann wieder ein Mangel. Katastrophen sind bedingt durch das Zusammenwirken von Zeit und Umständen. Nur wenn man die Zyklen der Planeten beobachtet, kann man diese Faktoren erkennen.»

Huangdi sagte: «Was wird als katastrophale und was als günstige Reaktion gewertet?»

Qi Bo antwortete: «Glück, Gesundheit und Frieden sind günstige Reaktionen, während Zorn, Krankheit und Rastlosigkeit als negative Reaktionen gelten. Beobachtet man die Planeten, dann weiß man, wann das Schicksal sich wendet.»

Huangdi fragte: «Sind es die Veränderungen in der Position der Planeten, die diese Reaktionen hervorrufen?»

Qi Bo antwortete: «Auch wenn die Planeten unterschiedliche Positionen innehaben, so sind ihre Reaktionen doch immer gleich, und auch ihre Wirkung auf die Menschen zeigt keine Unterschiede.»

Huangdi sagte: «Ich danke Euch für Eure Erklärungen. Wie aber wirken sich die fünf Elementarphasen auf die Menschen und die zehntausend Dinge in der Natur aus?»

Qi Bo erwiderte: «Die Energiezyklen folgen einem universellen Gesetz und üben einen voraussagbaren Einfluß auf Mensch und Natur aus.»

Huangdi fragte: «Welche Beziehung besteht zu Krankheiten?»

Qi Bo antwortete: «Der konstruktive Energiezyklus fördert Wachstum und Gesundheit, während der destruktive Energiezyklus Tod und Krankheit fördert. Im Menschen kämpft antipathogenes Qi gegen pathogenes Qi an. Wird das antipathogene Qi passiv und ist es nicht mehr in der Lage, sich zu verteidigen, führt dies zu Krankheit. Dringt dann noch mehr pathogenes Qi ein, verschlimmert sich die Krankheit.»

Huangdi sagte: «Ich danke Euch für Eure Erklärungen. Was Ihr mir mitgeteilt habt, sind tiefgründige philosophische Prinzipien. Sie beruhen auf dem Werk der Weisen des Altertums, die ihr ganzes Leben dem Lernen und Verstehen gewidmet haben. Ich habe gehört, daß jemand, der den Himmel versteht, auch die Menschen versteht. Wer die alten Zeiten versteht, versteht auch die Gegenwart. Wer die Transformationen der Energie versteht, versteht auch die zehntausend Dinge. Wer sich der Umgebung anzupassen weiß, kann die Zyklen des Universums zu seinen Gunsten nutzen. Wer Wandel und Transformation versteht, versteht auch die Essenz der Natur. Ihr verfügt über dieses Wissen, Meister. Wer außer Euch wäre denn noch in der Lage, dieses überaus rare Wissen weiterzugeben? Ich muß einen glückverheißenden Tag wählen, um alle diese Unterweisungen in meinen

Büchern festzuhalten. Jeden Morgen werde ich sie studieren, und ich werde sie ‹Die transformierenden Eigenschaften der kosmischen Energien› nennen.

Ich werde diese Kenntnisse wie einen Schatz hüten und sie nur den Würdigsten zuteil werden lassen.»

70 Die Gesetze der energetischen Phasen

Huangdi sagte: «Jeder einzelne Jahreszyklus innerhalb eines 60-Jahre-Zyklus manifestiert sich in der Natur und in den Menschen auf seine eigene Weise. Könntet Ihr etwas über diese Unterschiede sagen?»

Qi Bo erwiderte: «Ich werde versuchen, Eure Frage so detailliert wie möglich zu beantworten. Während normaler, harmonischer Jahre folgen die Wettermuster und deren Auswirkungen auf die Menschen im allgemeinen einem normalen Verlauf und weisen keinerlei Extreme auf. In Jahren des Übermaßes übt die elementare Energie, die im Übermaß vorhanden ist, einen ungebührend großen Einfluß auf Natur und Menschen aus und führt zu extremen Zuständen, die manchmal in einer Katastrophe enden. In Jahren des Mangels ist die elementare Energie nicht in der Lage, die für sie charakteristische Macht auszuüben, was in der Natur und beim Menschen zu einem Verfall der normalen Aktivitäten führt. Ich werde nun jede einzelne Phase und deren Variationen besprechen.

In einem harmonischen Jahr der Elementarphase Holz sind die dem Holz zugeordneten Merkmale ausgeglichen: mildes Wetter, reiche Vegetation, ständige natürliche Bewegungen. Beim Menschen treten Krankheiten vor allem in Leber, Oberbauch und Augen auf.

Ein Jahr des Übermaßes zeichnet sich durch ein Wuchern der Merkmale von Holz aus, was unter Umständen zu heftigen Stürmen führt, die im Frühling junge Pflanzen zerstören und Bäume entwurzeln können. Während dieser Zeit treten vermehrt Krankheiten von Leber, Gallenblase, Milz und Magen und den entsprechenden Leitbahnen sowie Benommenheit, Sichschütteln, Zorn und Schmerzen im Scheitelbereich des Kopfes auf. Ist der das Jahr bestimmende primäre Einfluß Shaoyang/Feuer oder Shaoyin/Hitze, nimmt das Feuer, das im Rahmen des konstruktiven Zyklus vom übermäßigen Holz genährt wird, gewaltsame Züge an und führt zu Erbrechen von Blut und manischen Zuständen. Außerdem kommt es zu verstärkten Verdauungsproblemen, da die Erd-Phase vom übermäßigen Holz überkontrolliert wird. Der Herbst ist dann besonders rauh, was sich in einem rapiden Verfall der Natur zeigt. Zu dieser Zeit ist die Leber außergewöhnlich anfällig für Krankheiten.

Ein Mangeljahr ist durch einen Mangel der mit Holz assoziierten Merkmale gekennzeichnet. Dies kann zu kühlem, dunklem Wetter im Frühling führen, wodurch der normale Wachstumsprozeß gehemmt wird. Dies führt zu einem vorzeitigen Welken der Vegetation und zu unzureichendem Wachstum. Leberkrankheiten, Zittern, Angst, Krämpfe oder Schlaffheit der Sehnen und Knochen und in schweren Fällen auch Konvulsionen sind dann die häufigsten Krankheiten. Dominiert jedoch Jueyin/Holz das Jahr, kann der Mangel ausgeglichen werden, und das Jahr findet seine Harmonie wieder. Dominiert der Einfluß von Yangming/Metall, wird die Stärke des Holzes im Kontrollzyklus weiter geschwächt. Die Merkmale von Metall setzen sich durch, und es kommt vor allem im Osten zu langanhaltender Trockenheit und Insektenbefall. Während dieser Zeit leiden die Menschen an einer extremen Atrophie und Unbeweglichkeit der Gliedmaßen, an Abszessen und Beulen sowie an Darmparasiten. Dominiert der Einfluß von Taiyin/Erde, gerät die Erd-Phase außer Kontrolle und dominiert das Jahr mit ihrer starken Feuchtigkeit und Krankheiten des Verdauungsapparates.

Ein harmonisches Jahr der Elementarphase Feuer zeichnet sich durch eine Ausgewogenheit der Feuermerkmale aus: helle, warme Tage und eine gedeihliche Entwicklung der Natur. Im Menschen manifestieren sich Krankheiten in erster Linie in Herz und Brustkorb, in den Blutgefäßen und in der Zunge.

In einem Jahr des Übermaßes ufern die Merkmale des Feuers

aus und bringen extremes, zerstörerisch heißes Wetter. Manische und andere Erregungszustände sind weit verbreitet, außerdem Hysterie, Malaria, eiternde Verletzungen und Blutungen. Im allgemeinen werden Herz, Dickdarm, Dünndarm, Herzbeutel, Sanjiao und Lunge sowie die entsprechenden Leitbahnen in Mitleidenschaft gezogen. Dominiert der Einfluß von Taiyang/Wasser, wird das Übermaß neutralisiert und das Jahr entwickelt sich harmonisch. Dominiert der Einfluß von Shaoyin/Hitze oder Shaoyang/Feuer, nimmt die Zerstörung noch größere Ausmaße an. Wird die Hitze derart extrem, besteht eine Anfälligkeit für Kälteeinbrüche, Regen, Frost und sogar Hagelstürme.

In einem Jahr des Mangels sind die Merkmale des Feuers unterentwickelt, was instabiles, kühles Wetter bedeutet. Im Sommer finden die Feldfrüchte nicht zur Reife, und Insekten und andere Tiere ziehen sich vorzeitig in den Winterschlaf zurück. Herzkrankheiten und Schmerzen sind häufig, genauso Verwirrung, Gedächtnisverlust, Desorientiertheit und Traurigkeit. Dominiert der Einfluß von Shaoyang/Feuer oder Shaoyin/Hitze, wird der Mangel ausgeglichen und das Jahr entwickelt sich harmonisch. Dominiert hingegen der Einfluß von Taiyang/Wasser, wird das Feuer weiter geschwächt, wodurch die Merkmale des Wassers verstärkt werden: Es kommt zu längeren Kälteperioden und Gewitterstürmen, von denen vor allem die östlichen Gegenden betroffen sind. Dominiert der Einfluß von Yangming/Metall, gerät die Elementarphase Metall außer Kontrolle und beherrscht das Jahr mit ihren Attributen Trockenheit sowie Lungen- und Eingeweidekrankheiten.

In einem harmonischen Jahr der Elementarphase Erde sind die Erd-Attribute ausgeglichen: Feuchtes Wetter und fruchtbares Nähren bringen reichen Ertrag. Bei den Menschen sind vor allem Milz, Muskeln und Mund von Krankheiten betroffen.

In einem Jahr des Übermaßes kommen die Qualitäten der Erde verstärkt zum Tragen, was Nebel, häufigen Regen, sumpfige Böden und eine magere Ernte bedeutet. Milz, Magen, Niere und Blase und die entsprechenden Leitbahnen erkranken am häufigsten. Fülle und Schwellungen im Bauch und Muskelschwäche sind die vorherrschenden Symptome. Dominiert der Einfluß von

Taiyang/Wasser, dann ist der Winter besonders feucht, was die Entstehung von Ödemen begünstigt.

In einem Jahr des Mangels sind die Erd-Attribute nur ungenügend ausgeprägt, was zur Verzögerung der Regenperioden und damit zu schlechten Erträgen führt. Typisch sind in diesem Fall Krankheiten der Milz und des Verdauungstraktes sowie Tumore und Ödeme. Dominiert der Einfluß von Taiyin/Erde, wird der Mangel ausgeglichen und das Jahr verläuft harmonisch. Dominiert jedoch der Einfluß von Jueyin/Holz, wird die Erde weiter geschwächt, und es kommt zu wolkenbruchartigen Regen und Stürmen in der zentralen Region, die sich aber in alle Richtungen ausdehnen. Während einer solchen Periode stehen Durchfall und Ruhr, bei denen die Nahrung nicht verdaut werden kann, auf der Tagesordnung. Dominiert der Einfluß von Taiyang/Wasser, erlangt die Elementarphase Wasser mit ihren Attributen wie Flut und Ödemen die Oberhand.

In einem harmonischen Jahr der Elementarphase Metall sind die Metall-Attribute ausgeglichen: reines, trockenes Klima, Festigkeit und ein natürliches Schwinden nach dem Erreichen des Höhepunkts. Beim Menschen sind Lunge, Brustkorb, Nase und Haut am ehesten von Krankheiten bedroht.

In einem Jahr des Übermaßes nehmen die Merkmale des Metalls überhand und bringen Dürre, frühen Frost und ein vorzeitiges Ende des Herbstes. Genauso können unvermittelt Verletzungen und Infektionen der Haut auftreten. Verbreitet sind Krankheiten der Lunge, des Dickdarms, der Leber und der Gallenblase sowie der ihnen entsprechenden Leitbahnen, außerdem leiden die Menschen an Husten, an mitunter lebensbedrohender Atemnot und Durst. Dominiert der Einfluß von Shaoyang/Feuer oder Shaoyin/Hitze, so kann der Überschuß an Metall unter Kontrolle gehalten werden. Dominiert der Einfluß von Taiyang/Wasser, wird der folgende Winter sehr kalt sein und es werden Nieren- und Knochenprobleme auftreten.

Bei einem Mangel sind die Attribute des Metalls schwach ausgeprägt, wodurch die Elementarphase Feuer dominiert, was sich in Form von Hitzeperioden, die bis weit in den Herbst reichen können, manifestiert. Dieses Ungleichgewicht führt zu

Reizbarkeit, Ungeduld, Kehlkopfentzündung, Delirium, Ohnmachtsanfällen, Husten und Asthma, Niesen und Nasenbluten. Ein dominierender Einfluß von Yangming/Metall vermag diesen Mangel auszugleichen, und dann verläuft das Jahr doch noch harmonisch. Dominiert der Einfluß von Shaoyang/Feuer oder Shaoyin/Hitze, besiegt das Feuer das Metall und seine Attribute werden vor allem im Westen spürbar, wie wir schon weiter oben beschrieben haben. Doch unmittelbar nach der extremen Hitze setzen große Kälte, Frost und Hagel, die Vorboten eines frühen Winters, ein.

In einem harmonischen Jahr der Elementarphase Wasser sind die Attribute des Elements Wasser ausgeglichen: kaltes Wetter, Winterschlaf und die ruhige Stille des latenten Lebens, das das kommende Erwachen vorwegnimmt. Beim Menschen werden vor allem Niere, unterer Rücken, Knie, Knochen und Knochenmark von Krankheiten befallen.

In einem Jahr des Übermaßes nehmen die Merkmale des Wassers überhand, was zu schweren Schneestürmen und starkem Frost führt, die durchaus auch zerstörerisch wirken können. Krankheiten manifestieren sich vor allem in Niere, Blase, Herz und Dünndarm sowie in den mit ihnen verbundenen Meridianen. Außerdem kommt es zu Frösteln, Gelenk- und Rückenschmerzen, Ödemen und Schmerzen im Brustkorb. Darüber hinaus erniedrigt das Wasser die Erd-Phase im Rahmen des Verachtungszyklus, der dem Kontrollzyklus entgegengesetzt ist, was im Körper zu Verdauungsstörungen und in der Natur zu Nebel und anhaltendem Regen führt.

In einem Jahr des Mangels kommt es zu einem Defizit der Wasser-Attribute und dadurch zu einer Erwärmung, die die Wachstumsperiode der Natur verlängert. Unter Umständen wird dadurch das Grundwasser erschöpft. Damit verbundene Beschwerden sind Verstopfung, harter Stuhl, Atrophie und Schwäche der Gliedmaßen sowie ein Mangel an Klarheit. Dominiert der Einfluß von Taiyin/Erde, ist es in den nördlichen Regionen außerordentlich naß. Im menschlichen Körper führt dies zu Schwierigkeiten beim Harnlassen, ja, sogar zu einer vollständigen Blokkade.

Die Schwankungen in den einzelnen Phasen können also ein ganz gewaltiges Ungleichgewicht nach sich ziehen und den Menschen großes Leiden bescheren.»

Huangdi fragte: «Warum unterscheidet sich das Klima je nach Region? Leben Menschen unterschiedlich lange, je nachdem, in welcher Region sie wohnen?»

Qi Bo erwiderte: «Im Norden und Westen befinden sich vorwiegend Berge und hochgelegene Wüsten; daher ist das Klima dort eher kalt oder kühl. Im Süden und Osten dominieren Ebenen und Wälder, und deswegen ist es dort eher heiß oder warm. Menschen, die in einem kühleren Klima leben, sind empfindlicher gegenüber äußerer Kälte und innerer Hitze und auch anfälliger für Ödeme und Blähungszustände. Menschen, die in einem wärmeren Klima leben, leiden eher an äußerer Hitze und innerer Kälte sowie an verschiedenen Verletzungen der Haut. Ein Arzt sollte demnach Krankheiten, die in einem kühlen Klima auftreten, mit kühlenden Kräutern behandeln, um zu verhindern, daß sich das Innere überhitzt. In einem wärmeren Klima sind wärmende Kräuter angezeigt, die das Yang im Inneren halten. Allgemein gesprochen, verlangsamen sich die natürlichen Prozesse in höher gelegenen und kälteren Gebieten, und die Lebensspanne der Wesen verlängert sich, während in den heißeren Tiefebenen sowohl Wachstum als auch Verfall beschleunigt sind.»

Huangdi fragte: «Wie kommt es, daß in manchen Jahren das dem Jahr entsprechende Organ beeinträchtigt sein sollte, jedoch keinerlei Mangel feststellbar ist?»

Qi Bo erwiderte: «Das kommt daher, daß der Körper ein Mikrokosmos ist, der die Veränderungen im Makrokosmos widerspiegelt und auf sie reagiert. Wenn der herrschende atmosphärische Einfluß die Oberhand über die inneren Organe gewinnt, wird der menschliche Körper dementsprechend reagieren. Wenn zum Beispiel in einem Jahr Shaoyang/Feuer den primären Einfluß bildet, während der sekundäre Einfluß Jueyin/Wind ist, dann sollten in der ersten Jahreshälfte Hitzeperioden auftreten. Bei den Menschen müßte es demnach zu Symptomen wie Niesen, Husten, Nasenbluten, Mundgeschwüren, Ödemen im Oberkörper und Frösteln und Fieber kommen. In der zweiten Jahreshälfte müßten eigentlich heftige Stürme auftreten, die bei den Menschen akute Schmerzen in Brustkorb und Oberbauch, Obstruktion und Ohnmacht hervorrufen.

Bildet jedoch Yangming/Trockenheit den primären, dominierenden und Shaoyin/Hitze den sekundären Einfluß, wird man wahrscheinlich eine Dürre, die alles welken läßt, feststellen können. Die Menschen leiden dann in der ersten Jahreshälfte an Rippenschmerzen, Rötungen der Augen, Benommenheit, Zittern sowie an einer Atrophie der Sehnen und Bänder und sind nicht imstande, längere Zeit zu stehen. In der zweiten Jahreshälfte kommt es zu einer Hitzeperiode, die den Winterschlaf beeinträchtigt und das Wasser am Gefrieren hindert, während die Menschen von Hitzschlag bedroht sind, spärlichen, dunklen Urin produzieren und an Malaria sowie an schwerer Angina leiden.

In einem Jahr, in dem Taiyang/Kälte und Taiyin/Feuchtigkeit den primären beziehungsweise sekundären Einfluß darstellen, kommt es in der ersten Hälfte zu abnormal kaltem Wetter, das sich beim Menschen in trockenem Erbrechen, Traurigkeit, Niesen, unkontrollierbarem Gähnen, Rastlosigkeit, Vergeßlichkeit und in extremen Fällen als Angina manifestiert. In der zweiten Jahreshälfte herrscht Feuchtigkeit, und die Menschen leiden an Ödemen, Fülle im Magen, an Anorexie, Taubheitsgefühl, Steifheit und Abszessen.

In einem Jahr, in dem Jueyin/Wind und Shaoyin/Hitze den primären beziehungsweise sekundären Einfluß bilden, ist es in der ersten Jahreshälfte windig, und die Menschen leiden an Schweregefühl, Schwindel, Ohrensausen, schwachen Muskeln und Anorexie. In der zweiten Jahreshälfte kommt es zu akuten ruhrartigen Erkrankungen mit Blut im Stuhl. Das Wetter ist bis zum Ende des Jahres abnormal heiß.

In einem Jahr, in dem Shaoyin/Hitze und Yangming/Trockenheit den primären beziehungsweise sekundären Einfluß darstellen, treten in der ersten Jahreshälfte extreme Hitzeperioden auf, die beim Menschen Atemnot, Erbrechen, Frösteln und Fieber, Niesen, eine verstopfte Nase und Nasenbluten sowie schwere Hautkrankheiten hervorrufen. In der zweiten Jahreshälfte ist es kühler und trockener, was bei den Menschen zu Schmerzen im Brustkorb und ständigem Seufzen führt.

In einem Jahr, in dem Taiyin/Feuchtigkeit und Taiyang/Kälte den primären beziehungsweise sekundären Einfluß bilden, ist die erste Jahreshälfte eher feucht, und die Menschen leiden an einem Völlegefühl in Brustkorb und Bauch, an Unfruchtbarkeit, Impotenz, Rückenschmerzen, Steifheit und Ohnmachtsanfällen. In der zweiten Jahreshälfte kommt der erste Frost sehr früh, und bei Menschen treten Bauchschmerzen, Anorexie, Schmerzen beim Harnlassen und ein salziger Geschmack im Mund auf.

Diese verschiedenen energetischen Kreisläufe und Zyklen, die eine kontrollierende, ausgleichende Funktion für das gesamte Ökosystem haben, sind sowohl für Abweichungen als auch für harmonische Entwicklungen in der Natur verantwortlich.»

Huangdi fragte: «Wie kann man nun diese verschiedenen Formen des Ungleichgewichts ausgleichen?»

Qi Bo antwortete: «Bei der Behandlung von Mangel-Zuständen, die von einem Defizit des Kreislaufs oder Einflusses herrühren, sollte man Heilkräuter verabreichen, die der Elementarphase entsprechen, die einen Mangel aufweist. Bei einem Überschuß-Zustand hingegen sollte man Heilkräuter einsetzen, die einer Elementarphase entsprechen, die das übermäßige Element im Kontrollzyklus der fünf Elementarphasen beherrscht. Ein Holz-Mangel-Zustand zum Beispiel sollte mit sauren, wärmenden, grünen Kräutern behandelt werden. Ein durch ein Übermaß an Holz hervorgerufener Zustand hingegen sollte mit scharfen, kühlenden, weißen Heilkräutern behandelt werden. Bei der Behandlung fiebriger Krankheiten verabreicht einen kühlenden Kräuterabsud, solange er noch warm ist. Bei einem Kältezustand sollte der Patient einen wärmenden Kräuterabsud trinken, sobald er etwas abgekühlt ist.»

Huangdi fragte: «Wie behandelt Ihr einen Patienten, bei dem eine ‹Kugel› grundlos auftaucht und wieder verschwindet?»

Qi Bo antwortete: «Handelt es sich nicht um eine feste Kugel, dann sollte man zuallererst die Stärke des Patienten und des Pathogens feststellen. Bei einem Mangel müßt Ihr umgehend stärken. Kommt ein äußeres Pathogen hinzu, dann vertreibt zuerst dieses, bevor Ihr die Schwäche mit Diät nährt. Sobald Blut und Qi wieder ihr Gleichgewicht gefunden haben, wird der Zustand verschwinden.»

Huangdi fragte: «Gibt es irgendwelche Regeln für die Verabreichung von Heilkräutern?»

Qi Bo erwiderte: «Ist die Gesundheit zu 60 Prozent wiederhergestellt, sollte man extrem toxische Kräuter nicht mehr verabreichen; ist die Gesundheit zu 70 Prozent wiederhergestellt, setzt auch die mäßig toxischen Kräuter ab; ist die Gesundheit zu 80 Prozent wiederhergestellt, setzt die mild toxischen Kräuter ab, und ist die Gesundheit zu 90 Prozent wiederhergestellt, dann auch die nichttoxischen Kräuter. Anschließend verordnet dem Patienten spezielle Kräuter und Heilnahrung zur Stärkung. Folgt Ihr diesem Prinzip, wird die Behandlung erfolgreich sein.»

Huangdi fragte: «Wie ist es möglich, absolute Gesundheit und vollkommenes Wohlbefinden zu erhalten?»

Qi Bo erwiderte: «Gesundheit und Wohlbefinden könnt Ihr nur erlangen, wenn Euer Geist in der Mitte ruht, wenn Ihr Eure Energie nicht vergeudet und den Fluß von Qi und Blut konstant aufrechterhaltet, wenn Ihr Euch den jahreszeitlichen Veränderungen und den jährlichen makrokosmischen Einflüssen anpaßt und vorbeugend Euer Selbst nährt.»

Huangdi dankte Qi Bo für seine Unterweisungen.

71 Die sechs makrokosmischen Einflüsse

Huangdi erklärte: «Ich würde gerne weitere Einzelheiten über die verschiedenen Kreisläufe eines Jahres und ihre dominierenden Einflüsse sowie über Zustände des Mangels, des Übermaßes und der Harmonie erfahren.»

Qi Bo erwiderte: «Zuallererst muß man die Elementarphase und die das Jahr oder die Jahreszeit bestimmenden primären und sekundären atmosphärischen Einflüsse im Kreislaufjahr feststellen. Anschließend müßt Ihr Euch darüber klarwerden, ob der dominierende Einfluß in Relation zu den verschiedenen Zyklen der fünf Elementarphasen einen Mangel oder ein Übermaß aufweist. Sobald Ihr diese Informationen besitzt, könnt Ihr die meteorologischen und epidemiologischen Tendenzen des Jahres bestimmen. Benutzt Kräuter, die den Wirkungen der pathogenen Einflüsse entgegensteuern. Beschränkt das Übermaß, stärkt das Mangelhafte. Trefft vorbeugende Maßnahmen, indem Ihr ein gesundes, ausgewogenes Leben führt und Euch angemessen und in Übereinstimmung mit den jahreszeitlichen Erfordernissen ernährt.

In den Jahren, die einen Chen- oder Xu-Erdenzweig enthalten, ist der entsprechende primäre Einfluß immer Taiyang/Kälte, der sekundäre Einfluß ist immer Taiyin/Feuchtigkeit. Im allgemeinen tendieren diese Jahre dazu, kalt und feucht zu sein, und deshalb sollten bei der Behandlung bittere, wärmende Kräuterarzneien zur Anwendung kommen, die das Feuchte trocknen und die Kälte vertreiben. Wenn die von Taiyang/Kälte bestimmten Jahre mit dem Himmelsstamm Ren der Holz-Phase zusammentreffen, dann ist ein sanfter Wind ein Zeichen für Harmonie, während Stürme auf ein Übermaß hindeuten. Benommenheit, Schwindel, Abneigung gegen Licht und verschwommenes Sehen sind verbreitete Krankheitssymptome. Fällt Taiyang/Kälte mit dem Himmelsstamm Wu, der der Feuer-Phase entspricht, zusammen, zeichnet sich ein harmonischer Zustand durch einen normalen Sommer aus, während ein Übermaß sich als extreme Hitze äußert. Fiebrige Krankheiten, die mit Unruhe einhergehen, sind weit verbreitet. Fällt Taiyang/Kälte mit dem Himmelsstamm Jia der Erd-Phase zusammen, dann ist der harmonische Zustand dadurch gekennzeichnet, daß Regen in der rechten Menge fällt und es weder zu feucht noch zu trocken ist, während schwere Gewitter mit Überschwemmungen einen Zustand des Übermaßes anzeigen. Wenn Taiyang/Kälte-Jahre mit dem Himmelsstamm Geng der Metall-Phase zusammenfallen, dann weist eine Tendenz zu Kühle und Trockenheit auf einen harmonischen Zustand hin, während ein vorzeitiger Verfall der Natur auf ein Übermaß schließen läßt. Wenn Taiyang/Kälte mit dem Himmelsstamm Bing der Wasser-Phase zusammenfällt, dann sind normale Kälte und Frost ein Zeichen für Harmonie, während schwerer Hagelschlag und Schneestürme für ein Übermaß zeugen.

Innerhalb der Jahreszeiten spiegelt jeder der sechs Schritte die spezifischen Merkmale der atmosphärischen Einflüsse wider. Während Taiyang/Kälte-Jahren äußert sich der erste Schritt in fiebrigen Krankheiten, die epidemische Ausmaße annehmen und mit Fieber, Kopfschmerzen, Erbrechen und Infektionen der Haut einhergehen. Der zweite Schritt manifestiert sich als Fülle und Schwellungen in Brustkorb und Bauch, denn das Yang stagniert. Der dritte Schritt äußert sich in Furunkeln, ruhrartigen Krankheiten, Desorientiertheit und Rastlosigkeit. Der vierte Schritt zeigt sich in Form von fiebrigen Krankheiten, die von Muskelschwäche und blutiger Ruhr begleitet sind. Der fünfte Schritt manifestiert sich als normale, unbeeinträchtigte Gesundheit. Der sechste und letzte Schritt äußert sich in Form von Fehlgeburten.

In Jahren, in denen der Yangming/Trockenheits-Einfluß dominiert, entsprechen die Erdenzweige immer Mao oder You, während der sekundäre dominierende Einfluß immer Shaoyin/Hitze ist. Deswegen sollten bei der Behandlung von Krankheiten salzige, bittere und scharfe Kräuter zum Einsatz kommen, denn sie befeuchten das Trockene und besänftigen die Hitze. Darüber hinaus sollten schweißtreibende, klärende und zerstreuend wirkende Methoden angewendet werden. Wenn Yangming/Trockenheit mit dem Himmelsstamm Ding der Holz-Phase zusammenfällt, wird die Wirkung der Holz-Phase durch die sie kontrollierende Yangming- oder Metall-Phase gemildert. Fällt Yangming/Trockenheit mit dem Himmelsstamm Gui der Feuer-Phase zusammen, wird die Wirkung der Feuer-Phase unter Kontrolle gehalten, da diese einen Mangel aufweist und dadurch unfähig ist, den Yangming/Trockenheits-Einfluß zu kontrollieren. Fällt Yangming/Trockenheit zusammen mit dem Himmelsstamm Si der Erd-Phase, dann befindet sich der Yangming-Einfluß innerhalb des Kontrollzyklus in einer dominanten Position; deswegen kann die Erd-Phase keine Wirkung zeitigen. Fällt Yangming/Trockenheit zusammen mit dem Himmelsstamm Yi der Metall-Phase, wird die Wirkung des Yangming-Einflusses verstärkt, weil sowohl der Himmelsstamm des großen Kreislaufs als auch der atmosphärische Einfluß und der Erdenzweig der Elementarphase Metall entsprechen. In diesem Fall spricht man von Taiyi-tianfu-Jahren. Wenn Yangming/Trockenheit mit dem Himmelsstamm Xin der Wasser-Phase zusammenfällt, wird die Wirkung des Kreislaufs minimiert, weil er im Zyklus der fünf Elemente keine bedrohliche Position innehat.

Innerhalb der Jahreszeiten treten in Yangming/Trockenheits-Jahren während des ersten Schrittes vor allem Fieber, Absonderungen und Blutungen aus der Nase, Niesen, Erbrechen, Schlafsucht, Gesichtsödeme, Blähungen des Bauchs und schmerzhafte Störungen des Harnlassens auf. Während des zweiten Schritts sterben die Menschen plötzlich an epidemischen Infektionen. Während des dritten Schritts kommt es abwechselnd zu Frösteln und Fieber. Der vierte Schritt zeichnet sich durch Kurzatmigkeit, Durst, Schmerzen im Brustkorb, Blut im Stuhl, Gelenkschmerzen, Schüttelanfälle, Delirium, Abszesse und Beulen, Ohnmacht und Malaria aus. Während des fünften Schritts erfreuen sich die

Menschen im allgemeinen guter Gesundheit. Der letzte Schritt ist durch fiebrige Krankheiten charakterisiert.

Während der vom Shaoyang/Feuer-Einfluß dominierten Jahre sind die entsprechenden Erdenzweige immer Yin oder Shen. Der sekundäre Einfluß ist stets Jueyin/Wind. Im allgemeinen ist der erste Teil eines Shaoyang/Feuer-Jahres heiß und der zweite windig. Menschen sind anfällig für Zustände wie Fieber und Frösteln, Durchfall, Taubheit, Erbrechen, Augeninfektionen, Hautverletzungen, Schwellungen des Bauchs, Ödeme und Malaria. Bei der Behandlung sollte man salzige, scharfe und saure Kräuter verwenden, um das Feuer zu kühlen und den Wind zu zerstreuen. Der Arzt sollte Methoden einsetzen, die klären, geschmeidig machen sowie harntreibend und zerstreuend wirken. Wenn Shaoyang/Feuer-Jahre zusammenfallen mit dem Himmelsstamm Ren der Holz-Phase, führt ein Ungleichgewicht vor allem zu Benommenheit, Schwindel, Hypochondrie, Nervenschmerzen und Angstzuständen. Wenn Shaoyang/Feuer-Jahre mit dem Himmelsstamm Wu der Feuer-Phase zusammenfallen, führt eine Unausgewogenheit in erster Linie zu Schmerzen im Brustkorb, Blutungen und Hitze im Oberkörper und Kopfbereich. Wenn Shaoyang/Feuer-Jahre mit dem Himmelsstamm Jia der Erd-Phase zusammenfallen, kommt es durch ein Ungleichgewicht zu einem Schweregefühl in den Gliedmaßen, zu Ödemen und Schleimansammlungen. Wenn Shaoyang/Feuer-Jahre mit dem Himmelsstamm Geng der Metall-Phase zusammenfallen, verursacht eine Unausgewogenheit Probleme in Schultern und Rükken. Wenn Shaoyang/Feuer-Jahre mit dem Himmelsstamm Bing der Wasser-Phase zusammènfallen, ruft ein Ungleichgewicht Kältezustände und Schwellungen hervor.

Innerhalb der Jahreszeiten kommt es beim ersten Schritt eines Shaoyang/Feuer-Jahres zu Husten, Asthma, Hauterscheinungen, Schmerzen in den Rippen, abnormalen Gebärmutterblutungen sowie zu einem Blutstau im Oberkörper, der die Kapillargefäße im Auge platzen läßt und Kopfschmerzen verursacht. Beim zweiten Schritt tritt ein Hitzestau im Oberkörper auf, wodurch es zu Fieber, Kopfschmerzen, Orientierungslosigkeit, eiternden Hautveränderungen, Beschwerden in Kehle und Brustkorb, Husten und Erbrechen kommt. Der dritte Schritt manifestiert sich in Form von Fieber, Taubheit, Infektionen und Blutungen der Augen, Nasenbluten, Niesen, Gähnen und Halsschmerzen, in schweren Fällen kann es auch zum plötzlichen Tod kommen. Beim vierten Schritt kommt es zu einem Schweregefühl in den Gliedmaßen und Schwellungen des Bauchs. Da ist es ratsam, sich in die Häuser zurückzuziehen, um sich vor den Elementen zu schützen. Während des letzten Schritts treten vor allem Husten und Schmerzen im Brustkorb auf, und die Patienten können weder Harn noch Stuhl zurückhalten.

In den von Taiyin/Feuchtigkeit bestimmten Jahren sind die entsprechenden Erdenzweige immer Chou oder Wei, der sekundäre Einfluß ist stets Taiyang/Kälte. Im allgemeinen zeichnet sich ein solches Jahr durch heftigen Regen in der ersten und dunklere, kältere Tage während der zweiten Jahreshälfte aus. Bei der Behandlung sollte man vor allem auf aromatische, bittere und wärmende Heilkräuter zurückgreifen, um die Feuchtigkeit zu trocknen und die Kälte zu vertreiben. Während solcher Jahre leiden die Menschen vor allem an Schwellungen des Bauches, an Ödemen, an einer extremen Kälte in den Gliedmaßen und an Muskelkrämpfen. Während Jahren des Übermaßes sollten die Bauern ihre Früchte in höher gelegenen Gebieten anbauen, während Jahren des Mangels dagegen in niedriger gelegenen. Fallen Taiyin/Feuchtigkeits-Jahre zusammen mit dem Himmelsstamm Ding der Holz-Phase, so besteht ein Mangel in der Elementarphase des Kreislaufs, die dann nur eine minimale Wirkung auf das Jahr ausüben kann. Fällt ein Taiyin/Feuchtigkeits-Jahr mit dem Himmelsstamm Gui der Feuer-Phase zusammen, dann herrscht ebenfalls ein Mangel in der Elementarphase des Kreislaufs, der deshalb keinen nachhaltigen Einfluß ausüben kann und einen zu vernachlässigenden Faktor darstellt. Wenn Taiyin/Feuchtigkeits-Jahre mit dem Himmelsstamm Si der Erd-Phase zusammenfallen, so herrscht auch ein Mangel in der Elementarphase des Kreislaufs, die daher wirkungslos bleibt. Und wenn Taiyin/Feuchtigkeits-Jahre zusammenfallen mit dem Himmelsstamm Xin der Wasser-Phase, bleibt die Elementarphase ebenfalls ohne Wirkung und beeinflußt weder Wetter noch Krankheiten.

Innerhalb der Jahreszeiten manifestiert sich der erste Schritt eines Taiyin/Feuchtigkeits-Jahres in Form von Steifheit und Schmerzen in den Gelenken, Schweregefühl und Lethargie. Der zweite Schritt äußert sich in Seuchen, der dritte in kalten, feuchten Ödemen, in Schwellungen in Brustkorb und Bauch und in Schweregefühl; der vierte Schritt manifestiert sich in Form von Fieber, Schwellungen des Bauches, fiebrigem Gefühl im Brustkorb, Ödemen, plötzlich einsetzenden Blutungen und Malaria. Während des fünften Schritts kommt es zu Zuständen auf oberflächlichem Niveau und während des letzten zu heftigem Frösteln und Schmerzen in Wirbelsäule und Gelenken.

Während jener Jahre, bei denen Shaoyin/Hitze und Yangming/Trockenheit den primären beziehungsweise dominierenden Einfluß bilden, sind die entsprechenden Erdenzweige immer Zi oder Wu. Im allgemeinen ist das Wetter heißer, wobei es in der ersten Jahreshälfte immer wieder zu Regenstürmen und in der zweiten zu kühleren Phasen kommt. Menschen leiden in erster Linie an Husten und roten, geschwollenen, schmerzenden Augen, an Blutungen, Schmerzen in Brustkorb und unterem Rücken, an einer Fülle im Bauch, an Ödemen im Oberkörper und an trockener Kehle. Bei der Behandlung sollte man salzige, kalte Kräuter verwenden, die die Hitze besänftigen und das Trockene geschmeidig machen. In schweren Fällen können auch bittere und saure Heilkräuter verabreicht werden, denn sie vertreiben die Hitze und benetzen das Trockene. Wenn Shaoyin/Hitze-Jahre zusammenfallen mit dem Himmelsstamm Ren der Holz-Phase, zeigt sich eine Unausgewogenheit in Form von Rippenschmerzen. Fallen Shaoyin/Hitze-Jahre zusammen mit dem Himmelsstamm Wu der Feuer-Phase, dann äußert sich eine Unausgewogenheit in Form eines Hitzestaus im Kopf, der Blutungen verursachen kann. Fallen Shaoyin/Hitze-Jahre zusammen mit dem Himmelsstamm Jia der Erd-Phase, zeigt sich ein Ungleichgewicht in Form von Fülle im Oberbauch und als Schweregefühl im Körper. Fallen Shaoyin/Hitze-Jahre zusammen mit dem Himmelsstamm Geng der Metall-Phase, dann äußert sich eine Unausgewogenheit als klarer Durchfall. Fallen Shaoyin/Hitze-Jahre zusammen mit dem Himmelsstamm Bing der Wasser-Phase, dann zeigt sich ein Ungleichgewicht als heftiges Frösteln in den Beinen.

Innerhalb der Jahreszeiten manifestiert sich der erste Schritt in Shaoyin/Hitze-Jahren im allgemeinen in Form von Schmerzen und Verkrampfungen der Wirbelsäule und Gelenke; der zweite Schritt zeigt sich in Zuständen wie Schmerzen beim Harnlassen, Qi-Stagnation im Kopfbereich und Augenkrankheiten. Der dritte Schritt ist gekennzeichnet von Schmerzen im Brustkorb, abwechselndem Frösteln und Fieber, Husten, roten Augen und Ohnmacht; während des vierten Schrittes kommt es zu Fieber und Frösteln, zu Trockenheit in der Kehle, Gelbsucht, Nasenbluten und Ödemen; während des fünften herrscht im allgemeinen gute Gesundheit, und während des letzten Schrittes treten Durchfall und Zustände auf oberflächlicher Ebene und in der Rippengegend auf.

Während der Jahre, in denen Jueyin/Wind und Shaoyang/Feuer den primären beziehungsweise sekundären dominierenden Einfluß darstellen, sind die entsprechenden Erdenzweige immer Ji oder Hai. Im allgemeinen sind diese Jahre in der ersten Jahreshälfte von windigem Wetter und in der zweiten von ungewöhnlich warmem Wetter gekennzeichnet. Menschen neigen dazu, an Hitze-Zuständen im Unterkörper und Windzuständen im Oberkörper zu leiden. Bei der Behandlung sollten scharfe Heilkräuter angewendet werden, um den Wind aus dem Oberkörper zu vertreiben, und salzige Kräuter, um die Hitze aus dem Unterkörper zu eliminieren. Da alle mit Ji und Hai kombinierten fünf Himmelsstämme auf einen Zustand des Mangels hinweisen, ist die Wirkung der energetischen Verhältnisse des Kreislaufjahrs äußerst gering. Jueyin/Wind-Jahre werden vor allem von ihren atmosphärischen Einflüssen dominiert.

Innerhalb der Jahreszeiten weist der erste Schritt meist Zustände auf, die die rechte Seite und die untere Hälfte des Körpers befallen, beim zweiten Schritt hingegen ist in erster Linie die Mitte des Körpers betroffen. Während des dritten Schritts treten Benommenheit, Schwindel, Ohrensausen, Zittern und übermäßiger Tränenfluß auf; während des vierten Schritts kommt es vor allem zu Gelbsucht, Ödemen und Erkrankungen der linken Seite und der oberen Hälfte des Körpers. Der fünfte Schritt ist von oberflächlichen Erkrankungen gekennzeichnet, und während des letzten herrscht meist gute Gesundheit.»

Huangdi sagte: «Ich danke Euch für Eure erschöpfende Erklärung der einzelnen Jahre und der sie dominierenden atmosphärischen Einflüsse, während sie den Einwirkungen des 60-Jahre-Zyklus ausgesetzt sind. Was würde jedoch passieren, wenn die Wettererscheinungen sich nicht mit der Phase des großen Kreislaufs deckten?»

Qi Bo antwortete: «Zeigt sich am Beginn eines Kreislaufjahrs nicht das korrekte Wetter, dann sprechen wir von Mangel. Zeigt es sich vor dem Beginn eines Kreislaufjahrs, sprechen wir von Übermaß. Zeigt es sich gerade rechtzeitig, so handelt es sich um einen normalen Zustand. Immer dann, wenn es in der Natur zu einem Ungleichgewicht kommt, werden Menschen und Länder von Katastrophen heimgesucht.»

Huangdi fragte weiter: «Was verursacht Naturkatastrophen?»

Qi Bo erwiderte: «In der Energetik der fünf Elementarphasen hält der Kontrollzyklus jede der Elementarphasen in Schach und wahrt dadurch Ordnung und Harmonie. Wenn jedoch in der Natur die unter Kontrolle stehende Elementarphase extrem unterdrückt wird, rebelliert sie, und das zieht manchmal dramatische, ja, verheerende Folgen nach sich. Wenn zum Beispiel die dominante Holz-Phase die Erd-Phase kontrolliert, so kommt es im Extrem zu Gewitterstürmen und plötzlichen, verheerenden Überschwemmungen. Beim Menschen treten unter solchen Umständen Erbrechen, Magengeräusche und ruhrartige Erkrankungen auf, und zwar mit der gleichen Vehemenz wie die Naturkatastrophen.»

Huangdi fragte: «Wie geht man mit Erscheinungen um, die von rebellierenden makrokosmischen Einflüssen hervorgerufen werden?»

Qi Bo antwortete: «Rebelliert die Holz-Phase, dann versucht, die stagnierende Leber-Energie zu zerstreuen und wieder zum Zirkulieren zu bringen. Rebelliert die Feuer-Phase, versucht, die Hitze des Herzens zu klären und zu kühlen. Rebelliert die Erd-Phase, dann beseitigt die Obstruktion in Milz und Verdauung. Rebelliert die Metall-Phase, dann versucht, die Lungen-Energie zu belüften. Rebelliert die Wasser-Phase, dann versucht, die Wasseransammlungen in der Niere durch harntreibende Mittel zu reduzieren.»

Huangdi fragte: «Welche allgemeinen Regeln gelten für den Gebrauch von Heilkräutern?»

Qi Bo erwiderte: «Wenn Hitze in der Umgebung vorherrscht, vermeidet wärmende, heiße Kräuter. Dominiert jedoch Kälte, dann verwendet keine kühlenden oder kalten Kräuter. Verstoßt Ihr gegen diese Regel, verfällt der Kranke, und der Gesunde erkrankt.»

Huangdi fragte: «Was sind die Anzeichen für eine Verletzung dieser Regel?»

Qi Bo antwortete: «Wird die Kälte verstärkt, dann leidet der Patient an Frösteln, an einem geblähten, harten Bauch, an heftigen Schmerzen und Durchfall, während eine verstärkte Hitze Fieber, Erbrechen, Hautinfektionen, Unruhe, Ruhr, Krämpfe, Blutungen aus Nase und Mund sowie Blut im Stuhl, Schmerzen in Kopf, Gelenken und Muskeln sowie eine Blockade der Blasen- und Darmentleerung hervorruft.»

Huangdi fragte: «Gibt es Ausnahmen von dieser Regel?»

Qi Bo antwortete: «Ja. Eine Ausnahme besteht dann, wenn es notwendig ist, durch schweißtreibende Maßnahmen den krankheitsauslösenden Faktor aus dem Äußeren zu vertreiben. In diesem Fall kann man heiße Kräuter verwenden, egal, welcher jahreszeitliche Faktor zum Tragen kommt. Und wenn ein Pathogen aus dem Inneren vertrieben werden muß, können kalte Kräuter ungeachtet aller anderen Umstände verabreicht werden.»

Huangdi fragte weiter: «Wie kann man den Gebrauch der Heilkräuter auf das jeweilige Jahr des Kreislaufs abstimmen? Gibt es dafür irgendwelche Regeln?»

Qi Bo erwiderte: «Ja. Ein Arzt verabreicht Heilkräuter je nach Krankheitsursache. Bei jedem Jahr müssen drei makrokosmische pathogene Faktoren berücksichtigt werden. Die Elementarphase des Kreislaufs ist der erste Faktor, der primäre dominierende atmosphärische Einfluß der zweite und der sekundäre dominierende Einfluß der dritte Faktor. Diese drei Faktoren können zusammenwirken und sich schädlich auf einen lebenden Organismus auswirken. Ein dominierender Faktor, der Ursache für eine Krankheit ist, sollte mittels der entsprechenden Heilkräuter beeinflußt werden. Zum Beispiel ist während der Jia/Zi- und Jia-Wu/Jahre die Erd-Phase die den großen Kreislauf bestimmende Elementarphase, der primäre dominierende Einfluß ist Shaoyin/Hitze, der sekundäre dominierende Einfluß ist Yangming/Trokkenheit. Dominiert die übermäßige Erd-Phase, dann verabreicht bittere, wärmende Kräuter, um die feuchten Tendenzen zu trocknen. Dominiert jedoch Shaoyin/Hitze, dann sind salzige, kühlende Kräuter angezeigt, denn sie können die Hitze kühlen. Dominiert Yangming/Trockenheit, dann verschreibt dem Patienten saure, wärmende Heilkräuter. Dieses Prinzip kann auf jedes der 60 Jahre eines Zyklus angewendet werden.»

Huangdi fragte: «Besteht ein Risiko, wenn schwangere Frauen wirksame Kräuter zu sich nehmen?»

Qi Bo erwiderte: «Verlangt der Zustand der Frau danach, dann ist kein Schaden zu erwarten.»

Huangdi erklärte: «Dieses Wissen, das von den vollkommenen Menschen früherer Zeiten auf uns gekommen ist, umschließt die höchste Weisheit des Universums. Ich werde es in die geheiligten Archive aufnehmen und dessen Seiten erst nach sieben Tagen reinigenden Fastens berühren. Ich werde zudem größte Vorsicht walten lassen, wenn ich dieses Wissen an die Tugendhaften weitergebe.»

72 Akupunktur und Epidemiologie

Huangdi sagte: «Wenn im Zusammenspiel der Naturelemente Extreme und Disharmonien auftreten, kommt es zu Seuchen und Krankheiten, die den Menschen großes Leid zufügen. Wie kann man verhindern, daß sich ein Ungleichgewicht auf makrokosmischer Ebene so verheerend auf die Menschen auswirkt?»

Qi Bo antwortete: «Eure Frage verdient eine sehr gründliche Antwort. Im allgemeinen muß ein Arzt mit den Gesetzen, die das Universum regieren, und mit deren interaktiver Dynamik vertraut sein, und er muß ein solides Wissen über Akupunktur besitzen. Nur so kann er erkennen, wann er einen Mangel ausgleichen und ein Übermaß reduzieren muß und wie er den Energiefluß im Patienten konstant halten kann. Es existieren einige Faktoren, die das normale Wetter aus dem Tritt geraten lassen.

Wird zum Beispiel ein atmosphärischer Einfluß in einer gegebenen Sequenz vom aktuellen primären dominierenden Einfluß unterdrückt, dann kommt es während des von ihm beherrschten Kreislaufjahrs oft zu einer extremen Katastrophe und anschließenden Seuchen. Akupunktur kann hier vorbeugend gegen eine Infektion wirken. Im menschlichen Körper liegen auf jeder Leitbahn einige Punkte, die mit den fünf Elementen gleichgesetzt werden. Auf den Yang-Leitbahnen sind sie repräsentiert durch Jing/Brunnen-Metall, Ying/Quelle-Wasser, Shu/Bach-Holz, Jing/Fluß-Metall und He/Meer-Wasser. Wenn man die entsprechenden Elementpunkte des empfindlichsten Organsystems akupunktiert, kann man dieses System ausgleichen und einer möglichen Störung vorbeugen.

Wenn Jueyin/Holz im Rahmen des Kontrollzyklus von Yangming/Metall als primärem dominierendem Einfluß unterdrückt wird, können in dem von ihm beherrschten Kreislaufjahr verschiedene Formen von Wetterkatastrophen auftreten. Die Menschen leiden dann an schweren Krankheiten und sind anfällig für Seuchen. Um solchen möglichen Krankheiten vorzubeugen, sollte der Arzt bei seinen Patienten den Jing/Brunnen-Holz-Punkt der Fuß-Jueyin/Leber-Leitbahn stechen. Analog dazu sollte er den Ying/Quell-Feuer-Punkt auf der Hand-Jueyin/Perikard-Leitbahn nadeln, wenn Shaoyin/Feuer durch Taiyang/Wasser unterdrückt wird. Akupunktiert den Shu/Bach-Erde-Punkt der Fuß-Taiyin/Milz-Leitbahn, wenn Taiyin/Erde von Jueyin/Holz unterdrückt wird. Akupunktiert den Jing/Fluß-Metall-Punkt der Hand-Taiyin/Lungen-Leitbahn, wenn Yangming/Metall von Shaoyang/Feuer unterdrückt wird, und nadelt den He/Meer-Wasser-Punkt der Fuß-Shaoyin/Nieren-Leitbahn, wenn Taiyang/Wasser von Taiyin/Erde unterdrückt wird.

Wenn in der vorgegebenen Sequenz außerdem ein atmosphärischer Einfluß durch den aktuellen sekundären dominierenden Einfluß unterdrückt wird, werden während des folgenden Kreislaufjahrs ebenfalls extreme Katastrophen und infolgedessen Seuchen auftreten. In diesem Fall akupunktiert die Leitbahn der angreifenden Phase, um den Elementarpunkt der unterdrückten Phase auf der Yin-Leitbahn zu tonisieren, sowie jenen Elementarpunkt, der den aggressiven Einfluß kontrolliert.

Wenn zum Beispiel der Jueyin/Holz-Einfluß von Yangming/Metall als sekundärem dominierendem Einfluß unterdrückt wird, dann akupunktiert den Jing-Brunnen-Holz-Punkt auf der Hand-Taiyin/Lungen-Metall-Leitbahn und den He/Meer-Erde-Punkt auf der Hand-Yangming/Dickdarm-Metall-Leitbahn. Das gleiche Schema gilt auch für alle anderen Leitbahnen, wenn ein ähnlicher Fall vorliegt.

Ist außerdem der herrschende Einfluß des aktuellen Jahres *buquanzheng* – setzt er also aufgrund eines Übermaßes des Einflusses des vorangegangenen Jahres nicht rechtzeitig ein, das heißt, wirkt der Einfluß der vorangegangenen Jahre noch immer im Wetter nach –, dann kommt es zu einem Konflikt zwischen dem dominierenden Einfluß des aktuellen Jahres und dem des vergangenen Jahres, und das führt unweigerlich zu Unheil. In einem solchen Fall akupunktiert den Ying/Quell-Punkt auf der Leitbahn, die dem herrschenden Einfluß des jeweiligen Jahres entspricht. Erscheint zum Beispiel Jueyin/Holz des laufenden Jahres nicht rechtzeitig, weil Taiyang/Wasser des vorangegangenen Jahres nicht rechtzeitig geschwunden ist, führt das verzögerte Erscheinen von Jueyin/Holz zu Verheerungen. Als vorbeugende Maßnahme könnt Ihr den Ying/Quell-Feuer-Punkt auf der Fuß-Jueyin/Leber-Leitbahn nadeln, um die Kontrolle von Feuer über Wasser zu stärken. Das gleiche Schema sollte auch in ähnlichen Situationen angewendet werden.

Wenn schließlich der sekundäre herrschende Einfluß des vergangenen Jahres so exzessiv ist, daß man von *butuiwei* spricht – das heißt, wenn er sich weigert, sich rechtzeitig zurückzuziehen –, kann sich auch das auf unnatürliche Weise auf das laufende Jahr auswirken. In diesem Fall akupunktiert die He/Meer-Punkte auf den entsprechenden Leitbahnen. Wenn zum Beispiel ein Jahr zu Ende geht und der sekundäre dominierende Einfluß, zum Beispiel Jueyin/Holz, sich nicht rechtzeitig zurückzieht und ins nächste Jahr hineinwirkt, solltet Ihr den He/Meer-Wasser-Punkt nadeln, um die Quelle des Jueyin im schöpferischen Zyklus der fünf Elementarphasen zu schwächen. Haltet Euch auch in allen anderen ähnlichen Situationen ebenfalls an diese Richtlinie. Werden diese Prinzipien der Akupunktur erfolgreich angewandt, kann man Störungen der Energie im einzelnen Menschen vorbeugen und die drohenden epidemiologischen Folgen eines entarteten atmosphärischen Einflusses mindern.»

Huangdi sagte: «Wenn in einem Jahr die dominierenden Einflüsse entweder nicht rechtzeitig einsetzen oder schwinden, kann es zu Naturkatastrophen und Seuchen kommen. Gibt es noch andere vorbeugende oder therapeutische Maßnahmen, die die negativen Auswirkungen abfangen oder mildern können?»

Qi Bo erwiderte: «Sind die dominierenden Einflüsse in einem Jahr aus der Bahn geraten, kommt es ungefähr drei Jahre später mit Sicherheit zu einer Epidemie. Akupunktiert die Shu/Bach-Punkte des der dominierenden Phase entsprechenden Meridians sowie des jener Phase entsprechenden Meridians, der direkt davon kontrolliert wird. So könnt Ihr den Körper vorbereiten und Störungen verhindern.

Wenn zum Beispiel die herrschenden Einflüsse in einem Jia/Zi-Jahr aus dem Lot geraten sind und die Jahreszeiten nicht die normalen Merkmale aufweisen, wird ungefähr drei Jahre später eine Seuche ausbrechen, bei der die Charakteristika von Erde/Feuchtigkeit überwiegen. In diesem Fall akupunktiert den Shu/Bach-Punkt der Nieren- und der Milz-Leitbahn, um die drohende dominierende Erd-Energie zu schwächen. Anschließend an diese Behandlung sollte der Patient es vermeiden, sein Haus zu verlassen, vor allem während der Nachtstunden. Er sollte sich in Gelassenheit üben und sich sieben Tage lang vegetarisch ernähren. Jeden Morgen zur Yin-Stunde zwischen drei und fünf Uhr früh sollte er sich nach Süden wenden und die himmlischen Energien siebenmal in sich aufnehmen und dabei tief einatmen, um sein Zhengqi, sein antipathogenes Qi, zu stärken. Übertragt dieses Schema auch auf andere vergleichbare Situationen.»

Huangdi fragte: «Epidemische Infektionen nehmen oft einen tödlichen Ausgang und sind ansteckend. Gibt es eine Möglichkeit, bei einem Kontakt mit Kranken eine Ansteckung zu vermeiden?»

Qi Bo erwiderte: «Menschen mit starkem antipathogenem Qi sind vor Infektionen sicher. Laßt mich einige der Möglichkeiten, einer Infektion zu entgehen, aufzeigen. Bevor ein im Gesundheitsbereich Tätiger eine medizinische Einrichtung betritt, sollte er seinen Geist sammeln und seine unbesiegbaren antipathogenen Kräfte aktivieren, um den Körper vor einer möglichen Attacke zu schützen. Er sollte eine starke Leber visualisieren, von der eine grüne Energie in Richtung Osten ausstrahlt und dort die Pflanzen wuchern läßt. Eine weiße Energie, die von den Lungen nach Westen hin ausstrahlt, verwandelt Waffen und Panzer in Metall. Eine rote Energie, die von einem aktiven Herzen nach Süden hin ausstrahlt, läßt ein helles Licht leuchten. Eine dunkelblaue Energie, die von einer gefestigten Niere ausgeht, bildet im Norden einen gewaltigen See. Eine gelbe Energie, die von einer robusten Milz ausstrahlt, manifestiert sich in der Mitte als gehaltvolle

Erde. Außerdem sollte er ständig vor seinem inneren Auge die gleißend hellen Strahlen des Polarsterns auf seinem Scheitel sehen. Gemäß anderer Methoden sollte man am ersten Tag des Frühlings Daoyin- und Qigong-Übungen praktizieren, nach dem zweiten 14-Tage-Abschnitt, dem des Regenwassers, sollte man in speziellen Kräutern baden und vor dem Ausbruch einer Epidemie zehn Tage lang Arzneien zu sich nehmen, die Realgar und Zinnober enthalten und auf besondere Weise hergestellt werden. Dank all dieser Übungen und Methoden kann jemand, der im Gesundheitsbereich tätig ist, vor Kontaktpathogenen sicher sein und eine Ansteckung vermeiden.»

Huangdi fragte: «Was kann man tun, wenn jemand aufgrund einer Schwäche in einem bestimmten Organsystem bereits für eine Krankheit anfällig ist und mit jenem Pathogen in Kontakt kommt, das eben dieses Organ befällt und darüber hinaus eine Störung von Shen, dem Geist des Patienten, hervorruft.»

Qi Bo erwiderte: «Ein Mensch erkrankt, weil er von einem krankheitsauslösenden Faktor angegriffen wird. Ist ein Mensch zu dem Zeitpunkt, zu dem er mit einem übermäßigen pathogenen atmosphärischen Einfluß konfrontiert wird, aufgrund eines Mangels in einem Organ bereits für eine Krankheit empfänglich, wird er mit Sicherheit erkranken und sterben, sobald sein Geist kollabiert. Trifft zum Beispiel eine Person, die an einer Leber/Holz-Schwäche leidet und deren Hun/Leber-Geist instabil ist, auf ein Jahr, in dem der dominierende Einfluß von Jueyin/Wind-Holz einen Mangel aufweist, so besteht eine dreifache Schwäche. Unter solchen Umständen kommt es zur Ohnmacht und zum Tod. Bleibt der Körper jedoch warm, kann man den Menschen wiederbeleben, indem man den Yuan/Quell-Punkt auf der Gallenblasen-Leitbahn und den Shu/Bach-Punkt der Leber-Leitbahn akupunktiert. Dieselbe Behandlung findet bei allen anderen Formen dreifacher Schwäche Anwendung.»

Huangdi fragte: «Beeinträchtigt ein einzelnes krankes Organ nicht auch den Rest des Körpers? Verursacht es nicht Störungen in den anderen Organen?»

Qi Bo erwiderte: «Eure Beobachtungen sind wirklich äußerst präzise! Tatsächlich funktioniert der Körper als eine Ganzheit; er ähnelt einem Königreich, in dem jeder einzelne, vom König bis zum Leiter eines Geschäftes, seine Aufgabe erfüllen muß, damit der Staat gedeihen kann. Bei der Behandlung einer Krankheit muß man daher den ganzen Körper berücksichtigen, denn nur so können alle mit der Krankheit verbundenen Probleme wirksam bekämpft werden. Lebt man darüber hinaus nach den Prinzipien des Dao und befolgt man die lebensstärkenden Richtlinien, dann wird es einem gelingen, in Einklang mit dem sich ständig wandelnden Universum zu leben und sich dauerhafter Gesundheit zu erfreuen.»

73 Krankheiten und ihre Ursachen

Huangdi fragte: «Welche Umstände führen zu einer Abweichung im zyklischen Zusammenwirken der Energie von Himmel und Erde?»

Qi Bo erwiderte: «Ihr bezieht Euch auf die primären und sekundären Einflüsse, die in einer vorgegebenen Reihenfolge wirksam werden. Manifestieren sich die atmosphärischen Einflüsse des Himmels entsprechend dieser Ordnung, also im richtigen jahreszeitlichen und jährlichen Abstand, dann herrscht Harmonie. Eine Abweichung tritt dann auf, wenn die Einflüsse ihre Bahn verlassen, wenn sie also entweder nicht rechtzeitig schwinden oder nicht rechtzeitig erscheinen. Das Ergebnis ist dann eine Instabilität in der Natur und Krankheit unter den Menschen.»

Huangdi fragte: «Könnt Ihr mir den Mechanismen, der diese Abweichungen regelt, erklären?»

Qi Bo erwiderte: «Der primäre dominierende Einfluß repräsentiert die wirksame Energie des Himmels, die die Wetterentwicklung während der ersten Jahreshälfte bestimmt. Der sekundäre dominierende Einfluß repräsentiert die ursprüngliche Energie der Erde, die die zweite Jahreshälfte bestimmt. Im Falle eines Überschusses des sekundären Einflusses kann sich die Ankunft des folgenden primären dominierenden Einflusses verzögern. Im Falle eines Überschusses des jährlichen Elementarphasenkreislaufs könnte er die herrschenden Einflüsse des betreffenden Jahres dominieren. Eine Interferenz der normalen Zyklen resultiert in je nach Ursache verschieden schweren Schäden.»

Huangdi fragte: «Könnt Ihr mir mehr über die Dynamik der fünf Elementarphasen innerhalb der energetischen Zyklen sagen?»

Qi Bo erwiderte: «Die verschiedenen kosmischen Energien wirken alle innerhalb des Paradigmas der fünf Elementarphasen. Im konstruktiven oder Hervorbringungszyklus sind die Merkmale einer Elementarphase verstärkt, während im destruktiven oder Kontrollzyklus eine Abnahme zu beobachten ist.

Während eines Jahres des Chen- und Xu-Zweiges zum Beispiel wird der jahreszeitliche Jueyin/Holz-Einfluß unterdrückt und ist nicht in der Lage, während des ersten Schritts, im Frühling also, seinen normalen Einfluß geltend zu machen. Der Grund dafür liegt darin, daß im vorangegangenen Jahr ein Übermaß an Metall bestanden hat. Eine ähnliche Situation ist in Geng/Xu-Jahren gegeben, wenn der Himmelsstamm Geng der übermäßige Yang-Metall-Stamm ist; deswegen regiert das Element Metall den Kreislauf, der dann den jahreszeitlichen Jueyin/Holz-Einfluß unterdrückt.

In diesen Jahren, in denen das Holz vom Metall unterdrückt wird, sind im Frühling die kühlenden, destruktiven Tendenzen von Herbst/Metall spürbar. Der Frühling bringt Frost mit sich, wodurch sich der Beginn des Wachstums in der Natur hinauszögert. Die Menschen leiden an einer trockenen, wunden Kehle, an Ödemen in den Gliedmaßen und an Gelenkschmerzen. Wird das Holz extrem unterdrückt, kommt es zu Stürmen, die alles, was ihnen im Weg steht, zerstören. Menschen werden Opfer von Schlaganfällen und Lähmungen.

Das gleiche geschieht, wenn in vom Erdenzweig Chou und Wei bestimmten Jahren der frühere herrschende übermäßige Einfluß von Shaoyin/Hitze nicht schwindet und der Phasenkreislauf des betreffenden Jahres Metall ist. Der Jueyin/Holz-Einfluß kann dann seinen normalen jahreszeitlichen Einfluß nicht geltend machen, weil er von Metall unterdrückt wird; deswegen treten typische Herbstphänomene im Frühling auf.»

Huangdi sagte: «Ich möchte mehr über einen dominierenden Einfluß wissen, der nicht rechtzeitig erscheint oder schwindet.»

Qi Bo erwiderte: «Wenn die Merkmale des dominierenden Einflusses des vorangegangenen Jahres auch nach dem ersten Tag des betreffenden Jahres bestehenbleiben, kann der dominierende Einfluß des betreffenden Jahres seinen Platz nicht einnehmen.

Wenn zum Beispiel Jueyin/Holz seinen Platz nicht einnehmen und nicht rechtzeitig erscheinen kann, welken die Pflanzen, anstatt aufzublühen. Die Menschen klagen in einer solchen Situation meist über Augenkrankheiten, Zerrungen der Sehnen und Bänder, Zornausbrüche und Erkrankungen der Harnwege.

Ist der dominierende Einfluß eines Jahres so stark, daß er ins nächste Jahr hineinwirkt, spricht man davon, daß der dominierende Einfluß nicht rechtzeitig schwindet.

Schwindet zum Beispiel Jueyin/Holz nicht rechtzeitig, ist das Wetter stürmisch, aber da kein Regen fällt, können die Pflanzen im Frühling nicht keimen. Menschen leiden an fiebrigen Krankheiten, an Schmerzen in den Gelenken, im Kopf und den Augen, an Unruhe, einer trockenen, rauhen Kehle und an Lähmungen.»

Huangdi fragte: «Könnt Ihr die energetischen Tendenzen innerhalb eines 60-Jahre-Zyklus zusammenfassen?»

Qi Bo antwortete: «In einem 60-Jahre-Zyklus wechseln 30 Yang-Jahre mit 30 Yin-Jahren ab. Bis auf jene sechs der 30 Jahre, in denen der folgende dominierende Einfluß nicht rechtzeitig erscheinen kann und die daher als Mangeljahre angesehen werden, sind die Yang-Jahre Übermaßjahre.»

Huangdi fragte: «Warum sterben die Patienten bei Krankheiten ganz plötzlich?»

Qi Bo erwiderte: «Wenn ein Mensch an einem Qi-Mangel in einem bestimmten Organ leidet und sich das Qi dieses Organs durch emotionale Faktoren noch weiter zerstreut, wenn also dieser Mensch ein Jahr erlebt, in dem der entsprechende herrschende Einfluß ebenfalls einen Mangel aufweist, dann spricht man von dreifacher Gefährdung. Das führt zum plötzlichen Tod.

Angenommen, eine Person leidet in einem von einem mangelnden Shaoyin/Hitze-Einfluß bestimmten Jahr an einem Mangel an Herz-Qi und erleidet außerdem einen Schock oder ein emotionales Trauma, wodurch ihr Shen, ihr Geist, noch mehr zerstreut wird. Wenn Shen kollabiert, kann es zum plötzlichen Tod kommen. Das ist auf die sogenannte dreifache Gefährdung zurückzuführen. Wenn also Qi und Shen gesund und heil sind, kann der Mensch von keinem krankheitsauslösenden Faktor befallen werden, auch dann nicht, wenn die Zyklen der Natur zu Zerstörungen führen und Seuchen drohen.»

74 Grundzüge von Krankheit und Therapie

Huangdi sagte: «Mensch und Natur sind untrennbar verbunden. Die zyklische Bewegung der Himmelskörper erzeugt atmosphärische Einflüsse, die die Abfolge der Jahreszeiten bestimmen und verantwortlich sind für die Veränderungen in allen lebenden und toten Dingen. Diese Zyklen wiederholen sich endlos, nach einem vorhersagbaren Muster, und doch ist ihnen die Neigung zu chaotischem Verhalten eigen. Es ist dieses Chaos auf makrokosmischer Ebene, das das subtile ökologische Gleichgewicht im Menschen stört und Krankheiten verursacht.»

Huangdi fragte daraufhin: «Könnt Ihr mir die wesentlichen Aspekte von Krankheit und Therapie erklären?»

Qi Bo erwiderte: «Die sechs in der Natur wirkenden atmosphärischen Einflüsse Jueyin/Wind, Shaoyin/Hitze, Taiyin/Feuchtigkeit, Shaoyang/Feuer, Yangming/Trockenheit und Taiyang/Kälte bilden die Basis für das Entstehen und Vergehen aller Dinge sowie für jede Krankheit bei den Menschen. Im Rahmen einer jahreszeitlichen oder jährlichen Rotation dominiert jeder Einfluß im Rahmen einer feststehenden Reihenfolge. Innerhalb dieser Rotation kann es zu Unordnung kommen, wenn zum Beispiel ein Nebeneinfluß zur unrechten Zeit dominant wird, denn dies stört die ausgewogene Ökologie. Um das Gleichgewicht im Menschen wiederherzustellen, kann man Kräutermedizinen verwenden, die dem krankheitsauslösenden Einfluß entgegenwirken. Wenn zum Beispiel der eindringende Einfluß Shaoyang/Feuer ist, dann sind salzige, bittere und kalte Kräuter indiziert, denn sie kühlen und klären das Feuer. Dieser Ansatz, dem Pathogen mittels Kräutern, die eindämmende Wirkung haben, entgegenzuwirken, nennt man *Zhengzhi*, diametrale Behandlung. Steht die Ursache einer Erkrankung im Gegensatz zur Natur der manifesten Zeichen und Symptome – wenn also zum Beispiel Taiyang/Kälte eindringt und sich als Fieber äußert –, dann ist der Einsatz von Kräutern angezeigt, deren Eigenschaften denen der Symptome ähneln, in diesem Fall wären es also süße, scharfe und heiße Kräuter. Behandelt man somit Symptome mittels Arzneien, die ihrem Wesen nach den Symptomen ähneln, spricht man von *Fanzhi*, von einer homöopathischen Behandlung.»

Huangdi fragte: «Wie spiegeln die Pulse diese unterschiedlichen jährlichen Kreisläufe wider?»

Qi Bo erwiderte: «Wenn der Puls nicht mit dem vorherrschenden Einfluß übereinstimmt, so ist das ein Zeichen für gesundheitliche Probleme. Bei Jueyin sollte der normale Puls leicht drahtig sein, bei Shaoyin überflutend, bei Taiyin sinkend, bei Shaoyang groß und oberflächlich, bei Yangming kurz und rauh und bei Taiyang groß und lang. Wird ein Einfluß wirksam, aber fehlt der dazugehörige Puls oder ist der Einfluß bereits geschwunden, aber sind die Pulse noch da, dann handelt es sich um pathologische Erscheinungen. Dies gilt auch für alle anderen Abweichungen von der Norm.»

Huangdi fragte weiter: «Könnt Ihr die Pathologie der einzelnen Organsysteme und deren Beziehungen zu den atmosphärischen Einflüssen beschreiben?»

Qi Bo erwiderte: «Symptome wie Zittern und Schütteln der Gliedmaßen, Benommenheit und Schwindel werden für gewöhnlich von Wind verursacht und stehen in Zusammenhang mit der Leber. Viele Kontraktions- und Krampfzustände sind auf Kälte zurückzuführen und stehen in Beziehung zur Niere. Symptome wie schnelles, schweres Atmen, ein Engegefühl im Brustkorb und Obstruktion werden durch Trockenheit verursacht und stehen in Zusammenhang mit der Lunge. Ödeme, Blähungen und Schwellungen werden normalerweise von Feuchtigkeit verursacht und mit der Milz assoziiert. Desorientiertheit, Verwirrtheit, Krämpfe und Anfälle, Schmerzen und Jucken sind meist von Feuer verursacht und stehen in Zusammenhang mit dem Herzen. Symptome wie Verstopfung oder Harninkontinenz sowie unkontrollierte Darmentleerung und viele Arten von Ohnmacht gehen auf eine Störung des unteren Jiao zurück. Übelkeit, Erbrechen, Husten, Asthma und viele Arten von Wei, Schlaffheit, werden von Störungen im oberen und mittleren Jiao hervorgerufen. Symptome wie Steifheit in Nacken und Kiefer, Muskel- und Sehnenkrämpfe sowie Kontraktionen werden von Feuchtigkeit verursacht. Kiefersperre, mentale und emotionale Störungen, Angst, Schwellungen und Entzündungen sind Symptome, die von Feuer verursacht werden. Viele plötzlich auftretende Erscheinungen, die mit einer allgemeinen Steifheit einhergehen, werden von Wind verursacht. Schwellungen des Bauches, Magengeräusche, Ansammlungen von Gasen in der Bauchhöhle, Erbrechen von Verfaultem und akute ruhrartige Erkrankungen mit Blut und Schleim im Stuhl werden im allgemeinen von Hitze verursacht. Symptome wie Frösteln und Durchfall mit klarem, wäßrigem Stuhl rühren normalerweise von Kälte her. Wenn sich ein Arzt eines Kranken annimmt, entdeckt er die Ursache der Krankheit, er erkennt die von ihr hervorgerufenen Veränderungen, er analysiert die Zang- und Fu-Organbeziehungen, wirkt dem bösartigen Einfluß entgegen, belebt den Fluß von Qi und Blut und stellt schließlich das Gleichgewicht im menschlichen Körper wieder her.»

Huangdi fragte: «Könnt Ihr die Beschaffenheit und Eigenschaften der verschiedenen Heilkräuter anhand ihrer Aromen sowie die Erstellung einer wirksamen Rezeptur erklären?»

Qi Bo erläuterte: «Scharfe und süße Kräuter zerstreuen und stärken. Milde Kräuter wirken harntreibend und vertreiben Feuchtigkeit. Diese Kräuter gelten als *yang*. Saure und bittere Kräuter vertreiben in alle Richtungen. Salzige Kräuter machen geschmeidig und lösen Verhärtungen auf. Diese Kräuter werden als *yin* betrachtet.

Die Erstellung eines Rezepts hängt von verschiedenen Kriterien ab. Zuerst müßt Ihr die Schwere der Krankheit feststellen. Eruiert zweitens die Natur des krank machenden Faktors oder des Mangels. Legt drittens das Behandlungsprinzip fest. Wir kennen drei proportional unterschiedliche Rezepte. Ein großes Rezept wird bei schweren, komplexen Erkrankungen eingesetzt und umfaßt ein Königsheilkraut, drei Ministerkräuter und neun Assistentenkräuter. Ein mittleres Rezept wird bei weniger komplexen Erkrankungen verwendet und besteht aus einem Königskraut, drei Ministerkräutern und fünf Assistentenkräutern. Ein kleines Rezept kommt in relativ leichten Fällen zur Anwendung und besteht aus einem Königskraut und zwei Ministerkräutern. Die Prinzipien für eine Behandlung lauten: Wärme, um Kälte zu vertreiben; kühle, um Hitze zu mäßigen; zerstreue, um einen Stau aufzulösen; reinige, um Ansammlungen zu eliminieren; führe ab, um Wasser abzuleiten; mache geschmeidig, um Trockenheit zu befeuchten; stärke, um einen Mangel auszugleichen; verlangsame, um einen akuten Verlauf zu stoppen; belebe, um einen Fluß zu beschleunigen; führe Erbrechen herbei, um Nahrung oder Schleim abzusondern; beruhige, um Angst zu verjagen, und erweiche, um Ansammlungen aufzulösen. Andere Methoden wie Kräuterbäder oder Massage können als unterstützende Therapie eingesetzt werden.»

Huangdi fragte: «Könnt Ihr mir etwas über die Krankheit in Zusammenhang mit den einzelnen primären dominierenden Einflüssen sowie über die entsprechende Therapie sagen?»

Qi Bo erwiderte: «Ja. Erlaubt mir, es für Euch zusammenzufassen. In Jahren, die von Jueyin/Wind regiert werden, neigen die Menschen zu Störungen in Milz und Magen, weil das Holz die Erde überkontrolliert. Es treten Symptome wie Schmerzen und Unwohlsein in Magen und Rippen auf, ein Gefühl der Blockade in der Kehle, Zungensteifheit, Bulimie, Durchfall, Schmerzen beim Harnlassen sowie Bauchwassersucht. Um die Genesung zu unterstützen, sollte man scharfe, kühlende Heilpflanzen als Hauptbestandteil einer Heilkräutermixtur verwenden, denn sie vertreiben den Wind. Bittere und süße Kräuter als Minister stärken die Milz, saure Kräuter als Assistenten machen die Leber weich, und süße Kräuter als Diplomaten verlangsamen den Verlauf der Krankheit. Ist der Puls an der Arterie am Fußrücken in der Nähe des Chongyang-Punktes (M 42) nicht tastbar, ist das ein Zeichen für einen Kollaps des Magen-Qi und bedeutet den Tod.

In Jahren, die von Shaoyin/Hitze regiert werden, leiden die Menschen an Lungen- und Dickdarmproblemen, weil das Feuer das Metall überkontrolliert. Die dazugehörigen Symptome sind Enge im Brustkorb, Aufgeregtheit, Husten, Blut im Schleim, Atemnot, Asthma, Erbrechen, Schwellungen des Bauches, blutiger Durchfall, dunkler Urin und eiternde Hautverletzungen. Beim Herstellen einer Kräutermixtur sollte man salzige und kalte Heilpflanzen als König verwenden, bittere und süße als Minister und saure als Assistenten. Fehlt der Radialispuls in der Nähe des *Chize*-Punktes (Lu 5), steht der Tod unmittelbar bevor.

In den Jahren, die von Taiyin/Feuchtigkeit regiert werden, tendieren die Menschen zu Nieren- und Blasenproblemen, weil Erde Wasser überkontrolliert. Die entsprechenden Symptome umfassen Schmerzen und Steifheit in allen Knochen und Gelenken des Körpers, Ödeme, Benommenheit, Schwindel, Anorexie, Kurzatmigkeit, Schwierigkeiten beim Stuhlgang, Angst. Für eine Heilkräutermixtur sollte man bittere und heiße Kräuter als König verwenden, saure und scharfe als Minister, bittere als Assistenten und milde als Diplomaten. Ist der Puls in der Schienbeingegend in der Nähe des Taixi-Punktes (N 3) nicht tastbar, sind die Aussichten schlecht.

Während der Jahre, die von Shaoyang/Feuer dominiert werden, neigen die Menschen dazu, an Lungen- und Dickdarmproblemen zu laborieren, weil das Feuer das Metall überkontrolliert. Es treten Symptome wie Kopfschmerzen, Fieber, Frösteln, Malaria, oberflächliche Hautneuralgien, Gesichtsödeme, Schwierigkeiten beim Luftholen, Husten, blutiger Schleim, Enge im Brustkorb, Aufgeregtheit, Nasenbluten, Schwellungen des Bauches und blutige Ruhr auf. Für eine Heilkräutermixtur sollte man saure und kalte Kräuter als König verwenden, bittere und süße als Minister, saure als Assistenten und bittere Kräuter als Diplomaten. Ist der Puls an der Armarterie nahe Tianfu (Lu 3) nicht tastbar, steht der Tod bevor.

Während der Jahre, die von Yangming/Trockenheit bestimmt sind, leiden die Menschen vor allem an Krankheiten der Leber und der Gallenblase, weil Metall Holz überkontrolliert. Die Symptome umfassen Schmerzen unter den rechten Rippen, Malaria, Krämpfe in Sehnen und Bändern, Brüche, unscharfe Sicht, Augeninfektionen, Beulen, Magengeräusche und Durchfall. Frauen leiden außerdem an Schmerzen im Becken. Man sollte bittere und warme Kräuter als König, saure und scharfe als Minister und bittere als Assistenten verschreiben. Ist der Puls an der am Fußrücken bei Taichong (Le 3) verlaufenden Arterie nicht zu ertasten, bedeutet das den Tod.

In Jahren, die von Taiyang/Kälte dominiert werden, leiden die Menschen vor allem an Herz- und Dünndarmproblemen, weil das Wasser das Feuer überkontrolliert. Die Symptome sind Angina, Herzklopfen, Beschwerden in Brustkorb und Oberbauch, Durst, Rülpsen, Ohnmacht, Erbrechen von Blut, Blut im Stuhl, Nasenbluten, Kummer, Benommenheit und Verlust des Gleichgewichts, Blähungen im Bauch und Völlegefühl. Man sollte scharfe und heiße Kräuter als König, süße und bittere als Minister und salzige als Assistenten verschreiben. Ist der Puls an der Ellenarterie bei Shenmen (H 7) nicht zu ertasten, stehen die Chancen für den Kranken schlecht.»

Huangdi fragte: «Könnt Ihr mir bitte etwas über Krankheiten sagen, die in Zusammenhang mit den sekundären dominierenden Einflüssen auftreten, und zu den entsprechenden Therapien?»

Qi Bo erwiderte: «Ja. In der zweiten Hälfte der Jahre, die vom sekundären dominierenden Einfluß von Jueyin/Wind beherrscht werden, leiden die Menschen vor allem an Frösteln, einem Engegefühl im Brustkorb, Beschwerden an den Rippen, Bulimie, an einer Blockade der Kehle, an einem aufgeblähten Bauch, wobei Blähungen Erleichterung schaffen, sowie an Rülpsen und einer Schwere des Körpers. Verwendet scharfe und kühlende Heilpflanzen als König, bittere Kräuter als Minister und scharfe und süße Kräuter als Assistenten.

In Shaoyin/Hitze-Jahren finden wir vor allem Symptome wie Frösteln, das mit Fieberschüben abwechselt, Hautneuralgien, Beschwerden und Schmerzen in Brustkorb und Bauch, Atemnot, Lichtscheu und Zahnschmerzen. Verwendet salzige und kalte Kräuter als König, süße und bittere Pflanzen als Minister sowie saure und bittere Kräuter als Assistenten.

In Jahren, in denen Taiyin/Feuchtigkeit vorherrscht, leiden die Menschen in erster Linie an Wasseransammlungen, Schmerzen im Oberbauch, Taubheit, Kopfschmerzen, verschwommener

Sicht, verwirrten Sinnen, Kehlkopfentzündung, Bauchschmerzen, Schmerzen beim Harnlassen, Schmerzen und Bewegungsunfähigkeit im Hals, Unterbauch und in den Hüften, an Schmerzen in den Unterschenkeln und an einer Gespanntheit der Ferse. Nehmt bittere und heiße Kräuter als König, saure und milde Kräuter als Minister sowie bittere und milde als Assistenten.

Shaoyang/Feuer-Jahre bringen heftige, akute Ruhrerkrankungen mit Bauchschmerzen, Blut im Stuhl und im Urin. Nehmt salzige und kalte Kräuter als König, bittere und scharfe Kräuter als Minister und saure und bittere als Assistenten.

In von Yangming/Trockenheit regierten Jahren sind die verbreitetsten Krankheitssymptome Schmerzen in Brustkorb und Rippen, die einhergehen mit einer eingeschränkten Beweglichkeit des Oberkörpers, Erbrechen einer bitteren Flüssigkeit, eine fiebrige Haut an der Außenseite des Fußes sowie eine sehr trockene Haut am ganzen Körper. Nehmt bittere und wärmende Kräuter als König, süße und scharfe Kräuter als Minister und bittere als Assistenten.

In Taiyang/Kälte-Jahren finden wir vor allem Symptome wie Schmerzen im Unterbauch, die in den Hodensack und unteren Rücken ausstrahlen, Schmerzen im Brustkorb und eine rauhe Kehle. Nehmt süße und heiße Kräuter als König, bittere und scharfe als Minister und salzige und scharfe als Assistenten.»

Huangdi fragte: «Was geschieht, wenn der primäre dominierende Einfluß nicht rechtzeitig erscheint und von einem anderen Einfluß besiegt wird – welche Behandlung empfehlt Ihr für solche Fälle?»

Qi Bo erwiderte: «Wird Jueyin/Wind von Yangming/Trockenheit besiegt, dann verabreicht saure und wärmende Kräuter als König und süße und bittere als Minister. Wird Shaoyin/Hitze von Taiyang/Kälte besiegt, dann nehmt süße und wärmende Kräuter als König und bittere, saure und scharfe als Minister. Wird Taiyin/Feuchtigkeit von Shaoyin/Hitze besiegt, dann verwendet bittere und kalte Kräuter als König und bittere und saure als Minister. Wird Shaoyang/Feuer von Taiyang/Kälte besiegt, dann verwendet süße und heiße Kräuter als König und bittere und scharfe als Minister. Wird Yangming/Trockenheit von Shaoyin/Hitze besiegt, dann verabreicht scharfe und kalte Heilpflanzen als König und bittere und süße als Minister. Wird Taiyang/Kälte von Shaoyin/Hitze besiegt, dann verwendet salzige und kalte Kräuter als König und bittere und scharfe als Minister.»

Huangdi fragte: «Wenn der herrschende Einfluß extrem und übermäßig ist – wir haben dieses Thema schon in früheren Gesprächen diskutiert –, welche Behandlung bietet sich dann an?»

Qi Bo erwiderte: «Wenn Jueyin/Wind übermäßig ist, verabreicht süße Kräuter als König, bittere und scharfe als Minister und saure als Assistenten. Herrscht ein Übermaß an Shaoyin/Hitze, dann nehmt scharfe und kalte Kräuter als König, bittere und salzige als Minister und süße als Assistenten. Herrscht ein Übermaß an Taiyin/Feuchtigkeit, verabreicht salzige und heiße Kräuter als König, scharfe und süße als Minister und bittere als Assistenten. Herrscht ein Übermaß an Shaoyang/Feuer, dann nehmt scharfe und kalte Kräuter als König, süße und salzige als Minister und süße Kräuter als Assistenten. Bei einem Übermaß an Yangming/Trockenheit verwendet süße und wärmende Kräuter als König, süße und scharfe als Minister und bittere als Assistenten. Herrscht aber ein Überschuß an Taiyang/Kälte, dann nehmt süße und heiße Kräuter als König, scharfe und saure Kräuter als Minister und salzige als Assistenten.»

Huangdi fragte: «Könnt Ihr noch etwas genauer auf die Prinzipien eingehen, die die Kunst der Kräuterheilkunde bestimmen?»

Qi Bo erklärte: «Bei leichten Erkrankungen reicht im allgemeinen ein kleines Rezept mit schwach aromatischen Kräutern, während schwere, akute Zustände nach einem großen Rezept mit intensiv aromatischen Kräutern verlangen. Bei der Behandlung von Beschwerden im Oberkörper sollte man eher radikal wirkende Kräuter verwenden, während für den Unterkörper sanft wirkende Kräuter geeigneter sind. Bei Beschwerden im Unterkörper sollte man den Kräuterabsud vor den Mahlzeiten zu sich nehmen, bei Beschwerden im Oberkörper nach den Mahlzeiten. Man sollte das Äußere zuerst behandeln, wenn eine Erkrankung im Äußeren begonnen und dann aufs Innere übergegriffen hat. Umgekehrt gilt auch, daß man zuerst das Innere behandeln sollte, wenn die

Krankheit im Innern begonnen hat und dann nach außen gewandert ist. Wenn ein Hitzezustand nicht auf kalte oder kühlende Kräuter anspricht, dann meist deswegen, weil die Natur der Krankheit nicht exakt festgestellt wurde. Erinnert Euch: Findet die eigentliche Natur der Krankheit heraus, bevor Ihr Euch auf eine Behandlung einlaßt. Wenn Ihr diese allgemeinen Regeln befolgt, wird Eure Behandlung erfolgreich sein.»

Huangdi fragte: «Könnt Ihr mir etwas über die drei Arten von Kräutern sagen, die in *Shen Nong bencao* (‹ Shen Nongs Materia medica›) angeführt sind?»

Qi Bo erwiderte: «In alten Zeiten wurden alle Kräuter in drei Kategorien eingeteilt. Die Kräuter der ersten Kategorie wurden höchste oder unsterbliche Kräuter genannt, weil sie keinerlei Nebenwirkungen zeitigen und stärkende Eigenschaften aufweisen. Sie waren oft Teil der Ernährung und wurden präventiv eingesetzt. Die Kräuter der zweiten Kategorie wurden mittlere oder medizinische Kräuter genannt und dienten meist dazu, Störungen im Gleichgewicht des Körpers auszugleichen. Sie wurden verabreicht, bis der Patient sich von der Krankheit erholt hatte, dann wurden sie abgesetzt. Die Kräuter der dritten Kategorie wurden mindere oder radikale Kräuter genannt, weil ihre Wirkung sehr stark und nicht ohne Nebeneffekte ist; manche von ihnen sind auch giftig. Sie wurden daher nur in kleinen Mengen verwendet und sofort nach Einsetzen der erwünschten Wirkung abgesetzt.

Das Wesentlichste bei jeder Behandlung besteht darin, den krankheitsauslösenden Faktor zu beseitigen und den Patienten zu stärken.»

Huangdi sagte: «Danke vielmals. Dieses Gespräch war äußerst aufschlußreich.»

75 Der Gelbe Kaiser über Pathologie

Huangdi rief seinen Berater Lei Gong in sein Studierzimmer: «Seid Ihr mit den Prinzipien der Heilkunst vertraut?» fragte er.

Lei Gong antwortete: «Ich habe viel gelesen und studiert. Ich verstehe diese Bücher. Aber ich habe Schwierigkeiten, die wahre Essenz gewisser Dinge zu erfassen. Was meine klinische Arbeit betrifft, so bin ich mit den Resultaten, die ich erziele, nicht zufrieden. Mein medizinisches Wissen, meine Fähigkeiten bewegen sich auf durchschnittlichem Niveau. Das ist nicht genug, um der kaiserlichen Familie von Nutzen zu sein. Deswegen wünsche ich mir, daß Ihr mich in die Kosmologie von Himmel und Erde einführt, denn dann könnte ich dieses wertvolle Wissen den nachfolgenden Generationen auf effektivere Weise vermitteln.»

Huangdi sagte: «Diesem Wunsch werde ich nachkommen. Vergeßt nie, daß die zehntausend Dinge des Universums in enger Beziehung zueinander stehen. Sie können sich auf unterschiedlichste Weise darstellen: als Yin und Yang, innen und außen, männlich und weiblich, oben und unten, aber immer sind sie miteinander verbunden. Nehmen wir ein Beispiel. Als Praktiker der Heilkunde sollte man die Kosmologie von Himmel und Erde beherrschen, den menschlichen Geist verstehen und über Kenntnisse in allen Naturwissenschaften verfügen. So kann man zu einer holistischen, ganzheitlichen Sicht kommen und das Dao erfassen. Erst dann kann man dieses Wissen weitergeben und seinen ewigen Bestand sichern. Auch Bücher, in denen dieses Wissen schriftlich niedergelegt ist, sind ein wertvolles Medium zur Weitergabe von Wissen.»

Lei Gong sprach: «Ich bin bereit.»

Huangdi sagte: «Ich werde Euch anhand des Buches *Yinyang zhuan* (‹Abhandlung über Yin und Yang›) unterweisen.»

Huangdi fuhr fort: «Das Qi der drei Yang-Leitbahnen schützt den Körper von außen. Es unterstützt auch die Anpassung an Veränderungen in der Umwelt. Kann das Qi in den Leitbahnen jedoch nicht ungestört und rhythmisch fließen und rebelliert es, so treten innere Disharmonien auf. Kommen dann noch äußere krankheitsauslösende Faktoren dazu, verursacht diese Disharmonie eine Krankheit, die ihrerseits das Gleichgewicht von Yin und Yang im Körper schädigt.»

Lei Gong fragte: «Was geschieht, wenn gleichzeitig in mehreren Leitbahnen Störungen auftreten?»

Huangdi antwortete: «Konvergiert das Qi der drei Yang-Leitbahnen plötzlich an einem bestimmten Ort und kommt es mit der Geschwindigkeit eines Sturms dort an, dann spricht man von einer ‹gleichzeitigen Störung der drei Yang›. Im Oberkörper führt dies zu Erkrankungen des Kopfes und des Halses, im Unterkörper zu Schwierigkeiten beim Zurückhalten von Harn und Stuhl. Dieser Zustand verändert sich nicht parallel zum allgemeinen Fortschreiten der Krankheit. In solchen Fällen kann man nur schwer feststellen, ob die Erkrankung im oberen oder unteren Teil des Körpers sitzt. Das *Yinyang zhuan* wird Euch helfen, diese Zustände zu unterscheiden und zu analysieren.»

Lei Gong sagte: «Ich habe große Schwierigkeiten mit dieser Art von Krankheit. Meine Heilungsrate ist ziemlich niedrig. Fahrt bitte mit Eurer Unterweisung fort.»

Huangdi sagte: «Die drei Yang-Leitbahnen sind die Träger des Yang-Qi. Sie werden als *yang*, als aktiv betrachtet. Wenn aber unausgeglichenes, pathologisches Yang-Qi zusammenfließt, äußert sich das oft in Form von Angst und Schreckhaftigkeit. Die Krankheit beginnt ganz unvermittelt. So schnell wie der Wind, heftig wie ein Gewitter verschließen sich die neun Körperöffnungen. Das pathogene Yang-Qi durchdringt den ganzen Körper und verursacht eine Blockade und Trockenheit in der Kehle. Erreicht es den Yin-Bereich des Unterkörpers, kommt es zu ruhrartigen Erkrankungen. Befällt das durch die drei Yang-Leitbahnen wandernde Pathogen direkt den Herzbeutel und das Zwerchfell, kann der Kranke nicht mehr aufrecht stehen und findet Linderung, sobald er sich hinlegt. Diese Beschwerden werden durch Pathogene, die in die drei Leitbahnen eindringen, verursacht. Wenn Ihr die drei Yang auf diese Weise versteht, beginnt Ihr auch zu begreifen, welche Beziehung die Menschen mit dem Kosmos verbindet. Und Ihr könnt das dynamische Zusammenwirken von Yin und Yang, den fünf Elementen und den vier Jahreszeiten verstehen.»

Lei Gong sagte: «Ihr habt die Fakten sehr genau dargelegt, trotzdem ist mein Verständnis noch sehr unzureichend. Könnt Ihr mir weitere Unterweisungen zuteil werden lassen, denn ich habe mich entschlossen, das Studium dieses kostbaren Wissens voranzutreiben?»

Huangdi antwortete: «Wollt Ihr Euch dieses Wissen aneignen, so müßt Ihr das Herz der Lehre begreifen. Wer die wahre Essenz nicht versteht, wird zögern und nichts als Verwirrung stiften. Wenn Praktiker der Heilkunst so vorgehen – wenn sie die Lehre gehört, aber ihre Essenz nicht erfaßt haben –, dann wird das im Lauf der menschlichen Entwicklung angehäufte Wissen für immer von der Erde verschwinden. Fahrt also mit größter Sorgfalt fort.»

76 Die Bedeutung der richtigen Diagnose

Eines Tages zog sich Huangdi zurück, rief Lei Gong in sein Arbeitszimmer und sagte: «Ihr habt Euch intensiv mit medizinischen Fragen beschäftigt. Ich möchte wissen, welche Fortschritte Ihr gemacht habt.»

Lei Gong erwiderte: «Ich habe den medizinischen Klassiker *Maijing* (‹Abhandlung über die Pulsdiagnose›) studiert, dennoch gelingt es mir nicht, bei der Behandlung meiner Patienten die beschriebenen Ergebnisse zu erzielen. Ich verstehe nicht, warum.»

Huangdi sagte: «In der Vergangenheit habt Ihr bereits bewiesen, daß Ihr die Pathologie der Zang-Fu-Organe, die Akupunkturtechniken und die Besonderheiten der Heilkunst beherrscht. Beschreibt nun, in welchen Bereichen Ihr Euch unsicher fühlt.»

Lei Gong antwortete: «Ein Zustand der Schwere im Körper und ein Unbehagen im Brustkorb, das einhergeht mit Unruhe, können auf einen Mangel in Milz, Leber oder Niere hinweisen. Ich habe Patienten mit derartigen Symptomen akupunktiert und ihnen Heilkräuter verabreicht, aber ich war nicht in allen Fällen erfolgreich. Nun möchte ich Euren Rat hören.»

Huangdi antwortete: «Diese Erkrankungen kann ein gewöhnlicher Arzt nicht leicht erkennen, weil der Puls der Milz, die an Mangel leidet, oberflächlich und schwach sein kann – wie der der Lunge; der Puls der Niere, die an Mangel leidet, kann klein und oberflächlich sein, wie der der Milz; und der Puls der Leber, die an Mangel leidet, kann tief, schnell und zerstreut sein, ähnlich dem Puls der Niere. Diese Details findet Ihr im medizinischen Klassiker *Congrong* (‹Über die Diagnose›).»

Lei Gong sagte: «Es gibt Menschen, die leiden an Schwere und Schmerzen in Kopf und Gelenken, an Kurzatmigkeit, Schüchternheit, Schlaflosigkeit, Schwellungen des Bauches und Erbrechen. Bei der Untersuchung des Pulses stellt sich heraus, daß dieser oberflächlich, drahtig und auf tieferer Ebene hart wie Stein ist. Ich bin verwirrt und weiß nicht, welches Organ diese Zustände verursacht.»

Huangdi antwortete: «In der Natur werden die Menschen vom pathogenen Wind angegriffen. Dieser Wind dringt in ihren Körper ein, und wenn er dort stagniert, entwickelt sich Hitze, die die Essenz der Eingeweide schädigt. Nistet sich das Pathogen im Körper ein, verwandelt es sich und verursacht die verschiedensten Probleme. Ist der Puls oberflächlich und drahtig, dann deswegen, weil das Nieren-Yin erschöpft ist; ist er sinkend und hart wie ein Stein, weist dies auf eine Erschöpfung des Nieren-Yang hin. Bei einer Störung in der Niere wird der Wasserhaushalt in Mitleidenschaft gezogen, der Bauch schwillt an, was in der Nacht, beim Schlafen, Unbehagen verursacht. Die Gelenke werden steif, der Patient wird schüchtern und verliert an Vitalität. Ist die Niere nicht mehr in der Lage, das Qi aus den Lungen aufzunehmen, entwickelt sich Kurzatmigkeit. In schweren Fällen rebelliert das Qi, und der Patient erbricht eine klare Flüssigkeit. Wie Ihr seht, wurzeln alle diese Erscheinungen in der Niere, und deswegen ist klar, daß weder Leber noch Milz die Ursache sein können.»

Lei Gong sagte: «Ich habe einen Patienten, der an Husten, Kurzatmigkeit, Blut im Stuhl und extrem schwachen Gliedmaßen leidet. Ich habe festgestellt, daß seine Lunge geschädigt ist, aber nach der Pulsuntersuchung zögerte ich mit der Behandlung, weil seine Pulse groß, oberflächlich und schwach waren. Ein gewöhnlicher Arzt behandelte ihn zufällig mit Akupunktur. Danach verlor der Patient mit dem Stuhl noch mehr Blut, aber schließlich hörten die Blutungen auf, und er ist genesen. Könnt Ihr mir sagen, an welcher Krankheit er gelitten hat?«

Huangdi antwortete: «Eure Diagnose einer Lungenstörung war nicht korrekt. Der gewöhnliche Arzt, der den Patienten scheinbar kuriert hat, hat die Situation nicht wirklich erfaßt. Er hatte nur das

Glück, daß der Patient sich von der Behandlung erholte. Ihr müßt Euch immer vor Augen halten, daß ein erstklassiger Arzt bei seiner Analyse von den fundamentalen medizinischen Prinzipien ausgehen und alle relevanten Faktoren berücksichtigen sollte. Nur wenn er sich von keinen Konventionen einengen läßt, kann er zu einem exakten Schluß kommen. In dem von Euch geschilderten Fall ist der Puls des Patienten groß, oberflächlich und schwach, was auf einen Yang-Mangel der Milz hinweist. Da die Milz das Blut in den Gefäßen hält und die Gliedmaßen kontrolliert, kommt es zu Symptomen wie extreme Schwäche in den Gliedmaßen und Blut im Stuhl. Ist das Yang der Milz geschwächt, ist also das Feuer schwach, dann kann sich Wasser in der Lunge sammeln und Atemnot und Husten hervorrufen. Deswegen liegt die Ursache der Krankheit in der Milz und nicht in der Lunge.

Ernste Erkrankungen der Lunge stören das Qi von Milz und Magen, was dazu führt, daß die Essenz sich aus allen Eingeweiden zurückzieht. Außerdem kommt es meist zu Erbrechen von Blut und Nasenbluten. Ihr seht, diese Symptome sind ganz anders als beim pathologischen Zustand der Milz.

Gelingt es dem Arzt nicht, solche Zustände zu unterscheiden, dann fehlt es ihm an präzisem Wissen. Ich bin für Euer Nichtwissen verantwortlich, denn ich hatte den Eindruck, Ihr würdet das gesamte medizinische Wissen beherrschen. Deswegen nutze ich die Gelegenheit, um aus einem Klassiker der Diagnosetechnik, dem *Congrong*, zu zitieren, so könnt Ihr Eure Unterscheidungsfähigkeit schulen.»

Lei Gong erhob sich, verneigte sich, dankte Huangdi für die Unterweisung und zog sich zurück.

77 Die fünf Fehler eines Arztes

Huangdi begann: «Ach, das Wissen ums Leben ist tief wie ein Abgrund und endlos wie die dahinziehenden Wolken. Die alten Weisen praktizierten die Heilkunst, indem sie den natürlichen Gesetzen folgten. Sie ließen sich von ihrer Einsicht und von äußerstem Mitgefühl und ethischen Prinzipien leiten. Sie verkörpern das Ideal eines Arztes. Wißt Ihr, Lei Gong, welches die fünf Fehler und die vier Tugenden eines Arztes sind?»

Lei Gong erhob sich, verneigte sich und antwortete: «Ich bin jung und unwissend. Bitte belehrt mich.»

Huangdi nickte und sagte: «Der erste Fehler geschieht bei der Diagnose. Übersieht ein Arzt einen Faktor, der den Verlauf der Krankheit beeinflussen könnte, zum Beispiel den sozialen und materiellen Status des Patienten, dann kommt er zu einer fehlerhaften Einschätzung. Ein Patient, der bis vor kurzem eine prestigeträchtige soziale Position innehatte und einem dekadenten Lebenswandel frönte, wird wahrscheinlich auch ohne äußere krankheitsauslösende Einflüsse, allein aufgrund innerer Ursachen wie emotionalem Streß erkranken, sobald er in Ungnade fällt und verarmt. Beachtet der Arzt solche Faktoren nicht, entgehen ihm wertvolle Hinweise, die für die Korrektheit der Diagnose von entscheidender Bedeutung sind.

Der zweite Fehler geschieht bei der Behandlung. Wenn ein Arzt die psychische Verfassung des Patienten, die große Auswirkungen auf die Gesundheit haben kann, außer acht läßt und den Patienten aufs Geratewohl sediert oder tonisiert, schädigt er den Patienten nur noch mehr. Es ist wichtig, den Lebensstil und den psychischen Zustand des Patienten zu kennen, denn Emotionen wie Zorn schädigen das Yin, während Übererregung das Yang zerstreut. Ein Arzt, der die Prinzipien des Sedierens und Tonisierens nicht versteht, kann den Zustand des Patienten wesentlich verschlechtern.

Der dritte Fehler geschieht, wenn der Arzt nicht in der Lage ist, korrekte Schlüsse zu ziehen. Aufschluß über den Zustand eines Patienten erhält der Arzt nämlich nicht nur, wenn er die körperlichen Merkmale sorgfältig untersucht und den Patienten nach dessen Symptomen befragt, sondern auch, wenn er Lebensstil, Arbeitssituation, soziale und familiäre Umstände, die psychischen Belastungen sowie die unmittelbare Umgebung des Patienten kennt. Verfügt er über all diese Informationen, ist es seine Aufgabe, dieses Wissen zu nutzen und das Krankheitsbild in seiner Gesamtheit zu analysieren. Ist der Arzt dazu nicht in der Lage, ist die Wirksamkeit seines Handelns eingeschränkt.

Der vierte Fehler geschieht bei der Beratung. Fehlt es dem Arzt an Mitgefühl und Aufrichtigkeit, nimmt er sich keine Zeit für das Gespräch und bemüht er sich nicht, Geist und Gemüt des Patienten positiv zu beeinflussen, dann hat sich der Arzt um eine Möglichkeit gebracht, die Krankheit tatsächlich zu heilen. Ein Gutteil der Krankheit beginnt im Geist, und ein guter Arzt müßte eigentlich über die Fähigkeit verfügen, den Patienten so zu beeinflussen, daß dieser seine Wahrnehmung und seine Gefühle verändert, um den Heilungsvorgang aktiv zu unterstützen.

Der fünfte Fehler geschieht, wenn ein Arzt schlichtweg inkompetent und sorglos bei der Behandlung vorgeht. Verfügt er nicht über genügend Fertigkeiten, dann ist er auch nicht in der Lage, die Krankheit einzudämmen. Verschlimmert sich der Zustand, führt diese Unfähigkeit so weit, daß der Arzt die Krankheit für unheilbar erklärt oder gar den Tod voraussagt, wenn die Krankheit in Wirklichkeit früher bereits hätte geheilt werden können. Dieses Verhalten ist vollkommen inakzeptabel.

Diese fünf Fehler bilden die Grundlage der medizinischen Fehlleistungen und sind im allgemeinen auf ein mangelhaftes Verständnis der medizinischen Prinzipien und Techniken sowie der soziopsychologischen Faktoren zurückzuführen. Wenn in alten Zeiten die Weisen die Kunst des Heilens praktizierten, dann stand es außer Zweifel, daß sie die Gesetze der Natur und die Prinzipien der Krankheit verstanden sowie die Diagnose und die Methoden der Akupunktur und Moxabehandlung beherrschten. Sie waren versiert in Kräutermedizin und verfügten über Einsichten in die menschlichen Beziehungen und Veranlagungen. Deswegen waren sie auch imstande, eine wahrhaft ganzheitliche Medizin zu betreiben.

Der Schlüssel zu einer wirksamen Medizin liegt darin, die Ursache der Krankheit festzustellen und das Ungleichgewicht im Yuanqi, im ursprünglichen Qi, auszugleichen. Studiert die medizinischen Klassiker aufs gründlichste. Folgt den korrekten Behandlungsprinzipien, und geht mit äußerster Sorgfalt und Achtsamkeit vor. Seid selbst voll der Tugend und des Mitgefühls für Eure Patienten. So werdet Ihr Hervorragendes leisten können und nie eine Fehlbehandlung vornehmen. Dies ist der Weg eines weisen Arztes.»

78 Die vier Versäumnisse eines Arztes

Huangdi empfing Lei Gong in der Großen Halle und sagte: «Ihr habt alle wichtigen medizinischen Klassiker studiert und verfügt über reiche praktische Erfahrung. Erläutert mir die Gründe Eurer Erfolge und Mißerfolge.»

Lei Gong antwortete: «Ich orientiere mich in meiner Praxis an den Prinzipien der Klassiker und an jenen Techniken, die ich von meinen Lehrern übernommen habe, aber meine klinischen Ergebnisse sind noch weit davon entfernt, zufriedenstellend zu sein. Warum?»

Huangdi erwiderte: «Das kommt daher, daß Ihr jung und unerfahren seid. Ein Grund liegt auch darin, daß Ihr Euch durch einige Anekdoten, die Euch zu Ohr gekommen sind, in Eurer analytischen Wahrnehmung habt verwirren lassen. Gelingt es einem Arzt nicht, dauerhafte Heilung zu erzielen, dann liegt der Grund dafür oft darin, daß er die äußerlich manifesten Symptome und Zeichen sowie die inneren Krankheitsursachen nicht genau genug analysiert und evaluiert. Deswegen zögert er oder sie und macht Fehler. Das erste Versäumnis eines Arztes besteht darin, daß er die Transformation von Yin und Yang und deren Rolle bei der Diagnose nicht versteht.

Das zweite Versäumnis eines Arztes besteht darin, daß er Arzneien verabreicht, ohne das dazu nötige Wissen und Können zu besitzen, und so dem Patienten schadet.

Das dritte Versäumnis eines Arztes besteht darin, daß er die Ursachen einer Krankheit nicht gründlich untersucht, weil er die sozialen und materiellen Umstände des Patienten, seine unmittelbare Umgebung, seine Ernährungsgewohnheiten, seine psychische Verfassung und eine mögliche Kontamination mit Giftstoffen nicht genügend in Betracht zieht.

Das vierte Versäumnis eines Arztes besteht darin, daß er mit geglückten Therapien prahlt oder eine Krankheit schlimmer darstellt, als sie ist, daß er hastig und sorglos handelt und den Ruf seines Lehrers herabsetzt.»

Huangdi wandte sich Lei Gong zu und bemerkte nachdenklich: «Ach! Die Kunst des Heilens ist so geheimnisvoll. Sie ist tiefgründig wie der Ozean und grenzenlos wie der Himmel. Wie viele verfügen über wahres Wissen?»

79 Die drei Yin- und die drei Yang-Leitbahnen im menschlichen Körper

Am ersten Frühlingstag beobachtete Huangdi das Wetter und wandte sich dann an Lei Gong: «Wenn Ihr vom Prinzip von Yin und Yang und den Leitbahnen ausgeht – welche Leitbahn ist dann Eurer Meinung nach die wichtigste?»

Lei Gong erwiderte: «Die 72 Tage des Frühlings stellen den Beginn der vier Jahreszeiten dar. Sie entsprechen dem Element Holz, der Farbe Grün und dem Organ Leber. Deswegen, glaube ich, ist die Leber und ihre Leitbahn am wichtigsten.»

Huangdi schüttelte den Kopf und sagte: «Keineswegs: Den alten Klassikern zufolge kommt das, was Ihr erwähnt habt, in der energetischen Ordnung erst an zweiter Stelle.» Dann schickte er Lei Gong fort.

Nachdem er gefastet und gebadet hatte, kehrte Lei Gong in die Große Halle zurück, um weitere Unterweisungen zu empfangen.

Huangdi sagte: «Das Qi der fünf Zang-Organe zirkuliert kontinuierlich im Körper, so wie das Universum mit seinen unzähligen Galaxien. Der Fluß des Qi beginnt in den Taiyang-Leitbahnen von Blase und Dünndarm. Diese beiden Meridiane sind der ursprüngliche, dynamische Anfangspunkt und setzen sich entlang des Rückens und der Gliedmaßen fort. Manchmal werden sie als der Vater angesehen. Das Qi fließt dann weiter in die Yangming-Leitbahnen von Magen und Dickdarm, die als Verteidiger fungieren, während das Qi über die Vorderseite des Oberkörpers und die Gliedmaßen fließt. Dann wandert das Qi weiter in die Shaoyang-Leitbahn von Gallenblase und Sanjiao an der Seite des Rumpfes und der Gliedmaßen. Sie stellen die Brücke zwischen dem Inneren und dem Äußeren des Körpers dar, über die das Qi in die tieferen Schichten vordringt.

Die ersten Yin-Leitbahnen, die das Qi passiert, sind die Taiyin-Leitbahnen von Milz und Lunge, die äußersten Yin-Leitbahnen. Die Taiyin-Leitbahn ist der große Ernährer, sie wird manchmal als die Mutter betrachtet. Anschließend wandert das Qi weiter in die Shaoyin-Leitbahnen von Niere und Herz, die das Qi in den tiefen Reservoiren des Körpers sammeln. Während das Qi zu seinem endgültigen Bestimmungsort vordringt und bevor der Zyklus von neuem beginnt, kommt es in die Jueyin-Leitbahnen von Leber und Herzbeutel. Das Yin, das gerade seinen Höhepunkt erreicht hat, beginnt jetzt zu verfallen, und so kann das Yang aufsteigen, wie der Mond, das Symbol von Yin am Nachthimmel. Stirbt die Nacht, wird die Sonne – das Symbol des Yang – geboren. Die Jueyin-Leitbahnen sind extreme Yin-Gefäße, die als Übergang zwischen Yin und Yang dienen, denn in ihnen fließt das Qi harmonisch und erhält damit ein labiles Gleichgewicht aufrecht. Dieser Zyklus wiederholt sich immer in der gleichen Reihenfolge, es sei denn, es besteht eine krankhafte Veränderung, die den Fluß des Qi stört.»

Lei Gong, der unsicher wirkte, sagte: «Ich verstehe die Bedeutung der drei Yin- und der drei Yang-Leitbahnen noch immer nicht wirklich.»

Huangdi fuhr fort: «Der Zustand der drei Yin- und der drei Yang-Leitbahnen kann am Puls der Speichenschlagader abgelesen werden. Ist die Taiyang-Leitbahn in Mitleidenschaft gezogen, ist der Puls oberflächlich und gespannt. Ist der Yangming befallen, dann ist der Puls drahtig, schnell und sinkend. Wenn jedoch dieser Puls bei fiebrigen Krankheiten auftritt, kann der Tod bevorstehen. Ist die Shaoyang-Leitbahn aus dem Lot, dann manifestiert sich dies sowohl an der Schlagader am Hals als auch am Handgelenk als drahtiger, schneller und schwebender Puls. Sollte der verfallende Puls der Shaoyang-Leitbahn erscheinen, tritt der Tod in Kürze ein.

Bei Störungen der Taiyin-Leitbahn sinkt der Puls und versteckt sich, so daß er nur mehr schwer zu ertasten ist. In diesem Fall ist das Qi vorgefallen und kann nicht aufsteigen. Bei einer Störung des Shaoyin kommt es zu ähnlichen Pulsen wie bei einer Störung des Taiyin. Ist der Jueyin ernstlich erkrankt, dann ist der Puls oberflächlich, schlüpfrig, überflutend und schwebend, als fehle ihm der Anker. Dies ist ein Anzeichen einer Gefahr und eines bevorstehenden Kollapses des Qi.»

Lei Gong nickte zustimmend und sagte: «Ich beginne nun die diagnostische Bedeutung der Leitbahnen zu erfassen. Aber ich möchte noch mehr über deren krankhafte Veränderungen erfahren.»

Huangdi sagte: «Sind sowohl Yangming als auch Jueyin erkrankt, ist aber primär der Yangming betroffen, so ist der Puls sanft und bewegend, und das Qi verstopft die Körperöffnungen. Sind sowohl Taiyang als auch Jueyin erkrankt, ist aber primär der Taiyang betroffen, so ist der Puls übermäßig; er spiegelt das unkontrollierbare Wasser wider, das den Körper überflutet und die fünf Zang-Organe beeinträchtigt. Äußerliche Zeichen sind Angst und Schreckhaftigkeit. Sind Shaoyin und Yangming krank und liegt der Ursprung in der Lunge, dann ist der Shaoyin-Puls sinkend; er spiegelt die Schwächung von Lunge und Milz sowie Probleme in den Gliedmaßen wider. Liegt der Ursprung in der Niere, treten manische Tendenzen auf. Sind Shaoyin und Shaoyang befallen, verliert die Niere die Kontrolle über den Wasserhaushalt, was zu einer Anhäufung von pathogenem Yin im Oberbauch und zu einer Blockade des Flusses des Yang-Qi führt. Die Poren können sich dann nicht öffnen, und es tritt kein Schweiß aus. Die Gliedmaßen fühlen sich an, als wären sie vom Rumpf getrennt. Treten Erkrankungen des Jueyin und des Shaoyang gemeinsam auf, dann besteht ein Übermaß von Holz, das die Erde überkontrolliert, sofern der Puls intermittierend und sterbend ist. Es ist schwer vorherzusagen, in welcher Form sich diese Störung manifestieren wird. Manchmal kommt es zu einer trockenen, irritierten Kehle sowie zu Appetitmangel und häufigem Durchfall. Bei Erkrankungen, bei denen sowohl Yangming als auch Taiyin betroffen sind, kommt es zu Tumoren, sofern die Beziehung zwischen Yin und Yang fehlt und das Yang-Qi im Äußeren stagniert. Eitrige Hauterscheinungen sind dann das Resultat einer Stagnation des Yin im Innern. Bei einer Stagnation im Unterbauch kommt es zu Krankheiten der Genitalien.

Habt Ihr das Prinzip der drei Yin- und der drei Yang-Leitbahnen erfaßt, dann wißt Ihr auch, welches Organ und welche Leitbahn die primär beziehungsweise sekundär betroffenen sind, und Ihr seid imstande, die Mutationen einer Krankheit innerhalb der Kanäle zu erkennen.»

Lei Gong fragte: «Könnt Ihr erklären, weshalb es bei manchen Krankheiten zu einem schnellen Tod kommt?»

Huangdi antwortete: «Wenn eine Krankheit, die in den drei Wintermonaten auftritt, Anzeichen übermäßiger Hitze aufweist und wenn im ersten Frühlingsmonat ein verfallender Puls auftritt, dann wird der Patient den Beginn des Sommers nicht überleben, denn da erreicht das Yang in der Natur seinen Höhepunkt. Tritt eine Krankheit ebenfalls in den drei Wintermonaten auf, weist sie aber im Winter einen verfallenden Puls auf, dann wird der Patient den ersten Frühlingsmonat, in dem die Natur sich gerade zu regen beginnt, nicht überleben. Tritt eine Krankheit in den drei Frühlingsmonaten auf und ist der Puls verfallend, dann stirbt der Patient gemeinsam mit der welkenden Vegetation gegen Ende des Herbstes. Ist bei einer Krankheit, die in den drei Sommermonaten auftritt, die Milz angegriffen und zeigt sich ein verfallender Puls, dann hat der Patient nicht mehr länger als zehn Tage zu leben. Finden sich Anzeichen für ein Chaos von Yin und Yang in den Pulsen, dann kann der Patient höchstwahrscheinlich den Ernte-Vollmond im achten Monat nicht mehr sehen. Tritt eine Erkrankung des Taiyang während der drei Herbstmonate auf, so wird sie sich auch ohne äußeres Zutun bessern. Sind jedoch Yin und Yang getrennt, hat der Patient Schwierigkeiten beim Stehen und Sitzen. Kann man zur selben Zeit einen verfallenden Puls des Taiyang feststellen, stirbt der Patient, sobald das Wasser gefriert. Bei einem verfallenden Shaoyin-Puls tritt der Tod mit dem ersten Frühlingsregen ein.»

80 Wachstum und Verfall der Energie

Lei Gong sagte: «Die Energie einer Person kann ein Übermaß oder einen Mangel aufweisen. Könnt Ihr den normalen und den abnormalen Fluß dieser Energie erläutern?»

Huangdi antwortete: «Normalerweise fließt das Qi an der linken Seite aufwärts und an der rechten Seite abwärts. Bei älteren Menschen fließt das Qi aufgrund eines Mangels im Unterkörper aufwärts. Bei jungen Menschen fließt das Qi aufgrund einer Fülle im Unterkörper abwärts. Frühling und Sommer zeichnen sich durch eine Fülle an Yang aus, während Herbst und Winter eine Fülle an Yin aufweisen. Das ist der natürliche, normale Zustand. Ist diese natürliche Ordnung umgestoßen, dominiert also im Frühling und Sommer das Yin, während im Herbst und Winter das Yang vorherrscht, dann handelt es sich um abnormale Phänomene, die sich zerstörerisch auswirken können.»

Lei Gong fragte: «Kommt es auch in Situationen, in denen Fülle statt Mangel herrscht, zu Zerstörung?»

Huangdi antwortete: «Ja. Wenn zum Beispiel das übermäßige Qi im Oberkörper verharrt und nicht absteigen kann, verursacht dies Kopfschmerzen am Scheitel sowie eine starke Kälteblockade und eiskalte Beine. Tritt dieser Zustand bei jungen Menschen im Herbst oder Winter auf, dann ist der Tod sicher. Tritt er während der gleichen Zeit bei älteren Menschen auf, ist die Prognose günstig. Wird eine Blockade durch einen Qi-Mangel hervorgerufen, leidet der Patient an Alpträumen und manchmal an Delirium. Die Pulse der drei Yin- und der drei Yang-Leitbahnen sind schwebend und oberflächlich beziehungsweise dünn und schwach.

Träume geben ebenfalls oft Aufschluß über den energetischen Zustand der Menschen. Bei einem Mangel an Lungen-Qi träumt man häufig von weißen Gegenständen und Mordszenen, während man bei einem Übermaß oft von Schlachtszenen träumt. Bei einem Mangel an Nieren-Qi träumt man vom Ertrinken, bei einem Übermaß hingegen versteckt man sich in den Träumen unter Wasser und durchlebt extreme Angstzustände. Bei einem Mangel an Leber-Qi träumt man von duftenden Blumen, bei einem Übermaß hingegen träumt man davon, daß man sich hinter einem großen Baum versteckt. Bei einem Mangel an Herz-Qi träumt man davon, daß man Feuer löscht, bei einem Übermaß hingegen träumt man von einer großen brennenden Scheune. Bei einem Mangel an Milz-Qi träumt man, daß man verhungert, bei einem Übermaß, daß man Mauern oder Gebäude errichtet. Diese Träume rühren entweder von einem Mangel an Yin-Qi oder von einem Übermaß an Yang-Qi in den einzelnen Zang-Organen her und können wertvolle diagnostische Hinweise liefern.

Bei der Diagnose muß man fünf Bereichen besonderes Augenmerk schenken. Es sind dies die Pulse, die den Organen entsprechenden Leitbahnen, die Muskeln, die Sehnen und die Akupunkturpunkte. Um eine richtige Diagnose stellen zu können, genügt es im allgemeinen, diese fünf Bereiche genau zu prüfen. In manchen Fällen jedoch treten abweichende Pulsmuster auf, die die Diagnose erschweren. Dann muß man die soziale und materielle Situation des Patienten, sein unmittelbares Umfeld, seine emotionalen Tendenzen, seine Biografie und alles, was zu einer korrekten Diagnose beitragen könnte, genau erforschen.

Stellt der Arzt ein Übermaß fest, muß er zusätzlich herauszufinden versuchen, wo ein Mangel besteht. Die Chancen für einen Patienten stehen vor allem dann schlecht, wenn die äußerlichen Zeichen und Symptome sowie die Pulse auf einen Verfall hinweisen, aber auch dann, wenn nur die Pulse, nicht aber die Symptome und Zeichen auf einen Verfall hinweisen. Solange die Pulse jedoch kräftig bleiben, ist die Prognose günstig, auch wenn die Symptome und Zeichen auf eine ernste Krankheit schließen lassen.

Ein Arzt muß ein moralisches Bewußtsein haben, er muß in

seinen Handlungen ethischen Prinzipien folgen und voll des Mitgefühls für all jene sein, die seiner Hilfe bedürfen. Bei jedem Kontakt mit einem Patienten muß der Arzt Ruhe bewahren und sich die nötige Zeit nehmen, er muß objektiv bleiben und jede Handlung mit äußerster Sorgfalt und Präzision ausführen. Um die richtige Diagnose stellen zu können, muß er durch genaue Beobachtung, durch Riechen und Hören, durch Befragen und Abtasten alle nötigen Informationen sammeln, denn nur so kann er auch auf Verborgenes schließen. Hat er alle Fakten gesammelt, muß er dieses Wissen und seine Erfahrung mit logischer Schlußfolgerung und scharfsinniger Einsicht kombinieren, um zur korrekten Diagnose zu gelangen. Die Behandlung führt er mit der gleichen Effektivität durch. Der Arzt ist immer konzentriert, er erlaubt sich kein Abschweifen. Handelt er diesen Maximen zuwider, dann darf er nicht erwarten, lange als Arzt tätig sein und anderen helfen zu können, denn er verletzt die ursprünglichen, sittlichen Zielsetzungen ärztlichen Handelns.»

81 Feinsinniger Gedankengang

Huangdi saß mit seinem Gefolge in der Großen Halle. Lei Gong sagte: «Ich habe andere in der Kunst des Heilens unterwiesen und feststellen müssen, daß die Auffassungsgabe mancher meiner Schüler zu wünschen übrigläßt und ihre klinischen Resultate nicht zufriedenstellend sind. Nachdem ich von Euch zusätzliche Belehrungen erhalten hatte, habe ich ihnen die wesentlichen medizinischen Prinzipien vermittelt und betont, wie wichtig es ist, die Biografie eines Patienten, seinen Lebensstil, seine sozialen und materiellen Umstände, seine psychische Verfassung, die jahreszeitlichen Faktoren und andere Aspekte zu beachten, nur so könnten sie sich ein vollständiges Bild machen und gründliches Verstehen erarbeiten. Heute befinde ich mich in der Verlegenheit, Euch eine unbedeutende Frage zu stellen, die die medizinischen Klassiker nicht behandeln.»

Huangdi antwortete: «Die medizinische Kunst ist tatsächlich äußerst umfassend, und es ist schwer, sie in allen Details zu ergründen.»

Lei Gong fragte: «Warum gibt es Menschen, die Kummer haben, aber nicht weinen, und warum weinen andere, ohne traurig zu sein?»

Huangdi antwortete: «Es handelt sich um ein grundlegendes Wissen, das sich sehr wohl in den Klassikern findet. Die Augen entsprechen der Leber, aber es ist das Herz, das seinen Shen, seinen Geist, durch die Augen manifestiert. Die Tränen sind Jinye, also Körpersäfte, die von der Niere kontrolliert werden. Wenn man gefühlsmäßig betroffen ist, regt sich Shen, die Wahrnehmung wird unscharf, und die Niere verliert die Kontrolle über die Flüssigkeit, die Tränen. Außerdem liegt im Kopf das Meer des Markes, das ebenfalls von der Niere gesteuert wird, und gemeinsam sondern sie eine Flüssigkeit durch die Nase ab. Ist man voll Kummer, kann aber nicht weinen, dann entweder weil der gestörte Shen das Qi in den Kopf schießen läßt, was zu einer Blockade der Tränengänge führt, oder weil Shen vernunftgeleitet und ungestört bleibt und keine Reaktion der Niere hervorruft. Andere Menschen vergießen Tränen, ohne emotional aufgewühlt zu sein. In diesem Fall ist das Weinen meist auf Windeinflüsse oder übermäßige Hitze im Kopfbereich zurückzuführen. Es ist wie in der Natur: Nach einer Hitzeperiode kommt Wind auf, und normalerweise folgt Regen.»

Dank

Ich möchte meinem Vater dafür danken, daß er mir den Weg zur Quelle von Gesundheit und Glück gewiesen hat. Dank gebührt auch den Professoren Peiran Qiu, Jianfu Jiang, Yingqiu Ren, Yaozhong Feng und Jingcun Mung, die mich großzügigerweise an ihrem Verständnis des *Neijing* teilhaben ließen und mir wertvolle Inspirationen lieferten. Mein besonderer Dank geht an Dr. Pamela Speraw, die mich in der Anfangsphase des Projekts ermutigte und unterstützte; an Julie Chambers, die den Großteil des Buchs tippte und in Form brachte; an Dr. Marc Chesler für sein unschätzbares Feedback. Zu Dank verpflichtet bin ich auch meinem Bruder, Dr. Daoshing Ni, der mir bei den Kapiteln über die energetischen Phasen zur Seite stand. Spezieller Dank geht an Dr. Juen Wen, die mich bei der endgültigen Fassung des Manuskripts unterstützte, so daß ich mich der Fertigstellung widmen konnte. Ohne die Unterstützung und das Verständnis aller würde dieses Buch wohl noch immer in meinem Computer schlummern. Dank schulde ich meiner Lektorin Kendra Crossen und dem Verleger von Shambhala Publications, Samuel Bercholz, für ihr Vertrauen in dieses Projekt und ihre Geduld.

Bibliographie

Vor 1911 erschienene chinesische Publikationen

Gao Shizhong, *Suwen zhijie* (Echte Erklärungen zu «Einfache Fragen» des Gelben Kaisers), 1693 (Qing).

Hu Shu, *Huangdi neijing suwen xiaoyi (Neijing* mit Anmerkungen: «Einfache Fragen»), 1880 (Qing).

Hua Boren, *Du suwen cao* (Kommentar zu «Einfache Fragen»), 1355 (Yuan).

Li Nianyi, *Neijing zhiyao* (Die Essenz von «Einfache Fragen»), 1057 (Song).

Lin Yi, *Xin jiaozheng* (Überprüfung von «Einfache Fragen»), 1057 (Song).

Liu Wansu, *Suwen xuanji yuanbing lun* (Das geheimnisvolle innere Wirken des Ursprungs der Krankheiten in «Einfache Fragen»), 1186 (Song).

Ma Zhonghua, *Suwen zhuzheng fawei* (Erklärung des Syndrom-Komplexes in «Einfache Fragen»), 1586 (Ming).

Tao Zhi, *Suwen jingjie ji* (Analyse von «Einfache Fragen»), 1677 (Qing).

Wang Bing, *Buzhu huangdi neijing suwen* (Anmerkungen zu «Des Gelben Kaisers Klassiker der Medizin: Einfache Fragen»), 762 (Tang).

Wu Kun, *Suwen wuzhu* (Wus Erklärungen zu «Einfache Fragen»), 1594 (Ming).

Yang Shanghan, *Huangdi neijing taisu* («Einfache Fragen»: Des Gelben Kaisers Klassiker der Medizin), 605 (Sui).

Zhang Qi, *Suwen shiyi* (Erklärungen zu «Einfache Fragen»), 1830 (Qing).

Zhang Zhicong, *Suwen zhizhu* (Erklärungen zu den vollständigen «Einfachen Fragen»), 1672 (Qing).

Zhou Xuehai, *Neijing pingwen* (Analyse von «Des Gelben Kaisers Klassiker der Medizin»), 1896 (Qing).

Nach 1911 erschienene Publikationen

Academy of Traditional Chinese Medicine (TCM) und Guangdong College of TCM (Hrsg.), *Dictionary of Traditional Chinese Medical Terms and Nomenclature*, People's Health Press, Beijing 1973.

Beijing College of TCM, *A Textbook of the Yellow Emperor's Classic*, Medical and Hygiene Press, Beijing 1975.

Beijing Medical College, *Dictionary of Traditional Chinese Medicine*, Commercial Press, Hongkong 1984.

Beijing Institute of TCM, *Explanation of the Yellow Emperor's Classic*, Science and Technology Press, Shanghai 1964.

Cheng, S., und Meng, J. (Hrsg.), *Explanation of the Yellow Emperor's Classic*, Science and Technology Press, Shanghai 1984.

Fang, Y., und Shu, J. (Hrsg.), *Explanation of Phase Energetics of the Yellow Emperor's Classic: The Simple Questions*, People's Health Press, Beijing 1984.

Gansu School of Public Health, *Explanation of Common TCM Terms*, People's Press, Gansu 1975.

Guo, Hecun (Hrsg.), *Annotated Yellow Emperor's Classic: Simple Questions*, Tianjin Science and Technology Press, Tianjin 1981.

Kaptchuk, Ted, *Das große Buch der chinesischen Medizin*, O. W. Barth, Bern/München/Wien 1988.

Nanjin College of TCM, *Explanation of the Yellow Emperor's Classic: The Simple Questions*, Shanghai Science and Technology Press, Shanghai 1959.

–, *Explanation of the Yellow Emperor's Classic*, Shanghai Science and Technology Press, Shanghai 1978.

Ni, Hua-Ching, *The Book of Changes and the Unchanging Truth* (überarbeitete Ausgabe), SevenStar Communications, Santa Monica 1993.

–, *Tao, the Subtle Universal Law and the Integral Way of Life*, SevenStar Communications, Santa Monica 1993.

Ou, Ming, *Chinese-English Glossary of Common Terms in Traditional Chinese Medicine*, Joint Publishing, Hongkong 1982.

Porkert, Manfred, *Die theoretischen Grundlagen der chinesischen Medizin*, Hirzel, Stuttgart 1982.

Qin, Bowei, *The Essence of the Yellow Emperor's Classic*, People's Health Press, Beijing 1957.

Shandong College of TCM and Research Institute of TCM Literature, *Wu Kun's Interpretation of the Yellow Emperor's Classic: Simple Questions*, Shandong Science and Technology Press, Shandong 1984.

Shandong Research Institute of TCM, *Annotated Interpretation of the Yellow Emperor's Classic: The Simple Questions and the Difficult Questions*, Sichuan Science and Technology Press, Sichuan 1987.

TCM Research Institute and Guangdong Research Institute of TCM, *Selected Explanation of TCM Terms*, People's Press, Beijing 1973.

Unschuld, Paul, *Medizin in China*, Beck, München 1980.

Wang, Qi (Hrsg.), *Subject Studies of the Yellow Emperor's Classic: Simple Questions*, Shandong Science and Technology Press, Shandong 1985.

Wang, Qi, u.a. (Hrsg.), *Modern Interpretation of the Yellow Emperor's Classic: Simple Questions*, Guizhou People's Press, Guizhou 1981.

Xu, Zhenlin, *Phase Energetics of the Yellow Emperor's Classic*, Shanghai Science and Technology Literary Press, Shanghai 1990.

Yue, Q., Yu, W., Liu, Z. (Hrsg.), *New Explanations of the Yellow Emperor's Classic*, Sichuan People's Press, Sichuan 1980.

Zhou, S., und Chen, J. (Hrsg.), *Essentials of the Yellow Emperor's Classic*, Gansu People's Press, Gansu 1982.

Zhou, F., Wang, W., Xu, G. (Hrsg.), *Vernacular Explanations of the Yellow Emperor's Classic: Simple Questions*, People's Health Press, Beijing 1958.

Register